全国中医药行业高等教育"十四五"规划教材

全国高等中医药院校规划教材（第十一版）

骨伤影像学

（供中医骨伤科学等专业用）

主　编　栾金红　郭会利

中国中医药出版社

·北　京·

图书在版编目（CIP）数据

骨伤影像学 / 栾金红，郭会利主编 . —北京：
中国中医药出版社，2021.6（2025.1 重印）
全国中医药行业高等教育"十四五"规划教材
ISBN 978-7-5132-6882-0

Ⅰ.①骨… Ⅱ.①栾… ②郭… Ⅲ.①骨疾病—影像
诊断—中医学院—教材 Ⅳ.① R680.4

中国版本图书馆 CIP 数据核字（2021）第 053478 号

融合出版数字化资源服务说明

全国中医药行业高等教育"十四五"规划教材为融合教材，各教材相关数字化资源（电子教材、PPT 课件、视频、复习思考题等）在全国中医药行业教育云平台"医开讲"发布。

资源访问说明

扫描右方二维码下载"医开讲 APP"或到"医开讲网站"（网址：www.e-lesson.cn）注册登录，输入封底"序列号"进行账号绑定后即可访问相关数字化资源（注意：序列号只可绑定一个账号，为避免不必要的损失，请您刮开序列号立即进行账号绑定激活）。

资源下载说明

本书有配套 PPT 课件，供教师下载使用，请到"医开讲网站"（网址：www.e-lesson.cn）认证教师身份后，搜索书名进入具体图书页面实现下载。

中国中医药出版社出版

北京经济技术开发区科创十三街 31 号院二区 8 号楼
邮政编码 100176
传真 010-64405721
河北品睿印刷有限公司印刷
各地新华书店经销

开本 889×1194 1/16 印张 12 彩插 0.75 字数 335 千字
2021 年 6 月第 1 版 2025 年 1 月第 3 次印刷
书号 ISBN 978-7-5132-6882-0

定价 49.00 元
网址 www.cptcm.com

服 务 热 线 010-64405510 微信服务号 zgzyycbs
购 书 热 线 010-89535836 微商城网址 https://kdt.im/LIdUGr
维 权 打 假 010-64405753 天猫旗舰店网址 https://zgzyycbs.tmall.com

如有印装质量问题请与本社出版部联系（010-64405510）

全国中医药行业高等教育"十四五"规划教材
全国高等中医药院校规划教材（第十一版）

《骨伤影像学》
编委会

主 编

栾金红（黑龙江中医药大学） 郭会利（河南中医药大学）

副主编

张东友（湖北中医药大学） 许茂盛（浙江中医药大学）

刘 波（广州中医药大学） 詹松华（上海中医药大学）

丁承宗（山东中医药大学）

编 委（以姓氏笔画为序）

于代友（河北中医学院） 王 琳（甘肃中医药大学）

方继良（中国中医科学院） 刘 勇（西南医科大学）

刘玉珂（河南中医药大学） 孙前谱（江西中医药大学）

杨 宇（湖南中医药大学） 张万高（安徽中医药大学）

张雪松（黑龙江中医药大学） 郑运松（陕西中医药大学）

贺海东（北京中医药大学） 栾 丽（新疆医科大学）

戚 婉（福建中医药大学）

学术秘书（兼）

张雪松（黑龙江中医药大学）

《骨伤影像学》
融合出版数字化资源编创委员会

全国中医药行业高等教育"十四五"规划教材
全国高等中医药院校规划教材（第十一版）

主　编

栾金红（黑龙江中医药大学）　　　　郭会利（河南中医药大学）

副主编

丁承宗（山东中医药大学）　　　　张东友（湖北中医药大学）

许茂盛（浙江中医药大学）　　　　刘　波（广州中医药大学）

詹松华（上海中医药大学）

编　委（以姓氏笔画为序）

于代友（河北中医学院）　　　　王　琳（甘肃中医药大学）

方继良（中国中医科学院）　　　刘　勇（西南医科大学）

刘玉珂（河南中医药大学）　　　孙前谱（江西中医药大学）

杨　宇（湖南中医药大学）　　　张万高（安徽中医药大学）

张雪松（黑龙江中医药大学）　　郑运松（陕西中医药大学）

贺海东（北京中医药大学）　　　栾　丽（新疆医科大学）

戚　婉（福建中医药大学）

全国中医药行业高等教育"十四五"规划教材
全国高等中医药院校规划教材（第十一版）

专家指导委员会

名誉主任委员

余艳红（国家卫生健康委员会党组成员，国家中医药管理局党组书记、局长）

王永炎（中国中医科学院名誉院长、中国工程院院士）

陈可冀（中国中医科学院研究员、中国科学院院士、国医大师）

主任委员

张伯礼（天津中医药大学教授、中国工程院院士、国医大师）

秦怀金（国家中医药管理局副局长、党组成员）

副主任委员

王　琦（北京中医药大学教授、中国工程院院士、国医大师）

黄璐琦（中国中医科学院院长、中国工程院院士）

严世芸（上海中医药大学教授、国医大师）

高　斌（教育部高等教育司副司长）

陆建伟（国家中医药管理局人事教育司司长）

委　员（以姓氏笔画为序）

丁中涛（云南中医药大学校长）

王　伟（广州中医药大学校长）

王东生（中南大学中西医结合研究所所长）

王维民（北京大学医学部副主任、教育部临床医学专业认证工作委员会主任委员）

王耀献（河南中医药大学校长）

牛　阳（宁夏医科大学党委副书记）

方祝元（江苏省中医院党委书记）

石学敏（天津中医药大学教授、中国工程院院士）

田金洲（北京中医药大学教授、中国工程院院士）

仝小林（中国中医科学院研究员、中国科学院院士）

宁　光（上海交通大学医学院附属瑞金医院院长、中国工程院院士）

匡海学（黑龙江中医药大学教授、教育部高等学校中药学类专业教学指导委员会主任委员）

吕志平（南方医科大学教授、全国名中医）

吕晓东（辽宁中医药大学党委书记）

朱卫丰（江西中医药大学校长）

朱兆云（云南中医药大学教授、中国工程院院士）

刘　良（广州中医药大学教授、中国工程院院士）

刘松林（湖北中医药大学校长）

刘叔文（南方医科大学副校长）

刘清泉（首都医科大学附属北京中医医院院长）

李可建（山东中医药大学校长）

李灿东（福建中医药大学校长）

杨　柱（贵州中医药大学党委书记）

杨晓航（陕西中医药大学校长）

肖　伟（南京中医药大学教授、中国工程院院士）

吴以岭（河北中医药大学名誉校长、中国工程院院士）

余曙光（成都中医药大学校长）

谷晓红（北京中医药大学教授、教育部高等学校中医学类专业教学指导委员会主任委员）

冷向阳（长春中医药大学校长）

张忠德（广东省中医院院长）

陆付耳（华中科技大学同济医学院教授）

阿吉艾克拜尔·艾萨（新疆医科大学校长）

陈　忠（浙江中医药大学校长）

陈凯先（中国科学院上海药物研究所研究员、中国科学院院士）

陈香美（解放军总医院教授、中国工程院院士）

易刚强（湖南中医药大学校长）

季　光（上海中医药大学校长）

周建军（重庆中医药学院院长）

赵继荣（甘肃中医药大学校长）

郝慧琴（山西中医药大学党委书记）

胡　刚（江苏省政协副主席、南京中医药大学教授）

侯卫伟（中国中医药出版社有限公司董事长）

姚　春（广西中医药大学校长）

徐安龙（北京中医药大学校长、教育部高等学校中西医结合类专业教学指导委员会主任委员）

高秀梅（天津中医药大学校长）

高维娟（河北中医药大学校长）

郭宏伟（黑龙江中医药大学校长）

唐志书（中国中医科学院副院长、研究生院院长）

彭代银（安徽中医药大学校长）

董竞成（复旦大学中西医结合研究院院长）

韩晶岩（北京大学医学部基础医学院中西医结合教研室主任）

程海波（南京中医药大学校长）

鲁海文（内蒙古医科大学副校长）

翟理祥（广东药科大学校长）

秘书长（兼）

陆建伟（国家中医药管理局人事教育司司长）

侯卫伟（中国中医药出版社有限公司董事长）

办公室主任

周景玉（国家中医药管理局人事教育司副司长）

李秀明（中国中医药出版社有限公司总编辑）

办公室成员

陈令轩（国家中医药管理局人事教育司综合协调处处长）

李占永（中国中医药出版社有限公司副总编辑）

张峘宇（中国中医药出版社有限公司副总经理）

芮立新（中国中医药出版社有限公司副总编辑）

沈承玲（中国中医药出版社有限公司教材中心主任）

编审专家组

全国中医药行业高等教育"十四五"规划教材
全国高等中医药院校规划教材（第十一版）

组　长

余艳红（国家卫生健康委员会党组成员，国家中医药管理局党组书记、局长）

副组长

张伯礼（天津中医药大学教授、中国工程院院士、国医大师）

秦怀金（国家中医药管理局副局长、党组成员）

组　员

陆建伟（国家中医药管理局人事教育司司长）

严世芸（上海中医药大学教授、国医大师）

吴勉华（南京中医药大学教授）

匡海学（黑龙江中医药大学教授）

刘红宁（江西中医药大学教授）

翟双庆（北京中医药大学教授）

胡鸿毅（上海中医药大学教授）

余曙光（成都中医药大学教授）

周桂桐（天津中医药大学教授）

石　岩（辽宁中医药大学教授）

黄必胜（湖北中医药大学教授）

前　言

为全面贯彻《中共中央 国务院关于促进中医药传承创新发展的意见》和全国中医药大会精神，落实《国务院办公厅关于加快医学教育创新发展的指导意见》《教育部 国家卫生健康委 国家中医药管理局关于深化医教协同进一步推动中医药教育改革与高质量发展的实施意见》，紧密对接新医科建设对中医药教育改革的新要求和中医药传承创新发展对人才培养的新需求，国家中医药管理局教材办公室（以下简称"教材办"）、中国中医药出版社在国家中医药管理局领导下，在教育部高等学校中医学类、中药学类、中西医结合类专业教学指导委员会及全国中医药行业高等教育规划教材专家指导委员会指导下，对全国中医药行业高等教育"十三五"规划教材进行综合评价，研究制定《全国中医药行业高等教育"十四五"规划教材建设方案》，并全面组织实施。鉴于全国中医药行业主管部门主持编写的全国高等中医药院校规划教材目前已出版十版，为体现其系统性和传承性，本套教材称为第十一版。

本套教材建设，坚持问题导向、目标导向、需求导向，结合"十三五"规划教材综合评价中发现的问题和收集的意见建议，对教材建设知识体系、结构安排等进行系统整体优化，进一步加强顶层设计和组织管理，坚持立德树人根本任务，力求构建适应中医药教育教学改革需求的教材体系，更好地服务院校人才培养和学科专业建设，促进中医药教育创新发展。

本套教材建设过程中，教材办聘请中医学、中药学、针灸推拿学三个专业的权威专家组成编审专家组，参与主编确定，提出指导意见，审查编写质量。特别是对核心示范教材建设加强了组织管理，成立了专门评价专家组，全程指导教材建设，确保教材质量。

本套教材具有以下特点：

1.坚持立德树人，融入课程思政内容

将党的二十大精神进教材，把立德树人贯穿教材建设全过程、各方面，体现课程思政建设新要求，发挥中医药文化育人优势，促进中医药人文教育与专业教育有机融合，指导学生树立正确世界观、人生观、价值观，帮助学生立大志、明大德、成大才、担大任，坚定信念信心，努力成为堪当民族复兴重任的时代新人。

2.优化知识结构，强化中医思维培养

在"十三五"规划教材知识架构基础上，进一步整合优化学科知识结构体系，减少不同学科教材间相同知识内容交叉重复，增强教材知识结构的系统性、完整性。强化中医思维培养，突出中医思维在教材编写中的主导作用，注重中医经典内容编写，在《内经》《伤寒论》等经典课程中更加突出重点，同时更加强化经典与临床的融合，增强中医经典的临床运用，帮助学生筑牢中医经典基础，逐步形成中医思维。

3.突出"三基五性"，注重内容严谨准确

坚持"以本为本"，更加突出教材的"三基五性"，即基本知识、基本理论、基本技能，思想性、科学性、先进性、启发性、适用性。注重名词术语统一，概念准确，表述科学严谨，知识点结合完备，内容精炼完整。教材编写综合考虑学科的分化、交叉，既充分体现不同学科自身特点，又注意各学科之间的有机衔接；注重理论与临床实践结合，与医师规范化培训、医师资格考试接轨。

4.强化精品意识，建设行业示范教材

遴选行业权威专家，吸纳一线优秀教师，组建经验丰富、专业精湛、治学严谨、作风扎实的高水平编写团队，将精品意识和质量意识贯穿教材建设始终，严格编审把关，确保教材编写质量。特别是对32门核心示范教材建设，更加强调知识体系架构建设，紧密结合国家精品课程、一流学科、一流专业建设，提高编写标准和要求，着力推出一批高质量的核心示范教材。

5.加强数字化建设，丰富拓展教材内容

为适应新型出版业态，充分借助现代信息技术，在纸质教材基础上，强化数字化教材开发建设，对全国中医药行业教育云平台"医开讲"进行了升级改造，融入了更多更实用的数字化教学素材，如精品视频、复习思考题、AR/VR等，对纸质教材内容进行拓展和延伸，更好地服务教师线上教学和学生线下自主学习，满足中医药教育教学需要。

本套教材的建设，凝聚了全国中医药行业高等教育工作者的集体智慧，体现了中医药行业齐心协力、求真务实、精益求精的工作作风，谨此向有关单位和个人致以衷心的感谢！

尽管所有组织者与编写者竭尽心智，精益求精，本套教材仍有进一步提升空间，敬请广大师生提出宝贵意见和建议，以便不断修订完善。

国家中医药管理局教材办公室
中国中医药出版社有限公司
2023年6月

中医骨伤科学是在中医理论指导下，研究人体运动系统损伤和疾病的预防、诊断、治疗及康复的一门学科，具有悠久历史和丰富的临床经验，对保障人民健康发挥着重要作用。2019年教育部恢复中医骨伤科学本科专业。中国中医药出版社于2019年4月启动全国中医药高等教育中医骨伤科学专业院校规划教材的编写，成立了以孙树椿教授为主任的全国中医药高等教育中医骨伤科学专业院校规划教材编审委员会，其中委员有王和鸣、韦贵康、朱立国、李盛华、肖鲁伟、宋春生、赵文海、郝胜利、施杞、郭艳幸、黄桂成（以姓氏笔画为序），学术秘书为于栋，共同组织全国中医骨伤界专家编写本系列教材。本系列教材既传承中医骨伤精粹，又充分吸收西医学新成果，以期培养出高层次中医骨伤专业人才。

全国中医药高等教育中医骨伤科学专业院校规划教材共15门。供五年制本科生使用的有《中医骨伤科学基础》《骨伤解剖学》《骨伤影像学》《中医正骨学》《中医筋伤学》《中医骨病学》《创伤急救学》《骨伤手术学》8门，以上8门同时也是全国中医药行业高等教育"十四五"规划教材。供"5+3"或"5+4"长学制或硕士研究生使用的有《中医骨伤学发展史》《骨伤科古医籍选》《骨伤方药学》《骨伤科生物力学》《实验骨伤科学》《骨伤运动医学》《中医骨伤康复学》7门。

《骨伤影像学》同时作为全国中医药高等教育中医骨伤科学专业院校规划教材之一和全国中医药行业高等教育"十四五"规划教材之一，是在国家中医药管理局宏观指导下，在本套教材编审委员会专家的直接领导下，由来自全国18所高等中医药院校的专家共同编写完成。随着科技的进步，影像学检查方法和检查技术不断创新，骨伤影像学在骨骼肌肉系统疾病的诊断和治疗中发挥着越来越重要的作用。《骨伤影像学》是在学生已学习《医学影像学》，具备了一定的影像学基础知识和基本技能的基础之上而开设的一门课程，重点讲授影像学检查方法和检查技术在骨骼肌肉系统中的应用，以及骨骼肌肉系统正常、基本病变、常见疾病的影像学表现，为临床骨骼肌肉系统疾病的诊断和治疗提供客观依据。

为适应新形势下中医骨伤专业人才培养的需要，此次《骨伤影像学》教材的编写秉承全国中医药行业高等教育规划教材的编写思想，更新观念，注重继承与创新，突出中医骨伤临床特点，坚持以学生为中心，注重素质教育、实践能力和创新能力的培养，严格遵守"三基""五性"的原则，在保持教材内容的稳定性、先进性、实用性的基础上，树立质量和精品意识，完善体例结构，规范概念，精炼文字，并与住院医师规范化培训、执业医师资格考试接轨，增加了中医骨伤临床热点病种及中医治疗优势病种影像学诊断内容，力求做到简明易懂、注重实践。本教材在各章节中均对与影像相关的解剖、生理、病理及临床等基本知识进行简介，对影像学表现进行详细的描述并配有大量典型、清晰的插图。通过本教材的学习，力求使学生在掌握骨伤影像学知识的基础上，掌握中医骨伤常见病、多发病，了解少见病、疑难病的影像学诊断及骨伤影像学的新技术、新方法，为临床医疗工作奠定坚实的基础，努力培养出适应社会需求的中医骨伤科人才。

本教材共分十六章。第一章总论介绍骨伤科影像学检查方法及最新进展，骨骼肌肉系统正常和基本病变的影像学表现；第二章至第十四章介绍骨骼肌肉系统疾病的概念，病理与临床表现，X线、CT、MRI等影像学表现及诊断与鉴别诊断；第十五章介绍肌肉骨骼系统超声诊断和超声介入知识；第十六章介绍骨骼肌肉系统的介入诊疗。每一章节都配有典型影像图片和线条图，附有详细的图标和图注。每章设有复习思考题，便于学生课后复习。本教材力求做到特色鲜明、重点突出、注重实践、图文并茂、通俗易懂，影像与临床紧密结合、理论与实践并重，学生易学、教师易教，确保教材的实用性、启发性、先进性、科学性。为体现新时代教育"立德树人"的根本任务，教材中还融入了课程思政内容。

本教材第一章第一节主要由栾金红执笔（其中超声成像由贺海东、张雪松执笔；PACS系统和人工智能由许茂盛执笔），第二节由许茂盛执笔，第三节由方继良执笔；第二章由詹松华执笔；第三章由张东友执笔；第四章第一节由刘玉珂、郑运松执笔，第二节由郭会利执笔，第三节由郑运松执笔；第五章、第十四章由刘波执笔；第六章、第十三章由孙前谱执笔；第七章第一、二节由丁承宗执笔，第三至第五节由戚婉执笔；第八章由杨宇执笔；第九章由于代友执笔；第十章由栾丽执笔；第十一章由刘勇执笔；第十二章由王琳执笔；第十五章第一节由贺海东执笔，第二、三节由张雪松执笔；第十六章由张万高执笔。

为进一步适应新时期中医药教育转型和中医药人才培养的需要，推动信息技术与教育教学的深度融合，此次全国中医药行业高等教育"十四五"规划教材除纸质教材外，还配套有融合出版数字化资源。《骨伤影像学》融合出版数字化工作由丁承宗协助主编具体组织、协调等，编创委员会全体成员共同参与完成。

本教材在编写过程中，得到了中国中医药出版社和参编各院校领导和专家的鼎力支持及编审专家组各位老师的悉心指导，同时也得到了全国中医药行业高等教育"十三五"规划教材《骨伤科影像学》主编尹志伟教授的帮助和支持，在此表示衷心的感谢！由于时间紧迫、编写人员学识所限，不足之处恳请各院校广大师生和读者指正，以便再版时修订提高。

《骨伤影像学》编委会
2021 年 4 月

目　录

第一章　总论 ⋯⋯⋯⋯⋯⋯⋯⋯⋯ 1

第一节　影像学检查方法　1
　一、X 线成像　1
　二、CT 成像　1
　三、MRI 成像　2
　四、超声成像　4
　五、核医学成像　4
　六、骨密度测定　5
　七、PACS 系统和人工智能　6
　八、医学影像技术的合理应用　6

第二节　骨骼肌肉系统的正常影像学表现　8
　一、正常 X 线表现　8
　二、正常 CT 表现　17
　三、正常 MRI 表现　18

第三节　骨骼肌肉系统的基本病变影像学
　　　　表现　20
　一、骨骼基本病变　20
　二、关节基本病变　25
　三、软组织基本病变　29

第二章　骨关节发育畸形 ⋯⋯⋯⋯⋯ 33

第一节　上肢畸形　33
　一、先天性肩关节脱位　33
　二、先天性尺桡骨联合　33
　三、肘内翻、肘外翻　34
　四、马德隆畸形　34

第二节　下肢畸形　35
　一、先天性髋关节脱位　35

　二、髋内翻　35
　三、先天性膝关节畸形　36
　四、足内翻　37
　五、扁平足　37
　六、跟骨距骨桥　38
　七、多趾、缺趾、巨趾畸形　38

第三节　脊柱、胸廓畸形　39
　一、移行椎　39
　二、脊柱裂　40
　三、伴有脊柱弯曲的畸形　41
　四、阻滞椎　42
　五、椎弓峡部不连及脊柱滑脱　42
　六、肋骨畸形　44

**第三章　骨软骨发育障碍、遗传性
　　　　疾病** ⋯⋯⋯⋯⋯⋯⋯⋯⋯ 45

第一节　软骨发育不全　45
第二节　成骨不全　46
第三节　石骨症　47
第四节　蜡油骨病　48
第五节　全身脆性骨硬化　49

第四章　骨关节创伤 ⋯⋯⋯⋯⋯⋯⋯ 50

第一节　骨折　50
　一、概论　50
　二、颅骨骨折　54
　三、四肢骨折　55
　四、脊柱骨折　63
　五、骨盆骨折　65

六、肋骨骨折 65
第二节 关节脱位 66
一、概论 66
二、四肢关节脱位 66
三、脊柱脱位 70
第三节 关节（内）软骨及周围软组织损伤 72
一、概论 72
二、关节软骨损伤 72
三、关节内软骨损伤 72
四、关节周围软组织损伤 74

第五章 骨关节化脓性感染 76
第一节 化脓性骨髓炎 76
一、急性化脓性骨髓炎 76
二、慢性化脓性骨髓炎 77
第二节 化脓性关节炎 78
第三节 化脓性脊柱炎 79
一、脊柱化脓性骨髓炎 79
二、化脓性间盘炎 80

第六章 骨关节结核 83
第一节 骨骺、干骺端结核 83
第二节 短管状骨结核 84
第三节 关节结核 85
第四节 脊柱结核 86

第七章 骨肿瘤 88
第一节 概论 88
一、骨肿瘤分类 88
二、骨肿瘤的基本影像学征象 90
三、良恶性骨肿瘤的鉴别诊断 92
第二节 良性骨肿瘤 93
一、骨瘤 93
二、骨样骨瘤 94
三、骨软骨瘤 95
四、软骨瘤 96
五、非骨化性纤维瘤 97
六、骨化性纤维瘤 97
七、骨血管瘤 98
第三节 骨巨细胞瘤 99

第四节 恶性骨肿瘤 101
一、骨肉瘤 101
二、软骨肉瘤 102
三、骨纤维肉瘤 103
四、骨髓瘤 104
五、脊索瘤 105
六、尤因肉瘤 107
七、骨转移瘤 108
第五节 其他骨肿瘤 109
一、骨囊肿 109
二、骨纤维异常增殖症 110
三、动脉瘤样骨囊肿 111
四、嗜伊红细胞肉芽肿 112

第八章 骨缺血性坏死与骨梗死 114
第一节 骨缺血性坏死 114
一、股骨头缺血性坏死 114
二、股骨头骨骺缺血性坏死 115
三、胫骨结节缺血性坏死 116
四、椎体骺板缺血性坏死 117
五、腕月骨缺血性坏死 118
六、剥脱性骨软骨炎 119
七、距骨缺血性坏死 120
第二节 骨梗死 120

第九章 慢性骨关节病 122
第一节 退行性骨关节病 122
一、四肢退行性骨关节病 122
二、脊椎退行性骨关节病 123
第二节 类风湿关节炎 123
第三节 强直性脊柱炎 124
第四节 髌股关节对合关系异常 126
第五节 滑膜软骨瘤病 127

第十章 脊柱病变 129
第一节 脊柱退行性骨关节病 129
第二节 椎间盘膨出与突出 131
第三节 椎管狭窄 133

第十一章 代谢及营养障碍性骨病 136
第一节 骨质疏松症 136

第二节　骨质软化症　137
第三节　维生素 D 缺乏性佝偻病　137
第四节　肾性骨病　138
　　一、肾小球性骨病　138
　　二、肾小管性骨病　140
第五节　痛风　140

第十二章　内分泌性骨病　142
第一节　糖尿病性骨病　142
第二节　甲状旁腺功能异常　143
　　一、甲状旁腺功能亢进　143
　　二、甲状旁腺功能减退　145
第三节　巨人症及肢端肥大症　146
　　一、巨人症　146
　　二、肢端肥大症　146

第十三章　地方性骨病　148
第一节　氟骨症　148
第二节　大骨节病　149

第十四章　软组织疾病　151
第一节　骨化性肌炎　151
　　一、局限性骨化性肌炎　151
　　二、进行性骨化性肌炎　152
第二节　肩关节周围炎　152
第三节　软组织肿瘤　153
　　一、脂肪瘤　154
　　二、血管瘤　154

　　三、周围神经源性肿瘤　155
　　四、纤维瘤　157

第十五章　肌肉骨骼系统的超声诊断与超声介入　159
第一节　肌肉、骨骼疾病的超声诊断　159
　　一、正常超声表现　159
　　二、常见疾病超声诊断　160
第二节　四肢血管与周围神经疾病的超声诊断　164
　　一、正常超声表现　164
　　二、常见疾病超声诊断　165
第三节　肌肉骨骼系统的超声介入　169
　　一、概述　169
　　二、临床应用　169

第十六章　骨骼肌肉系统的介入诊疗　170
第一节　骨骼肌肉系统介入放射学概述　170
　　一、介入放射学概念　170
　　二、骨骼肌肉系统介入放射学临床应用　170
第二节　骨骼肌肉系统疾病的常见介入诊疗技术　170
　　一、椎间盘突出症　170
　　二、椎体成形术　171
　　三、骨肿瘤介入诊疗　172
　　四、骨关节创伤合并血管损伤的介入诊疗　173

主要参考书目　175

骨骼肌肉系统由骨骼、关节和骨骼肌组成。全身骨骼通过关节、肌肉连接构成人体的支架，具有保护内脏器官、完成人体运动的功能。骨骼肌肉系统疾病种类繁多，影像学检查方法能够不同程度地反映疾病的病理变化，显示病变的范围、程度及发展过程，为临床诊断提供客观依据。

第一节　影像学检查方法

骨骼肌肉系统影像学检查方法主要有 X 线成像、计算机体层扫描成像（computed tomography，CT）、磁共振成像（magnetic resonance imaging，MRI）、超声成像、核医学成像及骨密度测定等。

一、X 线成像

（一）X 线摄片

X 线摄片是临床上最常用的影像学检查方法，对骨关节整体结构的显示具有优势，对于一些病变可做出定性诊断。摄片时应注意：①常规拍摄正位和侧位，有些部位加摄斜位、切线位及轴位等；②摄片范围应包括周围软组织及邻近的关节；③两侧对称的骨关节，必要时加摄对侧相应位置，以利于对比。

（二）透视

透视主要用于四肢骨折的复位、金属异物的寻找和定位等。

（三）软 X 线摄影

软 X 线摄影可用于手足软组织中非金属异物的检查。

（四）X 线造影检查

X 线造影检查用于血管性病变的检查，逐渐被 CT 血管造影（CT angiography，CTA）和磁共振血管成像（MR angiography，MRA）代替。数字减影血管造影（digital subtraction angiography，DSA）主要用于骨骼肌肉系统某些疾病的介入诊疗等

二、CT 成像

CT 成像密度分辨率高、无影像重叠，加之图像后处理功能，对骨骼微细结构、解剖结构复

杂部位的显示有明显优势。

（一）CT 成像技术

1. CT 平扫　是骨骼肌肉系统常用的检查方法，扫描范围及位置依据病变部位和范围而确定，一般应包括邻近关节，两侧对称的骨关节需同时扫描以利于对照观察。

2. CT 增强扫描　是经静脉注入对比剂后再进行扫描的方法。主要用于判断病变血供情况，确定病变范围及与周围组织的关系等。常用于肿瘤性病变的诊断。

3. CT 血管造影　静脉注射对比剂后进行扫描，应用图像后处理技术，去除骨骼和软组织而获取血管图像。CTA 主要观察骨关节软组织病变的血供情况及血管性病变。

4. CT 引导下穿刺活检　主要用于定性诊断。

（二）图像后处理技术

1. 多平面重组（multi-planar reformation，MPR）　在一组横轴位扫描的基础上，经计算机处理，获得同一组织结构冠状面、矢状面、任意斜面和任意曲面图像的重建，能够清楚地显示骨关节解剖结构、病变及空间位置关系（图 1-1）。

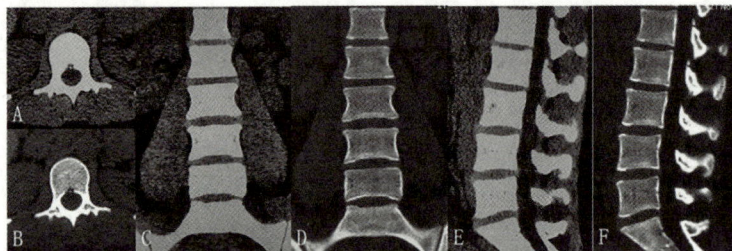

图 1-1　腰椎 CT 多平面重组

图 A、B 为腰椎横轴位；图 C、D 为腰椎冠状位；图 E、F 为腰椎矢状位；

图 A、C、E 为腰椎软组织窗；图 B、D、F 为腰椎骨窗

2. 表面遮盖显示（surface shaded display，SSD）　采用阈值成像，首先设定 CT 值阈值，密度在所设阈值以上的被用于重组，形成显示组织表面形态的三维立体图像，并可做多角度、多方位旋转。SSD 图像立体感强，可以再现大体解剖外形，解剖关系清晰，但显示的细节不够丰富，无法观察骨骼的密度和内部结构。

3. 容积再现技术（volume rendering technique，VRT）　利用扫描范围内全部体素的容积数据，通过计算机处理，重组出含有空间结构和密度信息的三维立体图像。VRT 图像对比度好、层次清晰（彩图 1-1）。

三、MRI 成像

MRI 可多方位、多序列成像，有良好的软组织分辨率，对骨关节内结构、骨髓及软组织病变的显示较 X 线和 CT 更具优势。

（一）MRI 序列检查技术

1. 常规自旋回波序列（SE）　常用的扫描序列：T_1 加权像（T_1 weighted image，T_1WI）、T_2 加权像（T_2 weighted image，T_2WI）、质子密度加权像（proton density weighted image，PDWI）。

T_1WI 可显示骨骼、肌肉的解剖结构；T_2WI 利于显示病理变化形态和范围（图 1-2）。PDWI 常与预饱和脂肪抑制技术合用，对显示骨髓、软骨及软组织病变有价值。

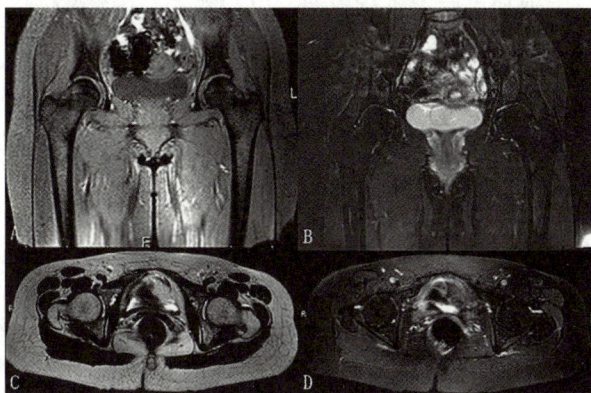

图 1-2 髋关节 MRI 表现

图 A、B 为髋关节冠状位 T_1WI、T_2WI 图像；图 C、D 为髋关节
横轴位 T_1WI、T_2WI 图像

2. 快速自旋回波序列（FSE） 是在常规自旋回波的基础上发展起来的一种成像方法。它的基本信号改变与常规自旋回波相同，所不同的是脂肪信号在 T_2WI 为稍高甚至高信号。

3. 梯度回波序列（GRE） 扫描速度快，降低对运动的敏感性，对易于出现流动伪影区域，如脊髓检查特别有利。GRE 可进行三维扫描，利于显示软骨结构，但在细微结构的分辨率方面仍显不足。

4. 反转恢复序列（IR） 骨折患者加扫 IR 序列有利于观察骨折断端对周围软组织的损伤程度。

（二）脂肪抑制技术

骨髓脂肪信号很强，可掩盖病灶，利用脂肪抑制技术不仅可以改善图像质量，提高病变检出率，还可为鉴别诊断提供重要信息。

（三）MRI 增强扫描

经静脉注入顺磁性或超顺磁性对比剂后，改变组织的弛豫时间，提高正常与病变组织的对比，更加清楚地显示病变及其有关特征。在骨骼肌肉系统主要用于观察病变血供情况，划分病变与水肿的界限，能够早期发现肿瘤术后复发。

（四）MRI 血管成像

非对比剂血管成像是利用 MR 流空效应，不用对比剂即可获得血管的三维图像，清晰显示血管及其病变。对比增强血管成像是静脉注射对比剂，使血管三维图像更加清晰，可提供更多的细节信息。主要用于四肢血管成像，了解病变的血供与血管的关系及血管本身的病变。

（五）MRI 引导下穿刺活检

MRI 软组织分辨率高，可相对选择肿瘤活性成分进行取材，以得到更准确的病理结果，但操作较复杂。

（六）MRI 关节造影

关节内注射对比剂或生理盐水后，进行成像，以观察关节内结构。

四、超声成像

超声成像具有实时、无创、无辐射、浅表软组织的空间分辨率高的优势，在软组织、肌肉骨骼和周围血管疾病的检查中具有独特优势。

（一）超声检查技术

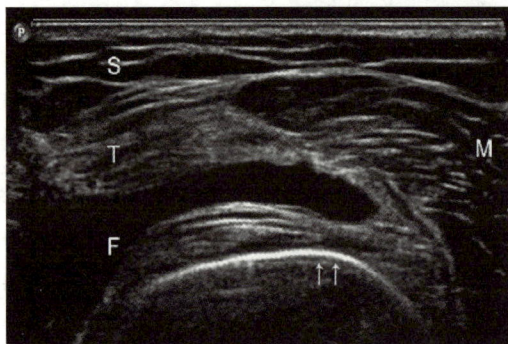

图1-3 膝上横断声像图

骨皮质（白箭）；股四头肌腱（T）；股外侧肌（M）；皮下脂肪（S）；髌上囊积液（F）

1. B 型成像（brightness mode） 是将从人体反射回来的超声波信号以亮度（brightness，即灰阶）的形式呈现，用以显示组织器官的解剖结构。其亮度越大，表示回声越强。探头频率越高，空间分辨率越高，显示浅表组织的微细结构需要用高频探头（图 1-3）。

2. 彩色血流成像（color flow imaging） 是将红细胞产生的多普勒频移信号以彩色的形式显示，并叠加在 B 型声像图上。血流方向用红、蓝两种颜色表示，红色是血流方向朝向探头，而蓝色是血流方向背离探头（彩图 1-2A）。彩色血流成像可直观地显示组织中血流的空间分布情况。

3. 多普勒频谱（Doppler spectrum） 超声波照射到运动的物体上，反射声波的频率会发生改变，称为多普勒效应。利用超声的这一现象，计算血流速度，以时间 - 速度曲线显示（彩图 1-2B）。

4. 造影增强超声（contrast-enhanced ultrasound） 即超声造影，通过静脉推注微泡造影剂，并利用特定的超声造影技术，可以显示微细血管和组织灌注，增加图像的对比度。

（二）超声引导介入技术

超声引导介入是利用超声影像实时引导，将穿刺针、导管、支架等器械或装置准确地导向病变或靶器官，进行诊断或治疗。其优势为定位准确，且穿刺过程中可实时、动态显示穿刺针的位置，避免损伤邻近的重要结构，降低并发症。超声引导介入技术在肌肉骨骼系统疾病中应用广泛。

五、核医学成像

核医学成像又称为放射性核素显像，是利用检测摄入人体内放射性核素所放出的射线信号，反映放射性核素的浓度分布，显示形态学信息与功能信息，用于疾病的诊断和研究。

（一）核素骨显像

核素骨显像是放射性核素特异性地沉积于骨骼，形成有关骨骼结构的图像以显示其异常改变。其主要用于骨转移瘤、原发骨肿瘤、骨缺血性坏死、骨骼炎性病变等的诊断。

（二）单光子发射计算机体层成像

单光子发射计算机体层成像（single photon emission computed tomography，SPECT）是在一台高性能的 γ 照相机的基础上增加了旋转支架、断层床和图像软件等部分，可获得横断面、冠状面及矢状面断层图像。SPECT 主要用于骨转移瘤的检查，可比 X 线平片、CT 成像早 3 ～ 6 个月发现病变。骨的炎症、骨折修复、关节退变、血流改变及代谢骨病可以出现阳性结果，应注意鉴别。

（三）正电子发射计算机体层成像

正电子发射计算机体层成像（positron emission computed tomography，PET）可进行静态、动态显像，并能进行定量分析；能提供某一层面的空间信息，去除前后核素重叠图像，准确发现骨骼病变的解剖部位。PET 对骨和软组织良恶性肿瘤的鉴别、肿瘤分期、病变定位、疗效评价等具有较高的临床价值。

PET/CT 是将 PET 和 CT 的功能结合在一起的全新的功能分子影像学设备。主要用于良恶性肿瘤鉴别、肿瘤复发和转移灶的监控、肿瘤放疗靶区定位、疗效评估等方面。

PET/MRI 是将 PET 的分子成像功能与 MRI 卓越的软组织对比功能结合起来的一种新技术。它的灵敏度高、准确性好，对骨骼肌肉系统疾病的早期发现、早期诊断具有重要价值，尤其对肿瘤性病变的诊断、分期及疗效的判定等。

六、骨密度测定

骨密度（BMD）测定是利用某些仪器在体外对人体骨骼中的矿物质含量进行测量和定量分析的方法。主要用于骨质疏松症的诊断、骨折危险性的评估、临床疗效的监测等。

（一）双能 X 线吸收测量法

双能 X 线吸收测量法（dual X-ray energy absorptiometry，DXA）通过测量出被测部位的骨盐含量和骨面积，X 线衰减值换算成骨矿含量，计算出平面骨密度。它的优点是准确性高、扫描时间短、辐射剂量小、标度稳定、测定的 BMD 数据可靠。

DXA 常规扫描部位为脊柱、髋关节和前臂（彩图 1-3）。根据 DXA 测量 BMD 的 T 值进行诊断：T 值低于 -2.5SD（标准差）诊断为骨质疏松；T 值在 -2.5SD 与 -1SD 之间为骨量减少；T 值高于 -1SD 为正常。

（二）定量 CT

定量 CT（quantitative computed tomography，QCT）是在常规 CT 扫描的基础上，在被检者下面加上一个体模与被检者同时扫描，将 CT 值换算成骨密度值。QCT 可以测量三维体积内的骨密度，选择性测量皮质骨或松质骨的骨矿含量，具有准确性高、重复性强的特点。常用腰椎椎体作为测量的部位。

（三）定量超声测量

定量超声测量（quantitative ultrasound measurement，QUS）是从骨的一侧向另一侧发射超声波，接受通过骨和软组织后幅度衰减的超声波，测出与骨密度和骨的微细结构密切相关的超声振幅衰减（BUA）和超声声速（SOS），用以分别计算出骨密度和骨强度。QUS 测量外周骨 BMD，足跟部常作为检查部位。QUS 无辐射、操作简单，但测量的精度和稳定性较差，多不适于骨质疏松患者的疗效监测。

七、PACS 系统和人工智能

由于影像设备已实现数字化，采集的图像信息越来越多，如 CT、MRI 采集的图像可达上千幅，因此，仅用胶片无法达到存储这样海量的信息，影像科必须使用图像存档与传输系统（picture archiving and communication systems，PACS）来达到存档与传输图像的目的，并使用放射信息系统（radiology information system，RIS）完成诊断报告的书写、查询与统计、会诊的归档等。目前，PACS 与 RIS 已成为影像科的重要组成部分，并已实现普及。

（一）PACS 系统

PACS 包括保存和传输图像的硬件设备与软件系统，是以计算机为中心，由数字化图像信息的获取、网络传输、存储介质存档和处理等部分组成。图像经 CR、DR、CT、MRI、ECT 等设备成像后，通过网络传输进入 PACS，与 RIS 连接，完成图像存储、影像诊断报告；与医院信息系统（hospital information system，HIS）连接，可以实现临床各科对患者的影像检查申请、图像调阅等功能；通过局域性网络，可以实现医院间、区域间的图像调阅，达到远程会诊的目的。

（二）人工智能

人工智能（Artificial Intelligence，AI）是研究、开发用于模拟、延伸和扩展人的智能的理论、方法、技术及应用系统的一门新的技术科学。人工智能是计算机科学的一个分支，它企图了解智能的实质，并生产出一种新的能以人类智能相似的方式做出反应的智能机器，该领域的研究包括机器人、语言识别、图像识别、自然语言处理和专家系统等。人工智能从诞生以来，理论和技术日益成熟，应用领域也不断扩大，可以设想，未来人工智能带来的科技产品，将会是人类智慧的"容器"。人工智能可以对人的意识、思维的信息过程进行模拟。人工智能不是人的智能，但能像人那样思考，也可能超过人的智能。

八、医学影像技术的合理应用

（一）影像检查技术的临床应用及其局限性

1. X 线成像的临床应用及其局限性　X 线平片具有较好的对比度、清晰度及较高的空间分辨率，是骨骼肌肉系统首选的检查方法。它不仅能显示病变的范围和程度，有时还可以做出定性诊断。一般来说，四肢骨的外伤、骨感染、骨肿瘤、全身性骨疾病等 X 线平片表现特征比较明确，结合临床表现和实验室检查结果多可确诊。

X 线成像的局限性：①X 线图像是重叠影像，有时可使一些组织或病灶被掩盖而难以显示；②X 线图像的密度分辨率有限，骨骼肌肉系统的各种软组织结构之间密度差异小，许多病变组织的密度与软组织相似，X 线平片难以显示；③一些骨关节病变的 X 线表现比病理改变和临床表现出现晚，初次 X 线检查结果阴性并不能排除早期病变的存在，应定期检查或进行其他影像学检查；④X 线具有电离效应，检查时，应注意时间和频率的控制。

2. CT 成像的临床应用及其局限性　CT 图像是断层图像，密度分辨率高，易于发现较小的病灶；显示密度差异小的组织或病变、骨骼微细结构、病变的内部结构、肿瘤的侵犯范围；对特殊部位、特殊类型骨折的诊断也有明显优势；对于解剖结构复杂的部位，CT 可作为首选的检查方法。增强扫描有助于了解病变与邻近血管的关系；动态增强扫描，可以了解病变的密度随时间的变化情况，对骨和软组织肿瘤良恶性的鉴别有一定的意义。

CT 成像的局限性：①对软组织结构或病变的显示仍有一定困难；②CT 成像对功能方面评估时，需要借助各种造影检查，会受到禁忌证的限制；③CT 成像利用 X 线，辐射剂量明显高于X 线平片检查；④体内金属异物、患者不能制动等所致伪影及机器本身的图像噪声等，影响了对器官组织或病变的显示。

3. 磁共振成像的临床应用及其局限性 磁共振成像可多方位、多参数、多序列成像，具有较高的对比度与分辨率，能显示骨、关节和软组织的解剖形态；对于软组织结构或病变能很好地显示；对病变的检出更为敏感。磁共振血管成像有利于了解病变的血供、病变与血管的关系及血管本身的病变。MRI 特殊检查技术，如水成像、脂肪抑制、MRS 等，对某些疾病的诊断和鉴别诊断具有独特优势。MRI 功能成像对器官的功能评价和疾病的早期诊断、预后评估也有很大帮助。

MRI 的局限性：① MRI 显示钙化、骨皮质不敏感；②体内有铁磁性植入物、心脏起搏器等，不能行 MRI 检查；③目前设备检查空间较狭长、检查制动时间较长，使其应用受到一定限制；④ MRI 图像易产生一些伪影，给图像的解读带来了一定的困难。

4. 超声成像的临床应用及其局限性 超声成像无辐射、无创伤；对软组织有良好的分辨率，能够显示肌腱、韧带、软骨等结构，实时、动态地观察肌肉、肌腱的运动情况，且能获得各方向的切面图像；彩色多普勒可反映血流动力学改变等。

超声成像的局限性：①不能检查被气体或骨骼遮盖的组织或器官，对肥胖体型的深部结构检查有限；②对某些骨骼肌肉系统结构间的对比欠佳，分辨率存在不足；③不能显示骨内结构和病变；④超声诊断准确性与检查者的经验和技术有很大关系。

5. 核医学显像的临床应用及其局限性 核医学图像能够反映器官组织的功能变化，提供其血流、代谢和排泄等功能信息，可在疾病早期尚未出现形态改变之前诊断疾病；核医学显像可根据显像目的选用能在特定器官或病变组织聚集的显像剂，从而特异性地显示肿瘤、炎症、特异性受体、异位组织或转移性病灶；核医学显像具有多种动态显像方式，可提供多种功能参数进行定量分析，有利于疾病的早期诊断、随访观察和疗效分析。

核医学显像的局限性：①核医学图像分辨率不高，对解剖结构的显示远不如 X 线、CT、MRI 等形态影像；②显像技术相对复杂，图像影响因素多；③特异性显像剂只能显示特定的靶器官，邻近器官则显示不良。结合形态影像或应用图像融合技术是弥补核医学显像局限性的有效方法。

（二）影像检查技术的合理应用

每种影像检查方法和检查技术都有各自的适应证、禁忌证及其优势和限度，针对骨骼肌肉系统不同疾病和不同患者，以最有利于患者为目标，遵循安全、简便、有效、经济的原则，合理选择各种影像检查技术或检查方法，从而更好地满足人民群众的医疗卫生健康需求。

1. 安全原则 是选择影像检查技术首先应考虑的因素。如婴幼儿、孕妇等人群，应尽可能选择无辐射的超声或 MRI 检查；如仅以筛查为目的的血管造影，应优先考虑 CTA 或 MRA；对于体内有铁磁性材料、心脏起搏器等植入物的患者，应禁止 MRI 检查。

2. 简便原则 选择影像检查技术还应考虑患者的依从性。如危重患者应尽可能选择 X 线平片、超声、CT 等流程快捷，便于施救的影像检查方法。另外，能用简单检查方法诊断疾病，就不选择高端检查技术，如 X 线平片和 CT 均能诊断四肢骨折，拟诊骨折时，应首选 X 线平片，CT 可作为后续补充方案。

3. 有效原则 疾病的准确诊断直接关系到患者的利益，也是进行影像检查的出发点和目的。一方面，不利于正确诊断的检查不必应用；另一方面，当一种检查不能或不足以得出准确诊断时，应及时联合两种或两种以上的影像检查方法，一般先选择简便易行的，再选择比较复杂的检查方法，但应依据具体情况，如怀疑肌腱、韧带、软骨等病变，可以首选 MRI 检查。

4. 经济原则 一方面，尽量优先采用价格便宜的检查，不应追求昂贵的"高档"检查；另一方面，也不能无原则地应用对诊断不起作用的廉价检查，而徒增经济负担和浪费时间。

对于骨骼肌肉系统而言，X 线平片可作为首选检查方法。CT 常作为 X 线平片的重要补充，对于解剖结构复杂的部位，CT 可作为首选的检查方法。MRI 成像软组织分辨率高，对关节软骨及肌肉和韧带等疾病、骨髓水肿、微小骨折和骨挫伤等，可首选 MRI。超声检查主要用于软组织、部分关节及四肢血管等病变的诊断和超声引导下的介入治疗。

第二节　骨骼肌肉系统的正常影像学表现

骨骼肌肉系统的正常影像学表现是以其解剖学为基础的，借助不同成像方法显示系统的正常解剖结构。人体骨关节在不同发育阶段影像学表现也各不相同。本节主要介绍骨骼肌肉系统的正常 X 线、CT、MRI 表现，正常超声表现在第十五章进行系统介绍。

一、正常 X 线表现

（一）儿童管状骨

小儿管状骨因处在发育阶段，其主要特点是有骺软骨，且未完全骨化，可分为骨干、干骺端、骨骺、骨骺板等部分（图 1-4）。

1. 骨干 管状骨周围为骨皮质，X 线表现为密度均匀的致密影，较成人薄，随年龄增长逐渐增厚。骨干中央为骨髓腔，与成人相似，X 线表现为边界不清、较为透亮的带状区。骨膜与周围软组织密度相同，在 X 线平片上不显影。

2. 干骺端 为骨干两骨端向骨骺移行的粗大部分，主要由松质骨组成，是骨骼生长最活跃的部位。骨干与干骺端无明显界限，X 线表现为互相连接而交叉成海绵状的条状阴影，密度低于骨皮质。干骺端的顶端可见一横行薄层致密线影，称为先期钙化带，是由钙化的软骨基质和初级骨小梁组成，随着软骨内成骨不断向干骺端增长，即骨骼不断生长。

3. 骨骺 为未完成发育的长骨末端，位于长骨两端或突出部，在胎儿时期多为软骨，即骺软骨，X 线平片上不显影。儿童发育期，骺软骨中出现一个或几个二次骨化中心，X 线表现为小点状骨性致密影；随年龄增长，二次骨化中心逐渐增大形成松质骨，边缘由不

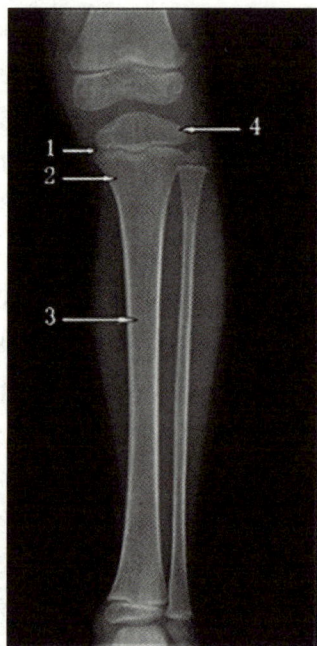

图 1-4　儿童正常管状骨 X 线表现

胫腓骨正位：1. 骨骺线；2. 干骺端；
3. 骨干；4. 骨骺

规则变为光滑整齐；最后与骨干结合。

4. 骨骺板和骨骺线　随着骨骺与干骺端的不断骨化，之间的软骨逐渐变薄成板状，儿童期呈透明带，称为骨骺板；随年龄的增长骺板逐渐变窄呈透亮线，称为骨骺线。骨骺板不断变薄，最后消失，即骨骺与干骺端融合，完成骨的发育，X线上表现为骺线消失，原骨骺线部位仍可见不规则线样致密影，称为骺板遗迹。

5. 骨龄　是骨骼年龄的简称，在骨的发育过程中，原始骨化中心和二次骨化中心的出现时间、骨骺与干骺端骨性融合及形态变化都是按照一定时间顺序进行，由此来推算年龄称为骨龄。因而根据患者的实际年龄与正常骨骼的发育年龄相比较，可推断骨发育是否正常，有否过早或过迟。对诊断一些先天性畸形综合征及内分泌性、代谢性、营养性等疾病有一定的价值。此方法虽不完全精确，但比较简便易行。临床常将一侧手、腕骨和肘关节作为测定骨龄的理想部位，通常7岁以前观察腕部，7岁以后观察肘部。测量骨龄时，也需考虑种族、地区及性别等因素（图1-5）。患者骨龄与生活年龄的差值在 ±1 岁以内的称为发育正常，骨龄大于生活年龄且差值＞1 岁的称为发育提前，骨龄小于生活年龄且差值＞1 岁的称为发育落后。

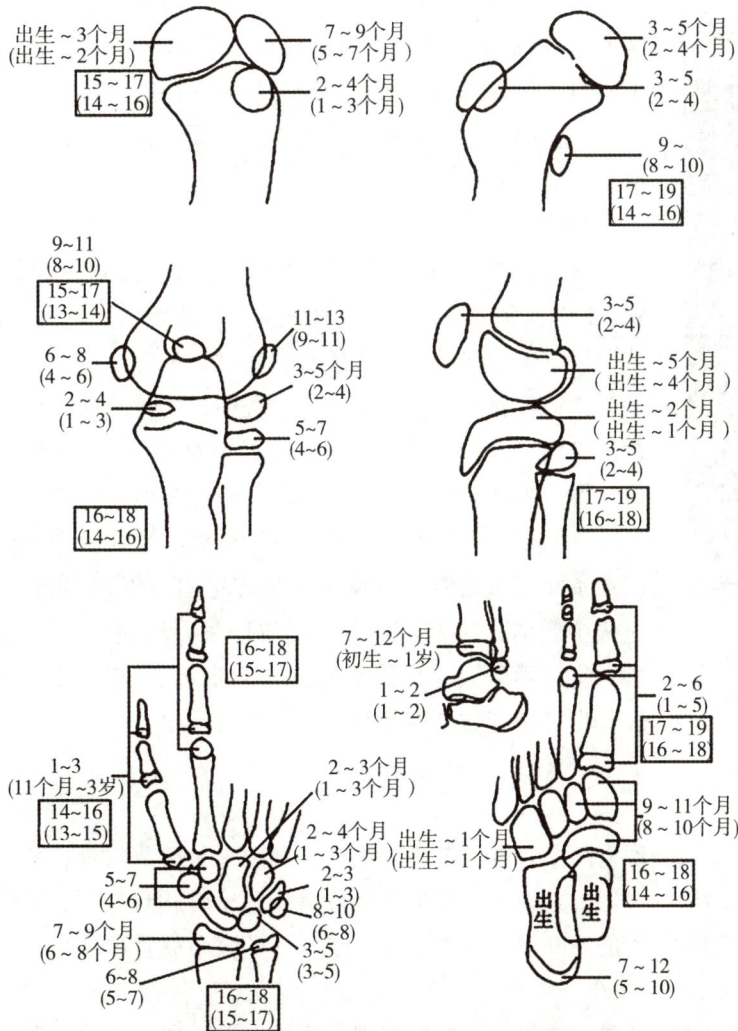

图 1-5　中国人四肢骨龄正常标准

方格外数字为骨骺最早出现的年龄到最迟出现的年龄之范围，格内的数字为骨骺
与干骺端完全闭合年龄之范围，括号内数字为女性材料

（二）成人管状骨

成人的长骨外形与小儿骨相似，但骺与干骺端已愈合，分为骨干和骨端两部分（图 1-6）。

1. 骨干

（1）骨皮质　是分布在骨外周表面的密质骨，密度均匀致密，外缘光滑连续，在肌肉及肌腱韧带附着处隆起或凹凸不平。成人长骨骨皮质较厚，密度较高。当骨的滋养动脉穿过骨皮质时形成一条纤细的隧道，长管状骨的滋养动脉由骨外向骨内斜行，上肢均朝向肘关节，在下肢均背向膝关节，X 线平片表现为骨皮质内一斜行细条状透亮线影，不可误认为骨折线。

（2）骨松质　呈海绵状，由相互交织的骨小梁排列而成，X 线表现为网格状骨纹理结构，密度低于骨皮质。骨端各部位所承受重力、肌肉张力、活动功能及运动量不同，其骨小梁的分布比例和排列方向也不同。

（3）骨髓腔　骨干中央较大的腔隙为骨髓腔，内有骨髓，X 线表现为皮质下带状透亮区，密度低于骨皮质。

（4）骨外膜　是骨表面除关节外所被覆的坚固的结缔组织包膜，正常骨膜在 X 线平片上不显影。仅于病理状态下，骨膜增生产生骨膜新生骨时，可见骨膜反应，呈形态各异的高密度影。

2. 骨端　指骨的两端，其内骨松质网格状骨纹理较清晰，皮质骨较薄且光滑锐利。

3. 常见变异

（1）骨岛　为松质骨内的骨性结节，由骨发育异常所致，呈鸟巢状，X 线表现为骨松质内直径数毫米的边缘清楚的圆形或卵圆形致密影，其中可见骨小梁结构。以股骨、骨盆、足部多见。

（2）软骨岛　在骨骼发育过程中，由骨骼内遗留的部分软骨未能正常钙化而引起，X 线表现为边界清楚的圆形或卵圆形透亮区，常有硬化边环绕。当软骨岛出现钙化时，与骨岛相似，但其内无骨小梁结构。

（3）生长障碍线　亦称发育障碍线，X 线表现为在骨端出现的一条或数条横行致密线，在髌骨则表现为弯曲的线状阴影，为长骨纵向生长过程中暂时因疾病、营养缺乏等因素，影响骨化正常进行而遗留的痕迹。生长障碍线应与骺板遗迹相鉴别，骺板遗迹大多数在成年后逐渐消失，也可持续数年甚至终生，为正常现象。

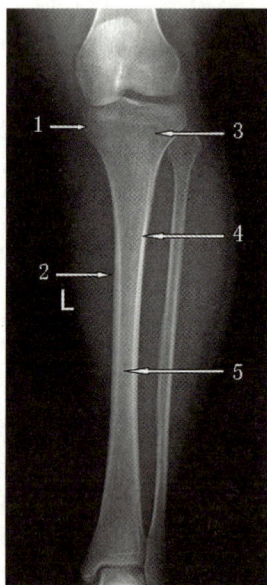

图 1-6　成人正常管状骨 X 线表现

1. 骨端；2. 骨干；3. 骨松质；4. 骨皮质；5. 骨髓腔

（三）关节

1. 关节间隙　X 线表现为两个骨性关节面间的透亮间隙，是关节软骨、关节间纤维软骨、潜在的关节腔和少量滑液的投影。儿童的关节间隙骺软骨未完全骨化且较厚，X 线不显影，因此关节间隙较成人宽，随着软骨的不断骨化逐渐变窄；老年人的关节软骨退变变薄，关节间隙较成年人窄。

2. 骨性关节面　为关节骨的接触面，X 线表现为边缘光滑锐利的线样致密影。

3. 关节囊　附着于关节周围，一般在 X 线平片上不显影，有时在周围脂肪层的衬托下可见其边缘，呈相对低密度。当关节积液时，由于内层滑膜肿胀，密度相对增高。

4. 韧带　一般在较大关节周围脂肪衬托下可见显示，X 线表现为线状相对高密度（图 1-7）。

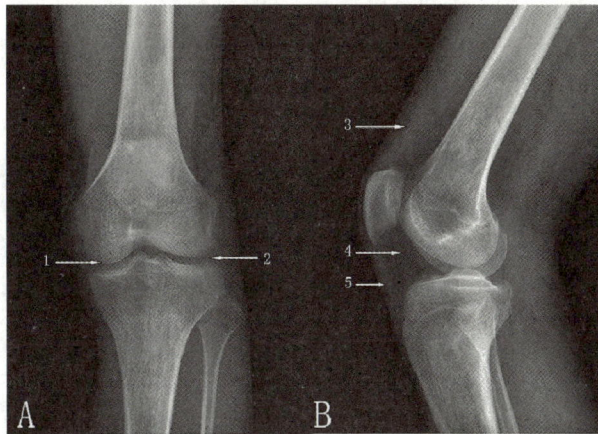

图 1-7 膝关节 X 线表现

图 A 为正位、图 B 为侧位：1. 骨性关节面；2. 关节间隙；3. 股四
头肌腱；4. 髌下脂肪垫；5. 髌韧带

（四）各部位骨关节的正常 X 线表现

1. 手腕部

（1）指骨及掌骨　指骨由近侧向远侧依次为近节指骨、中节指骨、末节指骨。末节指骨远端扁平较宽大，称为爪粗隆。掌骨近侧端称为基底部，与腕骨形成关节；远侧端为掌骨小头，呈球形，与指骨形成关节。第 1 掌骨远端可有 1～2 个籽骨，为正常发育，尤其在第 1 掌指关节脱位时不可误认为撕脱骨折。

（2）腕骨及腕关节　腕骨共 8 块，分为两列，每列各 4 块，在不同的平面上，形状各异，各腕骨的相邻面都有关节软骨覆盖，形成腕骨间关节（图 1-8）。腕关节包括桡腕关节、腕骨间关节和腕掌关节。尺骨远端和腕骨间有一个关节盘，尺骨与桡骨远端之间有下尺桡关节，下尺桡关节脱位为常见的骨折后遗症，易漏诊。

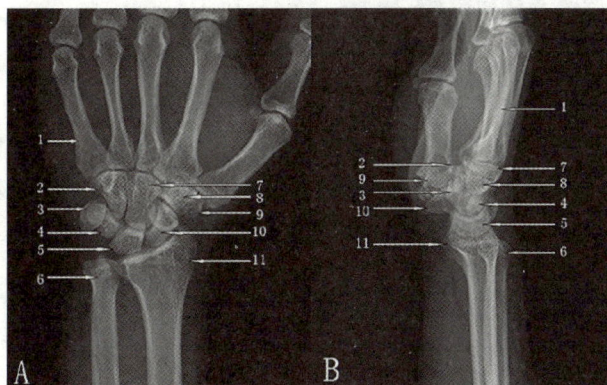

图 1-8 腕关节 X 线表现

图 A 为正位、图 B 为侧位：1. 掌骨；2. 钩状骨；3. 豆状骨；4. 三角骨；5. 月骨；6. 尺骨；7. 头状骨；8. 小多角骨；9. 大多角骨；10. 舟骨；
11. 桡骨

2. 肘部　肘关节由肱桡关节、肱尺关节和近端尺桡关节组成。肘关节正位片可显示外侧肱桡关节间隙，侧位片可显示肱尺关节间隙。桡骨头无论在正、侧位片始终对应肱骨小头，称为关节在位。肱骨远端前面有冠突窝，后面有鹰嘴窝，两窝前后相对，其间骨质较薄，侧位片上形成"X"状影（图1-9）。肱骨远端关节囊外有肘前、肘后脂肪垫，当关节腔积液时向外膨隆，侧位片上可见"八"字征。

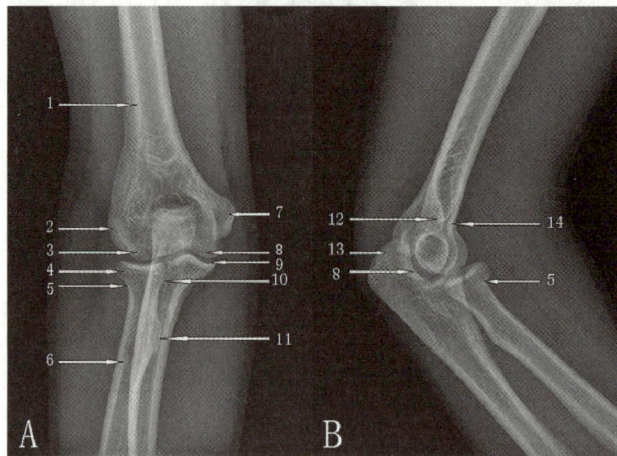

图1-9 肘关节X线表现

图A为正位、图B为侧位：1.肱骨干；2.外上髁；3.肱骨小头；
4.桡骨头；5.桡骨颈；6.尺骨干；7.内上髁；8.滑车；9.肱尺关节；
10.近侧桡尺关节；11.桡骨粗隆；12.鹰嘴窝；13.鹰嘴；14.冠突窝

3. 肩胛部 肩关节由肱骨头与肩胛骨的关节盂构成，为球窝关节。肱骨头与肩胛骨之间相对应，关节间隙清晰，正位片上肩胛盂的前缘在内侧，后缘在外侧并与肱骨头有部分重叠。锁骨呈"S"形，远端与肩峰形成肩锁关节，当一侧肩锁关节间隙增宽，难以判断半脱位时，可拍健侧进行对比观察；也可使患者站位两手提重物拍摄两侧肩锁关节正位X线片，进行负重下两侧对比观察。肩胛骨体部呈倒置的三角形，内侧部分与肺组织重叠，不可误认为病变；冈下窝骨质菲薄甚至见不到，易被认为骨质破坏（图1-10）。肱骨近端有肱骨头、大结节、小结节三个骨骺，其骺线应与肱骨近端骨折相鉴别。

4. 足踝部 见图1-11。

（1）趾骨及跖骨 均属于短管状骨，趾骨、跖骨只有一个骨骺，各趾骨和第1跖骨骨骺位于基底部，其余4个跖骨骨骺位于远端。第1～5趾骨节数有所不同，第1趾骨2节，其他各趾骨均3节。跖骨近侧为基底部，中部为体部，远侧端为头部。第1跖骨远端可见1～2个籽骨。

（2）跗骨 共7块，分3列，近侧列为上方的距骨和下方的跟骨；远侧列由内侧向外侧依次为内侧楔骨、中间楔骨、外侧楔骨和骰骨；近侧列和远侧列之间有一块舟骨，舟骨内侧常可见一骨骺与其相对应，称副舟骨。距骨下面和跟骨构成前、后距跟关节，其间有一不规则

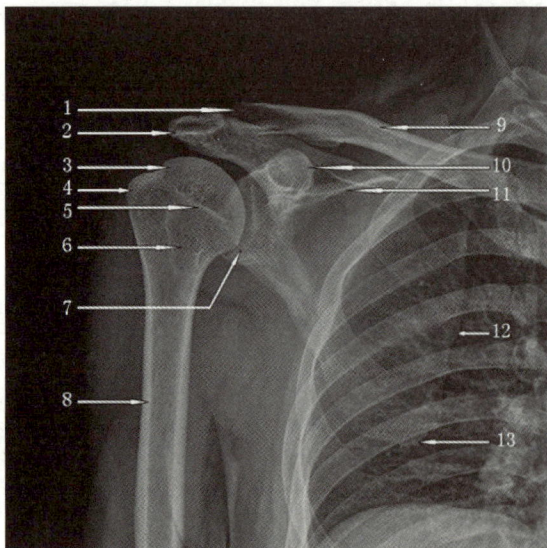

图1-10 肩关节及肩胛骨X线表现

1.锁骨肩峰端；2.肩峰；3.肱骨头；4.肱骨大结节；5.肱骨解剖颈；6.肱骨外科颈；7.肩关节；8.肱骨干；9.锁骨干；10.喙状突；11.肩胛冈；12.肩胛骨内侧缘；13.肩胛骨下角

间隙称为跗骨窦。足骨借关节、韧带和肌肉紧密相连，在纵、横方向都形成凸向上的弓形，称足弓。侧位片上足弓可分为：①内侧纵弓：其最高点在距骨头；②外侧纵弓：其最高点在骰骨；③横弓：其最高点在中间楔骨。

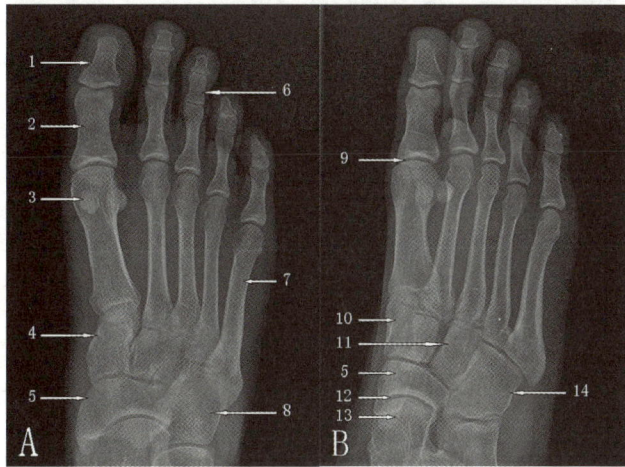

图 1-11 足跖骨、趾骨及跗骨 X 线表现

图 A 为正位、图 B 为斜位：1.第 1 末节趾骨；2.第 1 趾近节趾骨；
3.籽骨；4、10、11.楔骨；5.舟骨；6.第 3 中节趾骨；7.跖骨；
8、14.骰骨；9.第 1 跖趾关节；12.距舟关节；13.距骨

（3）踝关节 由胫腓骨下端与距骨滑车构成。胫骨前方为前踝，胫骨后方为后踝。跟骨上方软组织内有一三角形透光带，为跟上脂肪垫。胫骨干的中轴线与距骨的垂直轴线一致。胫骨关节面和距骨关节面平行。内外踝距关节与胫距关节的水平线成 80°角（图 1-12）。

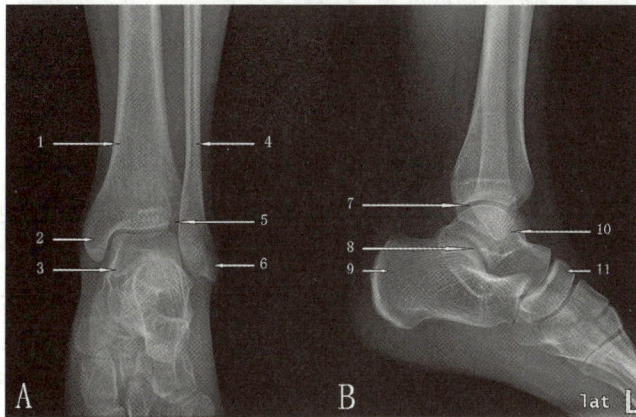

图 1-12 踝关节 X 线表现

图 A 为正位、图 B 为侧位：1.胫骨；2.内踝；3、10.距骨；4.腓骨；5.胫腓联合；6.外踝；7.胫距关节；8.距下关节；9.跟骨；11.舟骨

5. 膝部 膝关节由股骨髁、胫骨髁、髌骨、关节内半月板、前后交叉韧带及多个滑液囊构成。正位 X 线片股骨、胫骨关节面较光整，两侧关节间隙对称，髌骨重叠于股骨的远端。胫骨两髁间有一嵴状隆起，称髁间隆起，两髁前下方有胫骨粗隆，是髌韧带的附着处。侧位可见股骨、胫骨、髌骨形成关节。髌骨上方股四头肌腱与股骨间形成髌上囊，髌骨下方有髌下脂肪垫，X 线表现为较低密度透亮影。半月板和交叉韧带在 X 线平片不能显示（图 1-13）。

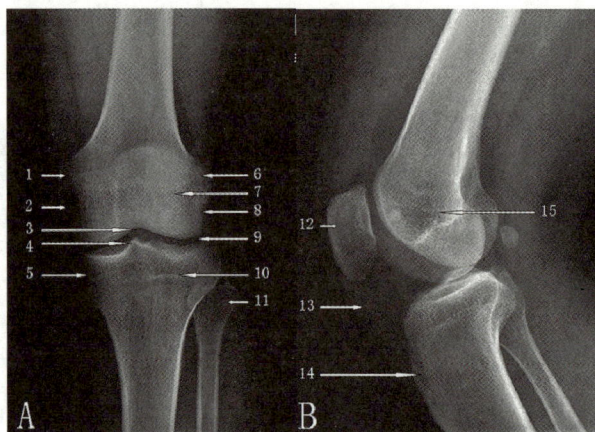

图 1-13　膝关节 X 线表现

图 A 为正位、图 B 为侧位：1. 股骨内上髁；2. 股骨内髁；3. 髁间窝；
4. 胫骨髁间嵴；5. 胫骨内侧髁；6. 股骨外上髁；7、12. 髌骨；8. 股
骨外侧髁；9. 膝关节间隙；10. 骺线痕迹；11. 腓骨小头；13. 髌韧带；
14. 胫骨粗隆；15. 股骨骨松质

6. 髋部　髋骨由髂骨、耻骨、坐骨组成，髋关节由髋臼和股骨头构成。正常髋臼两侧对称，可以覆盖股骨头 2/3 的关节面。2 ～ 3 岁儿童及 18 岁以上成人髋臼边缘光滑，其余年龄的髋臼边缘可不规则，但两侧对称。股骨头为球形，表面光滑，正位 X 线片其内上方一浅凹为圆韧带附着点，称股骨头凹。股骨颈干以粗隆间嵴为界。见图 1-14。

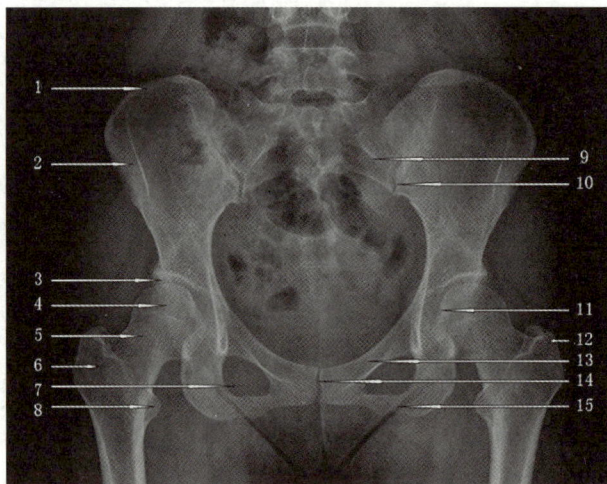

图 1-14　骨盆 X 线表现

1. 髂嵴；2. 髂骨翼；3. 髋关节间隙；4. 股骨头；5. 股骨颈；6. 粗隆间；
7. 闭孔；8. 小粗隆；9. 骶孔；10. 骶髂关节；11. 股骨头凹；12. 大粗
隆；13. 耻骨上支；14. 耻骨联合；15. 坐骨支

（1）成人髋关节测量　见图 1-15。

Shenton 线：髋关节正位片，闭孔上缘与股骨颈内缘的连线，正常为一光滑的曲线。此线不连续为髋关节脱位及股骨颈骨折。

Skinner 线：由股骨大粗隆顶端作股骨干轴线的垂直线，正常此线通过或低于股骨头凹。髋

关节脱位及股骨颈骨折时，不能画出此线。

股骨颈干角：股骨颈纵轴线与股骨干纵轴线相交之角，儿童约130°，成人约120°，小于120°为髋内翻，大于130°为髋外翻

（2）儿童髋关节测量　见图1-16。

Perkin方格：经双侧"Y"形软骨中心（髂、耻、坐三骨在髋臼联合处）作一水平线A，再经髋臼窝的外上缘作一垂线B，一侧分为四个象限。正常股骨头骨骺位于内下象限区域内。如向外或向上移位，为髋关节脱位。

髋臼角：从髋臼窝斜面引出的斜线，与"Y"形软骨中心连线所形成的夹角。髋臼角正常值，新生儿为30°，1岁以后不应超过25°，两岁20°，成人为10°，如相应年龄角度增大为髋臼部变浅。

7. 脊柱

（1）脊椎的生长发育　脊柱每个脊椎都有三个原始骨化中心，一个形成椎体，另两个形成椎弓。出生时均已完成骨化。婴儿期形成椎体和左右椎板的骨化中心尚未愈合，侧位X线片椎体呈横卵圆形。约1岁时，两侧椎板开始在棘突处愈合成完整的椎弓，这种愈合最初见于腰部；4～8岁时，椎体与椎弓根愈合，从颈部开始，最后为下腰部和骶部，椎体的前面、后面可见凹迹或沟槽。学龄前儿童椎体呈钝角的矩形；8～13岁，椎体上下面边缘的环状骨骺内各出现一个二次骨化中心，X线表现为线样致密影，与椎体之间有透亮带间隔；约16岁时，在每个横突和棘突的顶端各出现一个继发骨化中心，这些骨化中心逐渐增大，于25岁左右与所附着的结构完全愈合。脊柱在婴儿时只有一个后突的弯曲，到能站立时脊柱即显示四个弯曲，近于成年人的曲度（图1-17）。

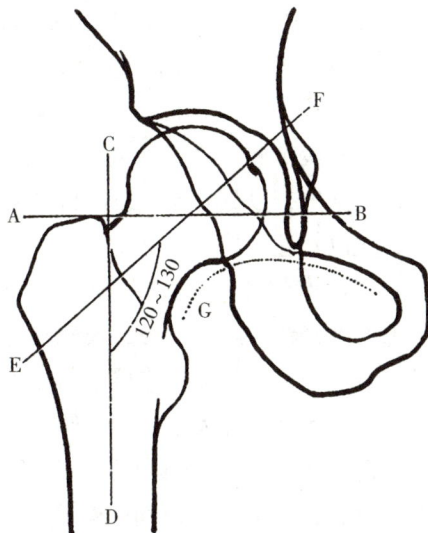

图1-15　髋关节测量示意图

AB：Skinner线；CD：股骨中轴线；EF：股骨颈中轴线；CD、EF两线内侧夹角为颈干角；G：Shenton线

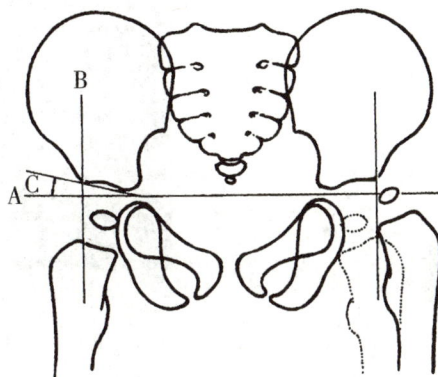

图1-16　儿童髋关节测量示意图

Perkin方格：A线：经双侧"Y"形软骨中心；B线：髋臼窝外上缘作一垂线；C角：髋臼角

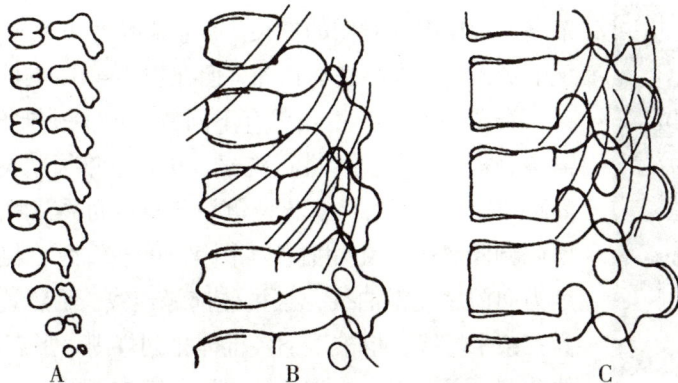

图1-17　脊椎的发育过程示意图

图A：新生儿；图B：6岁；图C：14岁

（2）成人脊柱　脊柱由 7 块颈椎、12 块胸椎、5 块腰椎、5 块骶椎、3 ～ 5 块尾椎借韧带、关节及椎间盘连接而成。除第 1、2 颈椎及骶尾椎外，每个脊椎由椎体和附件构成；附件又由椎弓根，椎板，上、下关节突，横突和棘突构成。同侧两个上下关节突关节形成脊椎小关节，覆盖有软骨和关节囊，为可活动关节。每个椎体和椎弓围成椎管，内纳脊髓。脊柱有四个生理弯曲：颈椎段前突，以颈 4 明显；胸椎段后突，以胸 7 明显；腰椎段前突，以腰 4 明显；骶尾骨明显后突，尤以女性为甚。

正位 X 线片：椎体呈长方形，从颈椎、胸椎到腰椎依次增大，主要由松质骨构成，椎体上下缘的致密线状影为终板，彼此平行，其间的透明间隙为椎间隙，是椎间盘的投影。椎体两侧可见横突影，椎弓与椎体连接处为椎弓根，呈环状致密影。椎弓根的上、下方分别为上关节突和下关节突。棘突表现为椎体中央偏下方类三角形的致密影。

侧位 X 线片：椎体亦呈长方形，可清楚显示椎间隙，胸椎间隙较窄，腰椎间隙由上向下逐渐增宽，以腰 4 ～ 5 椎间隙最宽，而腰 5 ～骶 1 间隙相对较窄，颈椎、腰椎间隙一般呈前宽后窄。颈椎、胸椎棘突指向后下方（图 1-18）。

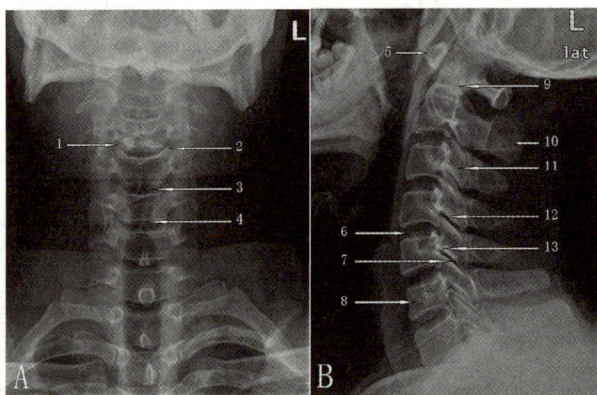

图 1-18　颈椎 X 线表现

图 A 为正位、图 B 为侧位：1. 钩椎关节；2. 钩突；3、6. 椎体间隙；4、
10. 棘突；5. 寰椎前弓；7. 椎骨关节突关节；8. 椎体；9. 枢椎齿状突；
11. 椎弓板；12. 上关节突；13. 下关节突

斜位 X 线片：腰椎斜位片可更好地显示椎弓峡部、上下关节突。正常腰椎附件的投影似"猎狗"形，狗颈部为椎弓峡部，嘴为同侧横突，耳为上关节突，眼为椎弓根的断面，前腿为下关节突，体部为椎板，后腿为对侧的下关节突，狗尾部为对侧的横突。颈椎斜位片可显示椎间孔，呈卵圆形，上下径大，其大小基本相等，但在颈 3-4 椎间孔可稍小（图 1-19）。

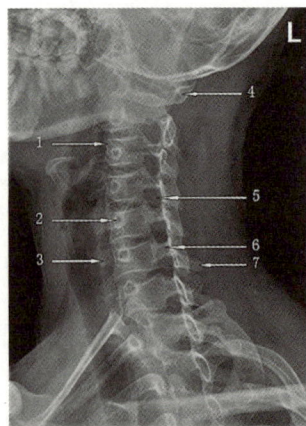

图 1-19　颈椎斜位 X 线表现

1. 椎体；2. 椎弓根；3. 横突；4. 寰椎后弓；5. 椎间孔；6. 椎弓板；7. 棘突

脊柱各段的 X 线表现有不同特点：①颈椎正位片：寰枢椎影像需摄寰枢椎开口位片进行观察；正常枢椎齿状突与寰椎两个侧块的间距应等宽、对称，寰椎两侧块与枢椎间关节间隙亦应等宽、对称，以此判断寰椎有无侧脱位（图 1-20）。②颈椎侧位片：正常生理曲度为向前之光滑曲线，且椎体前缘连线、后缘连线、棘突连线分别为三条平行线，枢椎以下各椎体排列规则，形态相似，但第 4、5 椎体前部可稍变扁。③胸椎侧位片：第 12 胸椎略呈楔状，胸椎棘突斜向后下方，大部分与肋骨重叠。④腰椎侧位片：第 1 腰椎椎体可呈前部稍低的楔状，而第 5 腰椎则后部稍低（图 1-21）。

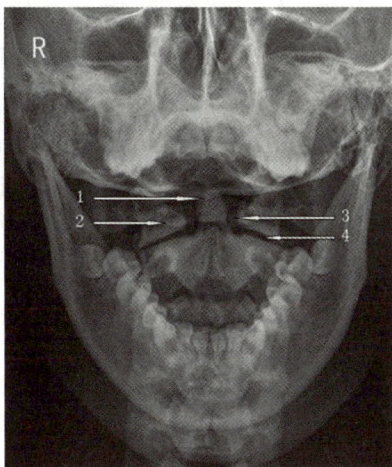

图 1-20 寰枢椎开口位 X 线表现

1. 枢椎齿状突；2. 寰椎侧块；3. 枢椎齿状
突与寰椎两个侧块间距；4. 寰椎两侧块与
枢椎关节间隙

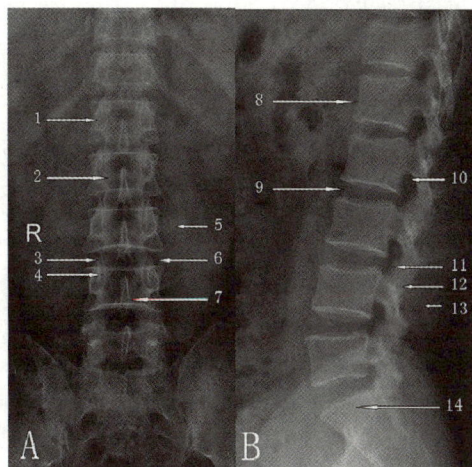

图 1-21 腰椎 X 线表现

图 A 为正位、图 B 为侧位：1. 椎弓根；2、8. 椎体；3、
11. 上关节突；4、12. 下关节突；5. 横突；6、9. 椎间隙；
7、13. 棘突；10. 椎间孔；14. 骶椎

8. 胸骨 胸骨由胸骨柄、胸骨体和剑突三部分组成。胸骨柄上方曲侧各有一关节面与锁骨形成胸锁关节，胸骨柄侧缘接第 1 肋骨，胸骨体两侧有第 2～7 肋软骨相连接的切迹。胸骨正位 X 线片只能显示胸骨柄，一般常采用斜位或侧位。

9. 肋骨 肋骨 12 对，左右对称，包括头、颈、结节、体和肋软骨五个部分，肋软骨 X 线下不显影，但常可见较多钙化。肋骨前端仅第 1～7 肋借肋软骨与胸骨相连接，称为真肋；第 8～12 肋称为假肋，其中第 8～10 肋借肋软骨与上一肋的软骨相连，形成肋弓，第 11、12 肋前端游离，又称浮肋。

（五）软组织

骨关节系统中软组织之间的密度差别不大，在 X 线平片上观察受到很大限制，但在较低密度的皮下、肌间和关节囊内外脂肪组织的衬托下，可观察到跟腱、髌韧带、关节囊、腰大肌外缘等结构。

二、正常 CT 表现

（一）骨骼

四肢骨骼的 CT 检查避免了各种解剖结构的重叠，对解剖结构复杂的部位如脊柱、骨盆细微病变的发现及诊断有较大优势。在以骨窗显示的 CT 图像上，骨皮质为致密的线状或带状影，骨小梁为细密的网状影，骨髓腔为低密度。在软组织窗上，中等密度的肌肉、肌腱和髌软骨在周围低密度的脂肪衬托下也能清晰地显示。

（二）脊柱

脊柱的 CT 横断图像上，在经椎体中部的层面，椎体呈后缘向前凹陷的肾形结构，其边缘的密质骨形成高密度环（皮质骨），中央的松质骨呈均匀的低密度，可清晰地显示椎体内的骨小梁结构。横断位可显示椎体、椎弓根和椎板构成的椎管骨环，环的两侧有横突，后方可见棘突。椎

板内侧可见附着的黄韧带，为软组织密度，厚度为 2 ～ 4mm。硬膜囊居椎管中央，呈软组织密度。脊神经根位于硬膜囊外侧，呈软组织密度，在椎管内和椎间孔内的脂肪衬托下显示清晰，进入椎间孔前神经根走行于侧隐窝内。侧隐窝呈漏斗状，前方是椎管前缘外侧，后方是上关节突，侧方为椎弓根内侧壁，侧隐窝的前后径不小于 3mm。椎间盘由髓核、纤维环、透明软骨终板和 Sharpey 纤维组成。经椎间盘的层面，椎间盘密度低于椎体，CT 值为 50 ～ 110HU，难以区分髓核和纤维环（图 1-22）。

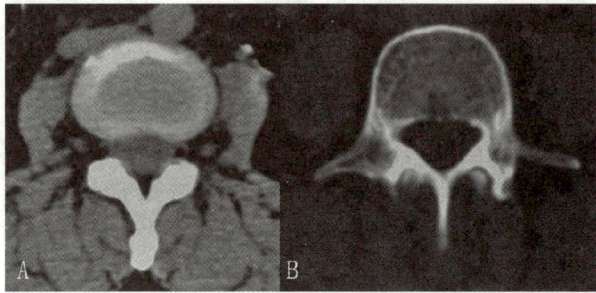

图 1-22　成人正常腰椎 CT 表现

图 A 为椎间盘层面 CT 横断位；图 B 为椎体中部层面 CT 横断位

（三）关节

CT 图像能够很好地显示关节的骨性关节面及骨端。但 CT 对关节囊、周围肌肉和韧带的断面的显示不如 MRI 清晰（图 1-23）。

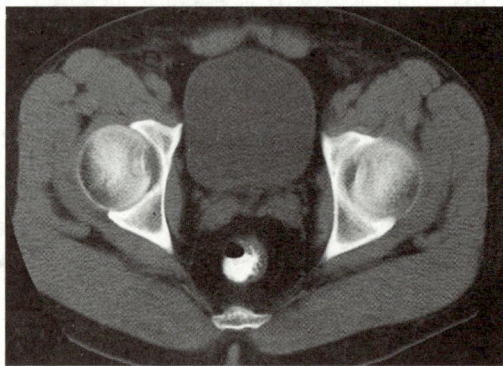

图 1-23　正常髋关节 CT 表现

三、正常 MRI 表现

（一）骨骼

MRI 骨组织中氢原子核的数量较少，在任何扫描序列的图像中骨皮质都显示为极低信号影。骨髓可分为红骨髓和黄骨髓两类，MRI 表现取决于其所含的脂肪和水的相对成分。红骨髓含水约 40%、含脂肪约 40%；黄骨髓含水约 15%、含脂肪约 75%。随着年龄的增长，红骨髓中脂肪成分逐渐增多。红骨髓在新生儿期 T_1WI 上信号强度等于或低于肌肉，儿童期 T_1WI 信号可不均匀，呈斑片状高低混杂信号。成人期 T_1WI 红骨髓信号强度高于肌肉，低于脂肪。红骨髓在 T_2WI 上信号强度类似于皮下脂肪信号。黄骨髓信号与脂肪相似，在 T_1WI 与 T_2WI 上均为高信号，脂肪抑制后信号降低明显（图 1-24）。

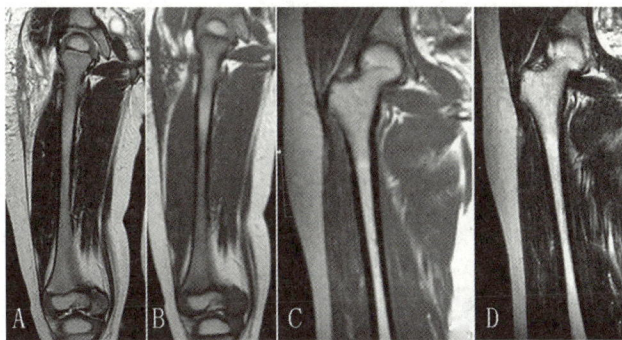

图 1-24　红骨髓与黄骨髓的 MRI 信号特征

图 A、B 为小儿正常股骨 MRI T$_1$WI 及 T$_2$WI：干骺端骨髓为红骨髓，信号特征为 T$_1$WI 介于脂肪和肌肉之间，T$_2$WI 高于肌肉低于水；图 C、D 为正常成人股骨中上段 MRI T$_1$WI 及 T$_2$WI：髓腔内分布黄骨髓，信号特征类似脂肪，T$_1$WI 高信号，T$_2$WI 中高信号

（二）脊柱

脊柱松质骨内因含骨髓，T$_1$WI 信号高于骨皮质但低于脂肪；T$_2$WI 呈中等至低信号。椎间盘 T$_1$WI 为较低信号，髓核和纤维环不能区分；在 T$_2$WI 上，髓核和纤维环内层呈高信号，纤维环外层呈低信号。椎体边缘骨皮质、前及后纵韧带、黄韧带和椎间盘纤维环最外层纤维在各种序列上均为低信号，不易区分。在 30 岁以下的人群中，矢状面 T$_2$WI 髓核中央有一水平线样低信号影，为纤维组织，属正常现象。随着年龄增长，髓核逐渐被纤维软骨代替，髓核和纤维环含水量也逐渐减少，椎间盘完全干化、碎裂，最后髓核与纤维环混合，T$_2$WI 呈低信号。椎管内脑脊液 T$_1$WI 呈低信号，T$_2$WI 呈高信号。MRI 对脊柱解剖结构和病变的显示及了解病变与椎管内结构的关系优于 CT 成像。

（三）关节

MRI 能较好地显示关节的各种结构，尤其对关节面和韧带的观察明显优于 CT。骨髓腔在 T$_1$WI、T$_2$WI 序列上均为高信号；关节软骨在 T$_1$WI 上为介于肌肉和脂肪之间的中等信号，T$_2$WI 为极低信号；关节囊的纤维层表现为光滑连续的低信号；关节腔内的滑液在 T$_1$WI 呈薄层低信号，在 T$_2$WI 上呈高信号；关节囊、韧带及关节盘在各个序列上均为低信号。脂肪抑制序列是显示半月板较为理想的序列，可增加关节软骨和相邻结构的对比度，脂肪抑制后关节软骨为高信号，关节积液为中等信号，软骨下骨板及骨髓为低信号（图 1-25）。

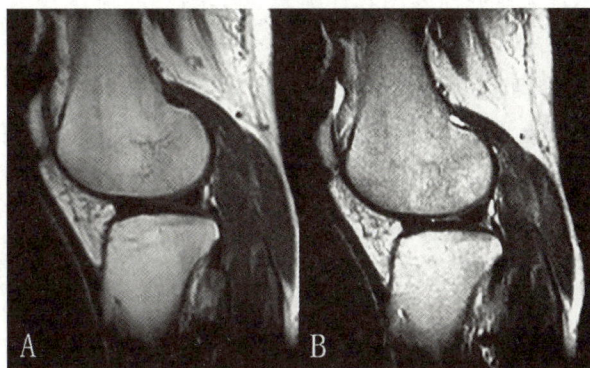

图 1-25　正常膝关节关节软骨与半月板 MRI 表现

图 A 为矢状位 T$_1$WI：关节软骨呈中等信号，半月板呈低信号，并具有完整形态；图 B 为矢状位 T$_2$WI：关节软骨呈低信号，在关节内液体衬托下显示清晰，半月板仍为低信号

（四）软组织

MRI 能清晰分辨脂肪、肌肉、肌腱、血管及神经结构。脂肪在 T_1WI 与 T_2WI 上均为高信号；肌肉在 T_1WI 上呈等或略低信号，在 T_2WI 上为低信号；纤维组织、肌腱、韧带在各种序列上均为低信号（图 1-26）。血管因其内血液的流空现象，表现为无信号的圆形或管状结构，常位于肌间隙内。粗大的神经呈中等信号。

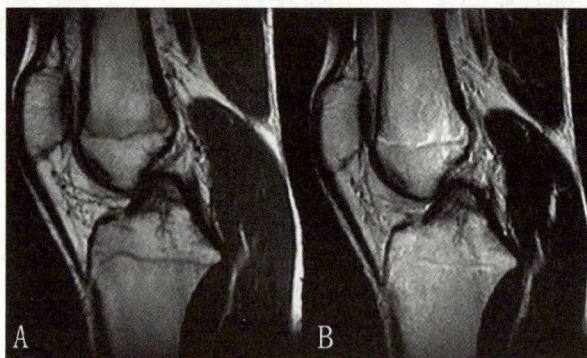

图 1-26　正常膝关节前后交叉韧带 MRI 表现

图 A 为矢状位 T_1WI、图 B 为矢状位 T_2WI：前后交叉韧带呈弧形
完整显示，T_1WI、T_2WI 均为低信号

第三节　骨骼肌肉系统的基本病变影像学表现

一、骨骼基本病变

（一）骨质疏松

骨质疏松（osteoporosis）是指单位体积内骨组织的含量减少，即骨组织的有机成分和无机成分都减少，比例正常。病理改变是骨皮质变薄，哈氏管扩大，骨小梁减少、变细甚至消失。

骨质疏松分为全身性和局限性两类。全身性见于代谢与营养障碍性疾病、造血系统疾病、老年性生理性改变等；局限性见于肢体废用、骨髓炎、骨结核等。

1. X 线表现　骨质密度减低，骨皮质变薄、分层（图 1-27A），骨小梁减少、变细，骨小梁间隙增宽。严重者骨质密度与软组织密度相仿，骨小梁几乎完全消失，骨皮质呈细线状。在脊椎，严重时，椎体变扁，其上下缘内凹，椎间隙增宽，易发生骨折，压缩呈楔状。

2. CT 表现　CT 与 X 线表现相似（图 1-27B）。CT 较 X 线平片更易显示由于骨质疏松引起的微小骨折。

3. MRI 表现　除骨外形改变外，还可见骨髓 T_1WI 和 T_2WI 信号增高，原因为红骨髓减少、黄骨髓增多。

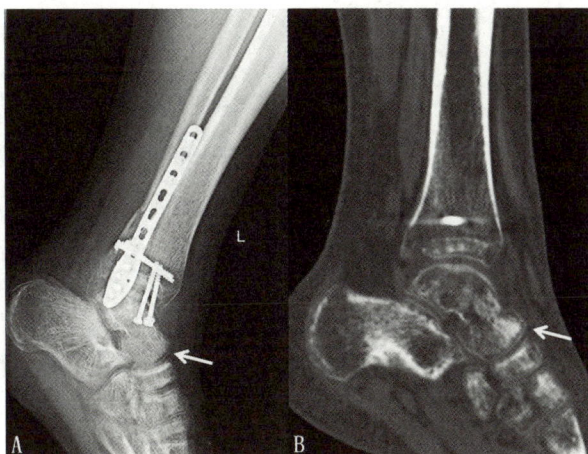

图 1-27 骨质疏松 X 线、CT 表现
图 A 为 X 线侧位、图 B 为 CT 矢状面重建图像：胫腓骨骨折致
足失用性骨质疏松，皮质变薄，骨小梁变少（箭）

（二）骨质软化

骨质软化（osteomalacia）是指单位体积内骨组织有机成分正常而钙化不足，骨内钙盐含量降低。病理改变为骨小梁中央部分钙化，周围为未钙化的骨样组织。骨质软化是全身性骨病，常见于营养不良性佝偻病、脂肪性腹泻、肾性骨病等，发生于生长期为佝偻病，发生于成人为骨质软化症。

1. X 线表现 骨质软化与骨质疏松表现相似，但骨小梁和骨皮质边缘模糊。承重骨骼常发生各种变形，骨盆呈三叶状变形，脊椎多发双凹"鱼椎"状变形。在耻骨、坐骨、股骨上段和胫骨等处常可见特征性的"假骨折线"，表现为宽 1～2mm 的透明线，与骨皮质垂直，边缘稍致密。

2. CT 表现 CT 与 X 线表现基本相同。

3. MRI 表现 基本不用于诊断骨质软化。

（三）骨质破坏

骨质破坏（bone destruction）是局部骨质为病理组织所取代而造成的骨组织缺失。早期哈氏管扩大，骨小梁斑片状缺失，逐渐发展为骨皮质和松质出现大片状缺失。可以是病理组织直接溶解骨，也可以是病理组织引起破骨细胞生成和活动亢进所致。常见于炎症、肿瘤和肿瘤样病变。

1. X 线表现 局部骨质密度减低，骨小梁和 / 或骨皮质消失。早期表现为骨松质斑片状的骨小梁缺损，骨皮质筛孔状或虫蚀状缺损。严重者表现为骨皮质和骨松质的大片缺失（图 1-28A）。

2. CT 表现 与 X 线表现相近，但较 X 线平片更易早期、全面显示病变，区分骨松质和骨皮质骨的破坏（图 1-28B）。

3. MRI 表现 高信号的骨髓为不同信号的病理组织所替代，病理组织含水分较多时呈长 T_1、长 T_2 信号（图 1-28C、D）；含纤维、钙化、骨化成分较多时呈长 T_1、短 T_2 信号；含出血、脂肪或高蛋白液体较多时呈短 T_1、等长 T_2 信号。骨皮质破坏形态与 CT 表现相似。

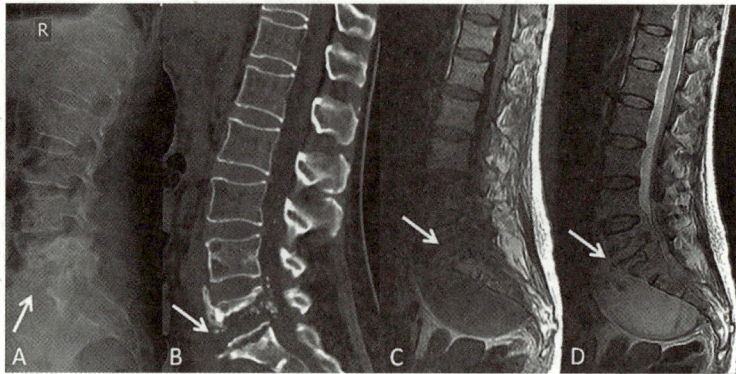

图 1-28　骨质破坏影像学表现

图 A 为 X 线侧位、图 B 为 CT 矢状位重建、图 C 为 MRI 矢状位 T_1WI、图 D 为
MRI 矢状位 T_2WI：骨结核致腰骶椎骨质破坏（箭）

（四）骨质增生硬化

骨质增生硬化（hyperostosis/osteosclerosis）是指单位体积内骨量的增多。病理改变为成骨活动增加和 / 或破骨活动减弱，骨皮质增厚，骨小梁增粗增多，骨髓腔变窄、闭塞。

骨质增生硬化分为局限性和全身性两类。局限性见于慢性炎症、外伤后修复、某些成骨性骨肿瘤等；全身性主要见于氟中毒、铅中毒、石骨症和致密性成骨不全等。肌腱、韧带、骨间膜附着部的骨桥、骨刺等也属骨质增生硬化。

1. X 线表现　骨质密度增高，骨皮质增厚，骨小梁增粗、增多、密集，骨髓腔变窄或消失，伴或不伴有骨骼的增大变形。骨质增生还可表现为骨刺、骨桥、骨赘或骨唇等，常发生在骨端边缘、骨嵴、肌腱及韧带等附着处（图 1-29A）。肿瘤骨表现为骨内棉絮样、象牙质样、针状、放射状骨质密度增高影。

2. CT 表现　与 X 线表现相近（图 1-29B）。

3. MRI 表现　表现为长 T_1、短 T_2 低信号影（图 1-29C），增生的骨小梁间骨髓组织相对较少，信号较正常骨松质减低。

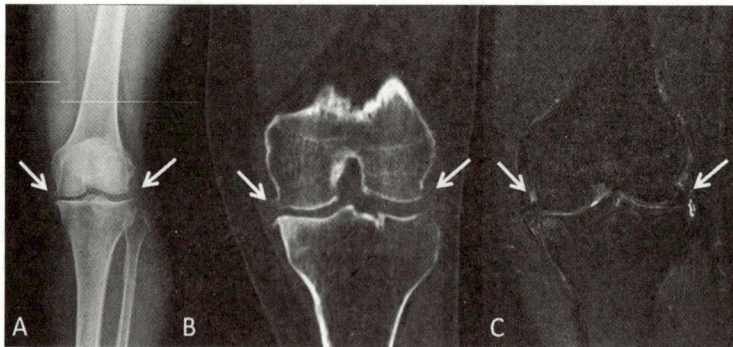

图 1-29　骨质增生影像学表现

图 A 为膝关节 X 线正位、图 B 为 CT 冠状位重建、图 C 为 MRI 冠状位 T_2WI：股骨髁及胫骨平面边缘骨质增生、突起（箭）

（五）骨膜增生

骨膜增生（periosteal proliferation）又称骨膜反应（periosteal reaction），是指骨膜受病变刺激

而产生的骨膜新生骨。病理改变为骨膜内层成骨细胞增多，新生骨小梁。骨膜增生常见于炎症、肿瘤和外伤等，也可继发于皮肤骨膜增厚症、肥大性骨关节病等。

1. X 线表现　早期表现为与骨皮质平行的细线状致密影，以后逐渐增厚形成不同形式的骨膜增生，呈线样、层状、葱皮样、日光状和骨膜三角等（图1-30A）。不同的骨膜反应的形式反映了不同病变组织学特征。如线样、层状见于骨髓炎等良性病变；葱皮样见于尤文肉瘤和骨髓炎等进展时快时慢的病变；日光状见于骨肉瘤等生长迅速的恶性骨肿瘤；骨膜三角（Codman 三角）是快速生长的病变破坏骨膜新生骨，致破坏区两端的残留骨膜呈三角形或袖口状，常见于骨肉瘤，少见于骨髓炎、骨膜下出血等。

2. CT 表现　类似 X 线表现，对重叠部位、扁平骨及不规则骨的骨膜增生显示有优势（图1-30B），高分辨 CT 及三维重组能够发现更多细节。

3. MRI 表现　显示骨膜增生早于 CT 和 X 线平片。早期可发现骨膜水肿，T_2WI 上呈高信号；新生骨明显矿物质沉积后，在各序列上均呈低信号（图1-30C、D）。MRI 显示骨膜增生形态的精细程度不如 X 线平片。

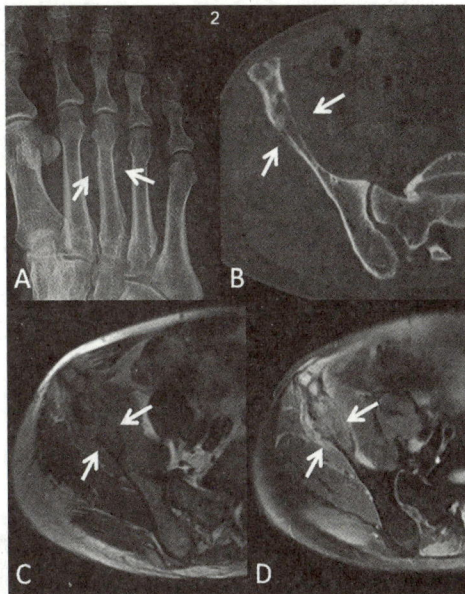

图1-30　骨膜增生影像学表现

图 A 为 X 线正位：足跖骨疲劳骨折所致骨膜增生（箭）；图 B 为 CT 轴位、图 C 为 MRI 横轴位 T_1WI、图 D 为 MRI 横轴位 T_2WI：骨肿瘤所致的骨膜增生

（六）软骨钙化

软骨钙化（chondral calcification）是指软骨基质钙化，反映骨内或骨外有软骨组织或瘤软骨存在，发生于软骨小叶边缘部，呈环形。软骨钙化分为病理性和生理性两种，病理性常见于软骨瘤、骨软骨瘤等软骨类肿瘤基质的钙化，生理性如肋软骨、喉软骨钙化。

1. X 线表现　为大小不等的环形或半环形高密度影，部分可融合成团块状（图1-31A）。良性病变钙化环多完整、清楚；恶性病变则多不完整、模糊。

2. CT 表现　更好地显示软骨钙化特征，特别是较小的钙化（图1-31C）。

3. MRI 表现　对软骨钙化的显示不敏感，T_1WI 和 T_2WI 上均呈低信号（图1-31B、D）。

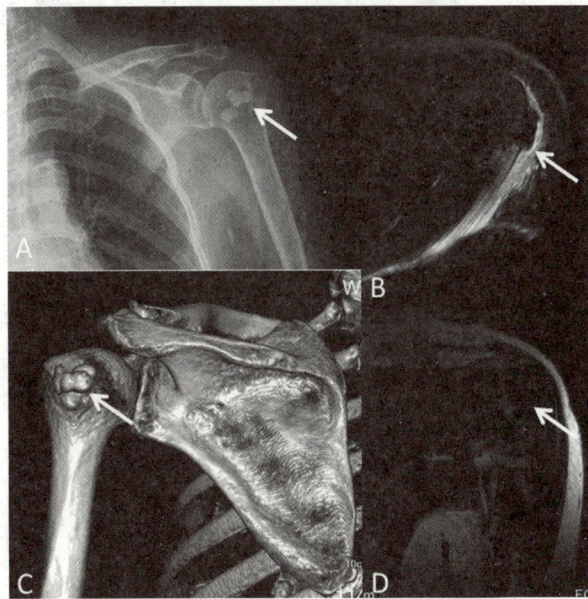

图1-31　软骨钙化影像学表现

图 A 为 X 线正位、图 B 为 MRI 轴位 T_2WI、图 C 为 CT 三维重建图像、图 D 为 MRI 冠状位 T_1WI：肱骨大结节后缘软骨钙化（箭）

（七）骨质坏死

骨质坏死（osteonecrosis）是指各种原因造成的局部骨组织新陈代谢停止，坏死的骨质称为死骨，是血液供应中断引起的。病理改变为骨小梁变宽，板层结构消失，骨细胞消失。常见于化脓性骨髓炎、骨结核、骨缺血坏死、恶性骨肿瘤等。

1. X 线表现　早期无异常表现。中期死骨表现为局限性骨密度增高，其原因是死骨骨小梁表面有新骨形成；死骨周围肉芽组织、脓液的包绕衬托造成死骨相对密度增高。随后死骨被压缩，新生肉芽组织侵入并清除死骨，死骨周围出现骨质疏松区和囊变区。晚期死骨被清除，新骨形成，骨质密度升高（图 1-32A）。

2. CT 表现　与 X 线表现基本相同（图 1-32B）。

3. MRI 表现　早在骨形态和密度尚无变化之前显示骨髓信号的改变，即 T_1WI 在高信号的骨髓背景内出现低信号影，脂肪抑制 T_2WI 呈高信号影；骨质坏死区呈长 T_1、稍长 T_2 信号，周围水肿带呈长 T_1、长 T_2 信号，硬化带呈长 T_1、短 T_2 低信号（图 1-32C、D）。

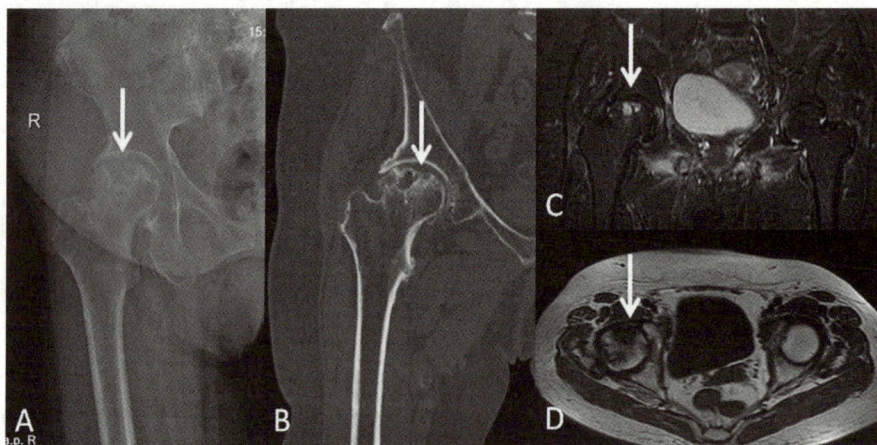

图 1-32　骨质坏死影像学表现

图 A 为 X 线正位、图 B 为 CT 冠状位重建、图 C 为 MRI 冠状位 T_2WI、图 D 为 MRI 轴位 T_1WI：
右股骨头缺血坏死（箭）

（八）骨内矿物质沉积

骨内矿物质沉积（bone mineral deposition）是指氟、铅、磷、铋等矿物质进入体内后，在骨内沉积过多而产生的骨质改变。病理改变为成骨活跃，骨量增多，产生骨质增生、硬化；亦可引起破骨活动增加，骨样组织增多，发生骨质疏松或软化。主要见于氟骨症、慢性铅中毒、慢性磷中毒、慢性铋中毒等。

1. X 线表现　生长期主要沉积于干骺端，干骺端多条横行的厚薄不一的致密带。成人以躯干骨为明显，骨小梁粗糙、紊乱，骨密度增高；也可表现为骨质疏松、骨质软化（图 1-33A）。

2. CT 表现　与 X 线表现基本相同（图 1-33B）。

3. MRI 表现　骨髓腔 T_1WI 及 T_2WI 信号减低（图 1-33C、D）。

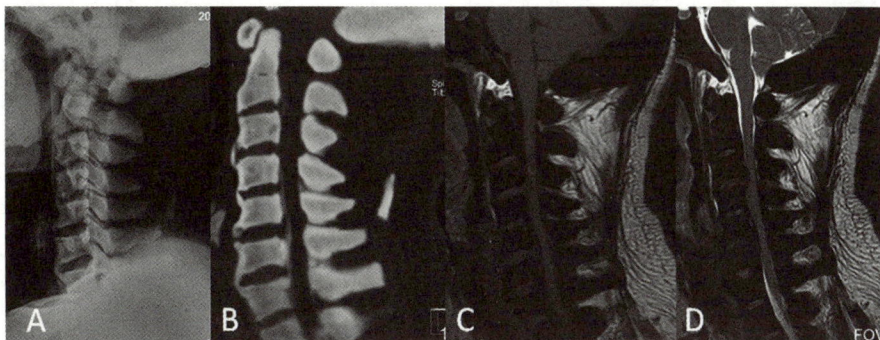

图 1-33 骨内矿物质沉积影像学表现

图 A 为 X 线侧位，图 B 为 CT 矢状位重建，图 C、D 为 MRI 矢状位 T_1WI、T_2WI：石骨症所致的
骨质弥漫性密度增高，信号减低

（九）骨骼变形

骨骼变形（bone deformity）是指骨骼形态和大小的异常，可累及一骨、多骨或全身骨骼。病理改变可见骨骼膨大、变形、增大、较小、弯曲等。全身性病变如骨发育障碍、内分泌与代谢异常、造血系统病变和染色体异常等，局限性病变如正常变异、发育畸形、创伤、炎症、肿瘤等，均可引起骨骼变形。

影像学表现：骨骼大小、形态改变，伴或不伴骨质异常。

二、关节基本病变

（一）关节肿胀

关节肿胀（joint swelling）常因关节积液或关节囊及其周围软组织充血、水肿、出血和炎症所致。

1. X 线表现 关节囊膨隆伴周围软组织肿胀，脂肪垫和肌肉脂肪层变形、移位、模糊、消失，整个关节区密度增高（图 1-34），大量积液时可致关节间隙增宽。

2. CT 表现 能直接显示关节囊增厚和关节腔积液。关节囊肿胀、增厚呈软组织密度影，关节腔内积液呈水样密度，如合并出血或积脓时其密度增高。

3. MRI 表现 优于 CT 表现，可清晰显示增厚的关节囊。关节积液一般 T_1WI 呈低信号，T_2WI 呈高信号，合并出血时 T_1WI 及 T_2WI 均为高信号。

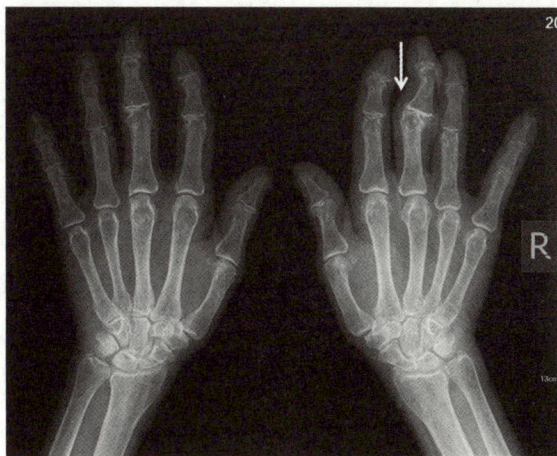

图 1-34 关节肿胀 X 线表现

类风湿关节炎所致的指间关节变形，关节肿胀（箭）

（二）关节破坏

关节破坏（joint destruction）是指关节软骨及其下方的骨质被病理组织所侵犯、代替。常见于各种急、慢性关节感染，肿瘤，代谢性骨病等。

1. X 线表现　早期病变只累及关节软骨破坏时，仅表现为关节间隙变窄。随病变进展，侵及软骨下骨性关节面，则表现为骨性关节面不光整，局部缺损（图 1-35A）。严重者关节半脱位和畸形。

2. CT 表现　不能显示软骨破坏，但能较早发现软骨下骨质细微破坏灶（图 1-35B）。

3. MRI 表现　早期可见关节软骨表面毛糙、局部变薄，严重时可见关节软骨不连续甚至大部分破坏消失。MRI 亦可显示关节软骨下骨端的水肿、破坏（图 1-35C）。

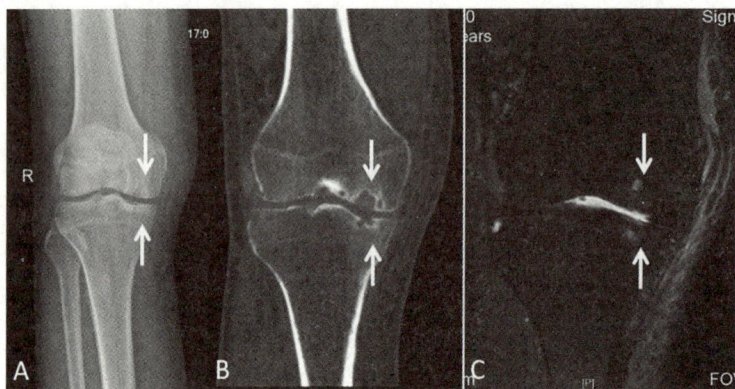

图 1-35　关节破坏影像学表现

图 A 为膝关节 X 线正位、图 B 为 CT 冠状位重建、图 C 为 MRI 冠状位 T_2WI：痛风性关节炎所致的关节破坏（箭）

（三）关节退行性变

关节退行性变（joint degeneration）是指关节软骨变性、坏死和溶解，逐渐被纤维组织替代，继而引起骨性关节面骨质增生硬化，关节边缘骨赘形成，关节囊肥厚、韧带骨化。多见于老年人，以承重较大的脊柱和髋、膝关节最为明显；还常见于运动员、体力劳动者等慢性创伤和长期承重所致的特定关节退行性变；一些职业病和地方病也可引起继发性关节退行性变。

1. X 线表现　早期 X 线表现不明显。中晚期表现为关节间隙变窄，软骨下骨质致密，关节面下方骨内出现圆形或不规整形透光区，骨性关节面边缘骨赘形成（图 1-36A）。关节囊与软组织无肿胀，邻近软组织无萎缩，无骨质疏松、骨质破坏。

2. CT 表现　CT 重建能更好地显示关节间隙变窄、软骨下囊变、边缘骨赘形成（图 1-36B）。

3. MRI 表现　能早期发现关节软骨的改变，表现为关节软骨变薄、不规则缺损（图 1-36C、D）。关节面下的骨质增生在 T_1WI 和 T_2WI 均为低信号，骨赘为低信号，骨髓为高信号。关节面下的囊变区在 T_1WI 为低信号、T_2WI 为高信号。

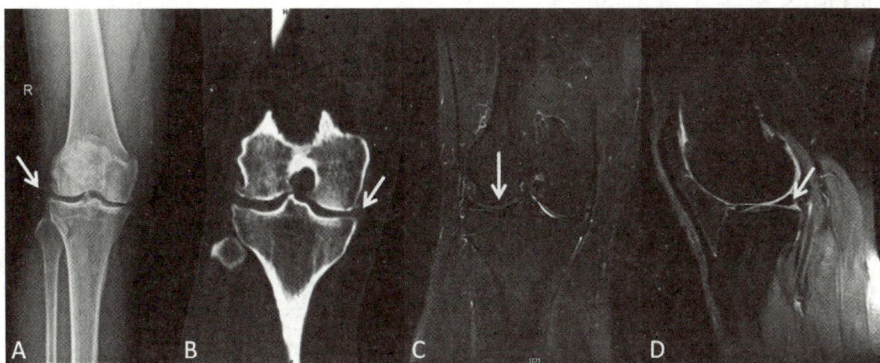

图 1-36 膝关节退行性变影像学表现

图 A 为 X 线正位、图 B 为 CT 冠状位重建：膝关节面边缘骨质增生，内侧关节间隙变窄（箭）；

图 C 为 MRI 冠状位 T_2WI：关节软骨信号减低（箭）；图 D 为 MRI 矢状位质子加权相：膝关节内

侧半月板后角损伤（箭）

（四）关节强直

关节强直（ankylosis）是指由骨或纤维组织连接对应关节面的病理变化，是关节破坏的后果。关节强直可分为骨性强直和纤维性强直两种，骨性强直多见于化脓性关节炎愈合后，纤维性强直多见于关节结核和类风湿关节炎。

1. X 线表现 骨性强直为关节间隙明显变窄或消失，并见有骨小梁连接两侧关节面（图 1-37A）。纤维性强直关节间隙变窄，无骨小梁跨越或贯穿，诊断需结合临床。

2. CT 表现 可清晰显示关节间隙的变窄或消失，两侧关节面之间有无骨小梁连接等（图 1-37B）。

3. MRI 表现 骨性强直为关节软骨完全破坏，关节间隙变窄或消失，有骨髓信号贯穿于关节骨端之间（图 1-37C）。纤维性强直为关节间隙变窄，关节骨端边缘不光整，有破坏，骨端之间可见混杂信号影。

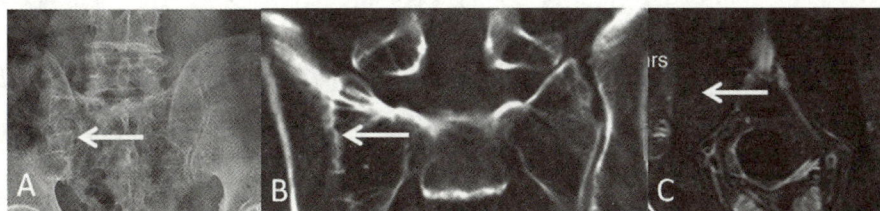

图 1-37 关节强直影像学表现

图 A 为 X 线正位、图 B 为 CT 冠状位重建、图 C 为 MRI 冠状位 T_2WI：右侧骶髂关节骨性强直（箭）

（五）关节脱位

关节脱位（joint dislocation）是指构成关节的两个骨端的相对位置改变或距离增宽，可分为半脱位或全脱位。关节脱位分为外伤性、先天性和病理性三种。

1. X 线表现 表现为对应关节骨端相对位置改变或关节间隙增宽（图 1-38A）。

2. CT 表现 易于显示一些 X 线平片难以发现的脱位，如胸锁关节、骶髂关节、椎间小关节等部关节脱位。通过多平面重组及三维重建等方法，可直观显示关节解剖关系（图 1-38B、C），并可进行角度和距离测量。

3. MRI 表现 MRI 除可以显示关节脱位外，还可以显示关节脱位的合并损伤，如关节内积血、韧带和肌腱的损伤、骨损伤及关节周围软组织的损伤。

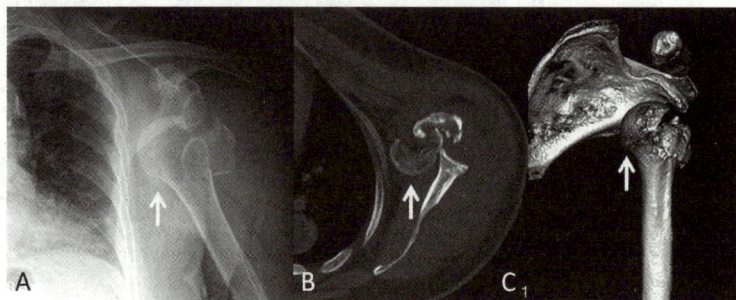

图 1-38 关节脱位 X 线、CT 表现
图 A 为 X 线正位、图 B 为 CT 轴位 MIP 重建、图 C 为 CT 三维重建：外伤致左
肱骨头向内前下方脱位（箭）伴骨折

（六）关节间隙及关节软骨异常

关节间隙及关节软骨异常（abnormality of joint space and articular cartilage）：关节软骨坏死可表现为关节间隙增宽、变窄或宽窄不均。见于多种关节病或关节滑膜增生嵌入关节内，如退行性骨关节病、股骨头缺血坏死、成人大骨节病、骨骺或骨端骨缺血坏死等。

1. X 线、CT 表现 X 线平片及 CT 所见的关节间隙主要为关节软骨构成，关节软骨坏死可导致关节间隙狭窄、增宽、宽窄不均。

2. MRI 表现 MRI 在显示关节软骨病变方面明显优于 X 线及 CT，可清晰显示关节面软骨的连续性及其信号变化，能更早期、更敏感地发现关节软骨的病变。

（七）关节骨折

关节骨折（fracture of joint）包括各种直接或间接暴力引起的关节囊内的外伤性骨折及各种病理性骨折。外伤性关节内骨折是指骨折时骨折线进入关节腔内，可损伤关节软骨。

1. X 线表现 关节骨端骨折，骨折线通过关节，关节面塌陷，骨折片陷落或撕脱游离于关节腔内，关节肿胀。病理性骨折除骨折征象外还有原发病变引起的骨质改变。

2. CT 表现 CT 横断面扫描及三维重组较 X 线平片能更敏感地发现细小的骨折，并可全面评价骨折移位、关节面累及范围、塌陷程度等情况。

3. MRI 表现 可全面评价关节软骨及关节周围附属结构如韧带、肌腱、半月板等的损伤。

（八）关节内游离体

关节内游离体多见于膝关节，主要来源于剥脱性骨软骨炎、滑膜软骨瘤病、关节退行性变骨赘脱落、关节面骨折、损伤的半月板等。

1. X 线表现 X 线平片仅能发现关节内"石榴籽"样的骨体，亦可见多发米粒样或数个巨大游离体。

2. CT 表现 CT 在显示未钙化软骨性及纤维性游离体、区分关节内游离体与韧带和关节囊的钙化或骨化方面优于 X 线平片。

3. MRI 表现 纤维蛋白性、纤维性及单纯软骨性游离体的显示 MRI 检查更具优势。

三、软组织基本病变

（一）软组织肿胀

软组织肿胀（soft tissue swelling）多见于外伤及炎症所致充血、水肿。

1. X 线表现 局部软组织密度增高，皮下组织与肌肉间界限不清，肌肉肿胀，肌间脂肪间隙模糊不清或消失（图 1-39A）。

2. CT 表现 显示软组织肿胀更为清晰（图 1-39B），可按密度区分不同组织。水肿表现为局部肌肉肿胀，肌间隙模糊，密度增粗或略低；邻近的皮下脂肪层密度增高并可出现网状影。新鲜血肿表现为边界清楚或不清楚的高密度区。

3. MRI 表现 软组织水肿 T_1WI 呈低信号，T_2WI 呈高信号；血肿亚急性期 T_1WI 和 T_2WI 多为高信号。

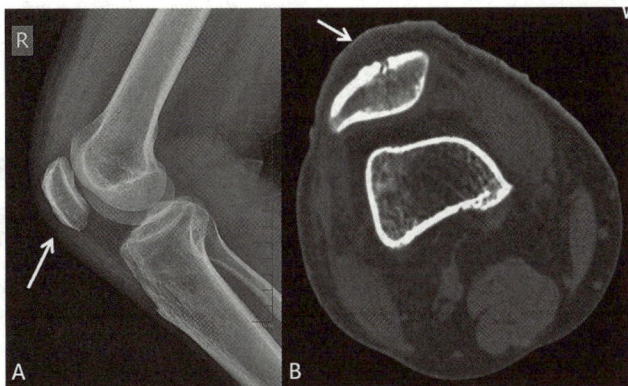

图 1-39 软组织肿胀 X 线、CT 表现
图 A 为膝关节侧位、图 B 为 CT 横轴位：外伤致膝周软组织肿胀（箭），髌骨骨折

（二）软组织肿块

软组织肿块（mass in soft tissue）常见于软组织肿瘤或骨肿瘤累及邻近软组织。

1. X 线表现 良性病变的软组织肿块，多数边界清楚，邻近软组织可受压移位，邻近骨表面可出现压迫性骨吸收及反应性骨硬化。恶性病变形成的软组织肿块，边缘模糊，有时肿块中可见环形钙化及肿瘤骨。

2. CT 表现 能精确显示病变的范围、边界、内部结构，还可同时显示邻近受累骨质的变化（图 1-40A）。软组织肿块内出现低密度影，常提示坏死、囊变；若伴出血或坏死组织碎屑的沉积，可出现液-液平面；软组织肿块内有脂肪成分时，密度较低，CT 值在 -80HU 左右。

3. MRI 表现 能更清晰地显示软组织肿块的边界及性质（图 1-40B、C），通常实性软组织肿块多为 T_1WI 低信号、T_2WI 高信号影，坏死在 T_1WI 为低信号，液-液平面比 CT 更清楚。肿瘤内的脂肪成分在 MRI 脂肪抑制序列上易于明确。

CT、MRI 增强扫描有助于区分软组织肿块及其邻近组织、肿块良恶性及供血情况。

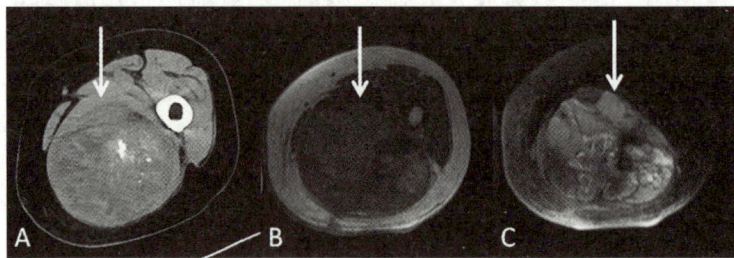

图 1-40　软组织肿块 CT、MRI 表现

图 A 为 CT 横轴位、图 B 为 MRI 横轴位 T_1WI、图 C 为 MRI 横轴位 T_2WI：左大
腿软组织肿块（箭）

（三）软组织钙化与骨化

软组织钙化与骨化（soft tissue calcification or ossification）多见于血管、淋巴管和脓肿壁的钙化，感染、寄生虫病、肿瘤等亦可见软组织内钙化和骨化。

1. X 线、CT 表现　X 线、CT 见点状、结节状、壳状、不规则状致密影（图 1-41A），CT 较 X 线显示清晰（图 1-41B）。

2. MRI 表现　MRI 在显示软组织内钙化方面作用有限（图 1-41C）。

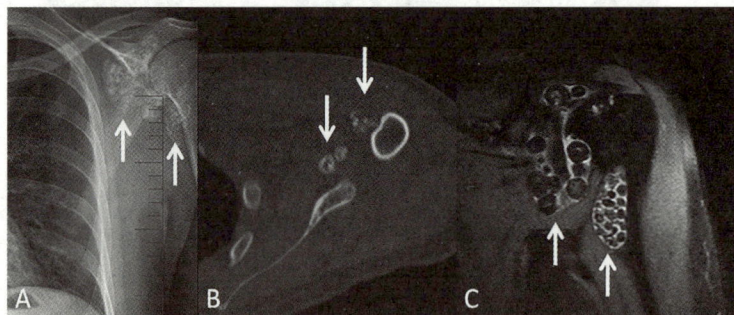

图 1-41　软组织钙化与骨化影像学表现

图 A 为 X 线正位、图 B 为 CT 横轴位、图 C 为 MRI 冠状位 T_2WI：滑膜软骨瘤病所致的软组织钙化（箭）

（四）软组织内气体

软组织内气化（gas in soft tissue）多见于局部外伤、感染，亦可见于气道、食管、憩室等穿孔、破裂导致气体向邻近软组织漫延。

1. X 线、CT 表现　X 线、CT 可以显示软组织内气体密度影，CT 值 -1000HU 左右，CT 较 X 线显示清晰，能显示少量的气体（图 1-42）。

2. MRI 表现　在显示软组织内气体方面作用有限。

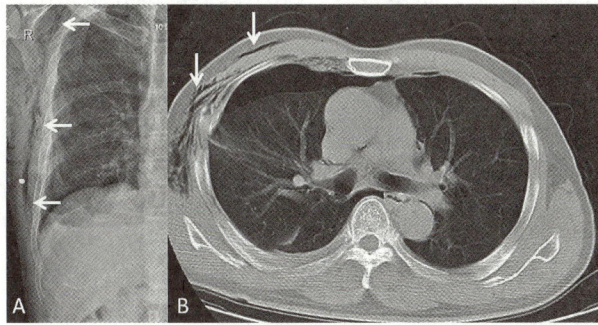

图 1-42 软组织内气体 X 线、CT 表现

图 A 为 X 线正位、图 B 为 CT 横轴位：外伤所致胸壁软组织内积
气（白箭），同时伴气胸、纵隔气肿及右侧胸腔积液

（五）肌肉萎缩

肌肉萎缩（muscle atrophy）是指肌肉体积缩小。常由疾患或失用所致，如神经源性、肌源性、失用性等。

1. X 线表现 肢体变细，肌肉变薄。

2. CT、MRI 表现 CT 和 MRI 可直观地显示肌肉体积缩小（图 1-43）。

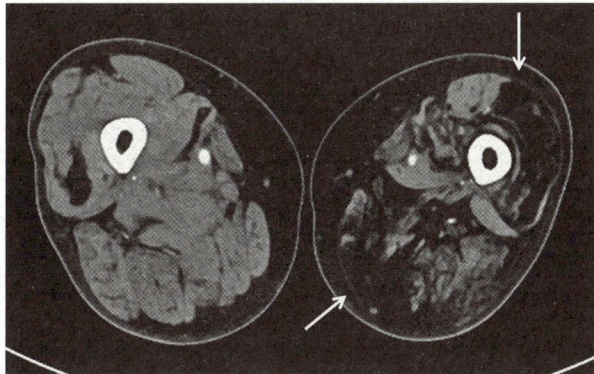

图 1-43 肌肉萎缩 CT 表现

左下肢失用所致肌肉萎缩（箭）

（六）肌腱与韧带异常

肌腱与韧带异常（abnormality of tendon and ligament）包括肌肉与肌腱的肿胀、撕裂、断裂、回缩、钙化等。

1. X 线表现 X 线平片仅能显示钙化病变。

2. CT 表现 可显示肌腱与韧带的肿胀、断裂、回缩、钙化等（图 1-44），同时显示伴随的撕脱骨折，但对其部分撕裂不敏感。

3. MRI 表现 是肌腱与韧带病变的首选检查方法，可清晰显示肌腱与韧带的形态与信号异常。正常肌腱和韧带富含胶原纤维，T_1WI 和 T_2WI 低信号，边缘清楚光滑。部分撕裂时低信号内出现高信号区，但仍可见纤维连续；完全撕裂时带状低信

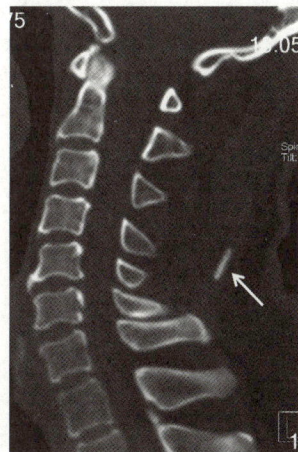

图 1-44 韧带钙化 CT 表现

CT 矢状位重建：颈椎项韧带钙化（箭）

号影完全中断，为水样信号区取代，两端回缩。MRI 显示钙化方面作用有限。

【复习思考题】

1.试述各种影像学检查方法的临床应用及其局限性。

2.骨质疏松与骨质软化的影像学表现有哪些异同？

3.关节破坏常见于哪些疾病？其影像学表现是什么？

4.试述软组织基本病变的影像学表现。

5.髋关节常用的影像学测量方法有哪些？如何测量？

骨关节发育畸形是指骨关节形成或生长障碍引起的异常，大部分出生后即出现异常，有些在发育过程中显现异常。主要表现为骨与关节形态、位置、大小和数目的改变，而骨的基本结构无变化。X线平片能够准确诊断，CT平扫和三维重建有助于观察复杂部位的畸形，MRI可清晰区分骨和软组织结构及其异常。

第一节　上肢畸形

一、先天性肩关节脱位

【病理与临床】

先天性肩关节脱位（congenital dislocation of the shoulder joint）比较少见，常和肩胛骨发育不良、喙突畸形、锁骨畸形等同时存在，肩关节不稳，经常性脱位。

【影像学表现】

肩胛骨关节盂常发育不全，关节对位困难，肩胛骨向后上移位多见，肱骨头位置与关节盂错位或半脱位（图2-1）。合并Sprengel畸形则常合并有颈椎及肋骨的畸形。

【诊断与鉴别诊断】

先天性肩关节脱位最主要是与外伤性的肩关节脱位鉴别，后者多有外伤病史，骨骼形态如常，一般鉴别不难。

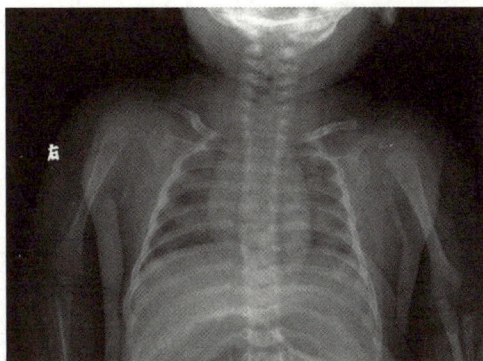

图2-1　先天性肩关节脱位X线表现
双肩关节正位：右侧肱骨头向外移位，肩关节间隙增宽

二、先天性尺桡骨联合

【病理与临床】

先天性尺桡骨联合（congenital radioulnar joint）在骨联合畸形中较为多见，多见于尺桡骨的近侧，部分患者伴桡骨小头脱位。先天性尺桡骨联合主要影响患者前臂的旋转功能，患者前臂常固定于旋前位置，但是一些患者到较大年龄才就诊，原因是患者常可通过肩关节的旋转功能来部分代偿前臂的旋转功能。

【影像学表现】

X 线正侧位摄片一般可以明确诊断此畸形，表现为尺桡骨之间的骨性联合（图 2-2）。正侧位摄片也能发现尺桡骨的交叉畸形和其他畸形。

【诊断与鉴别诊断】

先天性尺桡骨联合，主要与手术或者外伤所致的畸形愈合鉴别，依靠病史容易鉴别。

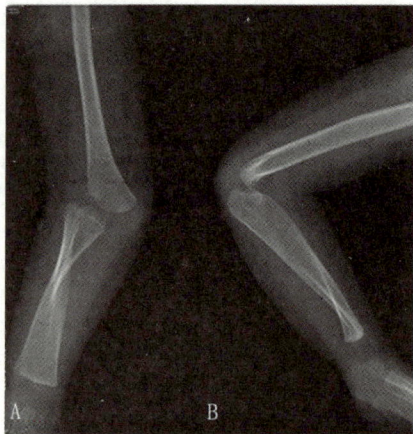

图 2-2　先天性尺桡骨联合 X 线表现

图 A、B 为尺桡骨正、侧位：尺桡骨骨性融合

三、肘内翻、肘外翻

【病理与临床】

肘关节的内翻畸形（varus deformity）、外翻畸形（hallux valgus deformity），主要是由组成肘关节的肱骨、尺骨之间的关系决定的。解剖姿势时，正常人上臂与前臂长轴形成一个向外开的角度，为生理性外翻角。如果肱骨内上髁或外上髁的骨骺发育不平衡，就可能导致内外髁的大小、形态不一致，尺骨鹰嘴和肱骨滑车的关节面将与身体长轴形成一定的角度，造成肘关节的内、外翻畸形。一般情况下肘关节的内、外翻畸形并不出现功能障碍的症状，故临床少有就诊和手术矫正者。

【影像学表现】

肘关节正位片可显示肘关节的内、外翻畸形。测量方法是以尺骨长轴与肱骨长轴在肘关节相交处的外开的角度来判断内、外翻的程度。外开角度正常男性约为 170°；女性约为 160°。如果角度变小为肘外翻，角度为 180° 则称为直肘，大于 190° 为肘内翻。

【诊断与鉴别诊断】

先天性肘内翻和肘外翻一般发生在青少年，测量数据是最主要的诊断依据。后天性的肘内翻和肘外翻非常少见，病史可助鉴别。

四、马德隆畸形

【病理与临床】

马德隆畸形（Madelung deformity）是由于桡骨远端内侧骨骺发育不全，外侧骨骺发育正常，导致桡骨变短向内侧弯曲，凸向外后方，尺桡远侧关节半脱位。以女性为多见，两侧同时出现也较为多见，临床上可能会出现运动功能障碍，特别是前臂旋转功能、腕关节屈曲功能等影响较大。

【影像学表现】

马德隆畸形常见桡骨变短，远端形态改变，桡骨远端关节面向尺侧和掌侧的倾斜角度增大，尺桡远侧关节可伴脱位，腕部诸骨形态和排列也发生相应改变，以月骨为前端呈尖角状排列。桡骨弯曲，凸向后外方。患侧前臂长度可短于健侧（图 2-3）。

【诊断与鉴别诊断】

马德隆畸形不是非常明显时可以漏诊。轻度桡骨变短、弯曲和尺桡关节半脱位，需要引起重视，要想到马德隆畸形可能。

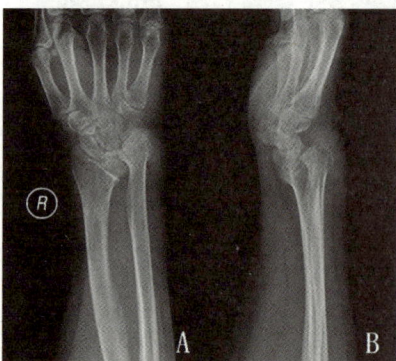

图 2-3　马德隆畸形 X 线表现

右侧尺桡骨正侧位：桡骨变短，关节面向尺侧、掌侧倾斜，尺骨较长，向背侧移位，下尺桡骨关节脱位

第二节　下肢畸形

一、先天性髋关节脱位

【病理与临床】

先天性髋关节脱位（congenital dislocation of the hip，CDH）是股骨头在关节囊内丧失其与髋臼的正常关系，以致在出生前及出生后不能正常发育。髋关节的髋臼、股骨头和关节囊的发育异常随着儿童长大而不断变化。出生时关节囊松弛，在儿童行走以后，在身体重量的作用下，浅小的髋臼不能保持股骨头于髋臼内，向外上方移位。早期可呈半脱位，因髋臼内没有压力刺激，纤维软组织增生，髋臼更加变浅，脱位的股骨头将与髋臼上部和髋臼外结构形成假关节，将逐渐使股骨上段变形和发育障碍，股骨头短小、股骨颈与股骨干角度增大。可继发骨盆倾斜和代偿性脊柱侧凸。

本病临床多见，女性多于男性，多一侧发生。婴幼儿行走前，一般不能发现异常征象。开始学习走路时逐渐出现明显的症状，典型者走路呈鸭步，下肢缩短，臀部翘起，走路时左右摇摆明显，两腿分开。检查时发现臀部皮肤纹理不对称，髋关节弹响。

【影像学表现】

X 线平片是诊断髋关节先天性脱位的有效方法，CT 多平面重组能够明确髋关节形态及其与股骨头的关系。早期病例需要通过细致的观察和测量来判断。

1. 髋关节软组织改变　髋关节软组织密度增高，尤其髋关节外上方弧形或三角形的软组织影，代表增生的关节囊。关节纤维软骨边缘肥大，可在髋关节外上方见到密度相对较低的三角形透亮区。

2. 髋关节骨骼改变　髋臼常变浅，髋臼上缘可低于股骨头上缘，股骨颈短小，骨骺出现晚，股骨头发育不良，形态变小，股骨颈干角变大，严重者几乎呈直线。

3. 径线和角度的测量　是诊断早期髋关节脱位的重要方法。髋关节先天性脱位患者髋臼角可达 50°～60°；股骨头向外上方移位，位于 Perkin 方格的外上象限；沈通（Shenton）线不连续（图 2-4）。

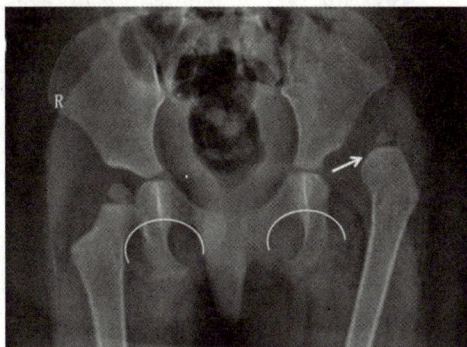

图 2-4　先天性髋关节脱位 X 线表现

骨盆正位：左侧股骨头向外上方移位（箭），股骨头骨骺小，左侧髋臼变浅，左侧 Shenton 线不连续，右侧 Shenton 线连续（双侧弧线对比）

【诊断与鉴别诊断】

先天性髋关节脱位主要与髋关节其他发育异常，以及其他发育异常导致的髋关节脱位鉴别，临床病史和综合分析有利于鉴别诊断。

二、髋内翻

【病理与临床】

先天性髋内翻是少见的先天性畸形，一般由于股骨颈骨化障碍导致股骨颈受力影响后的角度改变，患者常没有明显症状。小儿开始行走后，变形越来越明显，下肢较短，身材较矮，跛行。成年人常有行走后疼痛。

【影像学表现】

X线表现主要为股骨颈干角小于120°，股骨颈几乎呈水平位置，股骨颈变短、增宽。股骨头位置相对于大粗隆位置较低（图2-5）。Shenton线连续。

【诊断与鉴别诊断】

髋内翻畸形影像学表现比较特殊，一般不需要鉴别诊断。

三、先天性膝关节畸形

【病理与临床】

先天性膝关节畸形以继发于肌营养不良症导致的膝关节脱位较多，髌骨也可脱位。膝关节中的半月板发育异常，可导致盘状半月板的形成。

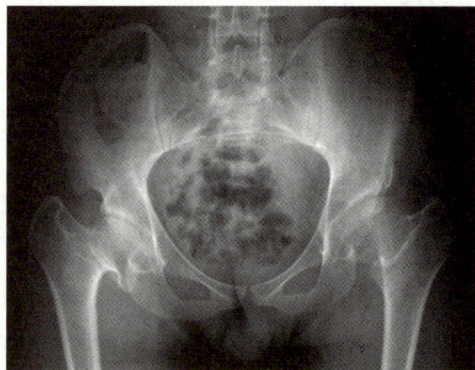

图2-5　髋内翻X线表现

骨盆正位：双侧股骨颈位置水平，股骨颈干角变小，大粗隆上移

膝内翻（varus knee）又称为"O"形腿，为胫骨上端内侧骨骺发育障碍或发育迟缓所致。常继发于软骨发育不良、骨骺发育不良或佝偻病。弯曲部位在胫骨。患者站立时双膝不能靠拢。

膝外翻（valgus knee）又称为"X"形腿，为股骨外侧髁发育障碍或先天性形成不全所致。常继发于佝偻病，发育迟缓所致。患者站立时双侧股骨内侧髁虽然靠拢，但双踝却相互分离。

先天性髌骨脱位相对少见，可由于股四头肌发育异常导致牵引力量异常所致。一般向外侧脱位，多不伴有膝关节的畸形或脱位。先天性的髌骨缺如较多见，正侧位摄片才能全面观察髌骨的情况。

【影像学表现】

1. 膝内翻　于双侧胫腓骨正位片（包括双膝关节）表现为胫骨内上髁发育较小，关节面倾斜，胫骨向内弯曲呈内翻位。

2. 膝外翻　表现为双侧股骨外上髁发育较小，关节面向外倾斜。

3. 先天性髌骨脱位　表现为髌骨向外侧移位，伴有髌骨形态改变（图2-6）。

4. 盘状半月板　摄片诊断困难，膝关节造影可显示半月板呈盘状，左右径增大，诊断标准：内侧半月板左右径大于内髁关节面1/2，外侧半月板左右径大于外髁关节面2/3者。MRI可以明确诊断盘状半月板，显示半月板形态增厚，冠状位正常呈三角形的半月板，呈条状结构（图2-7）；盘状半月板容易继发损伤和撕裂，轻度外伤可导致撕裂，在半月板低信号影中出现条状高信号影。

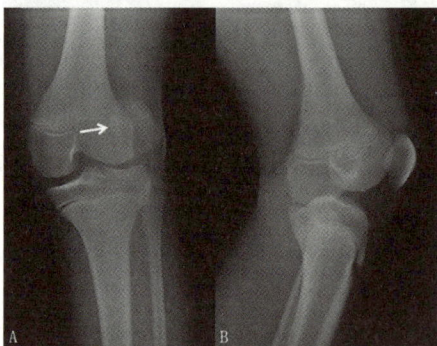

图2-6　先天性髌骨脱位X线表现

图A、B为膝关节正、侧位：髌骨向外侧移位（箭），髌骨形态改变

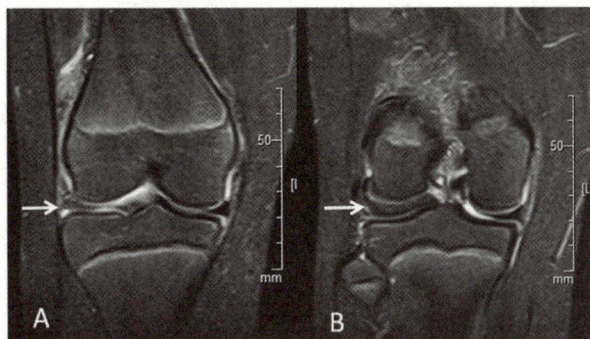

图 2-7　盘状半月板 MRI 表现

膝关节冠状位 T_2WI 图像：外侧半月板呈条状结构（箭），内侧半
月板呈正常的三角形

【诊断与鉴别诊断】

先天性膝关节畸形相对多见，盘状半月板的临床意义较大，应及时诊断，主要是认识正常形态，加以鉴别。

四、足内翻

【病理与临床】

足内翻也称马蹄内翻足，是最常见的足部畸形，有先天性与后天性之分，可单侧或双侧。先天性者多由于足掌侧、内侧和跟腱等部位的肌腱、肌肉先天性发育障碍、萎缩、缩短，从而导致足向内侧、向后方翻转，形似马蹄而得名。

足内翻有一定的遗传性，足内翻有一定的遗传性，负重后畸形加重。

【影像学表现】

马蹄内翻足累及足部和踝关节，足前部内翻，距下关节形态呈倒转状，正位显示距骨中轴线偏离，与第一跖骨成角，不在一条线上，距骨变宽、变平，跟骨变短、变宽，向内轻度旋转，移向后上方，足舟骨变短而宽，向内上后方移位，跗骨、跖骨也伴随着相互靠拢和重叠改变，整个足踝部形似马蹄（图 2-8）。

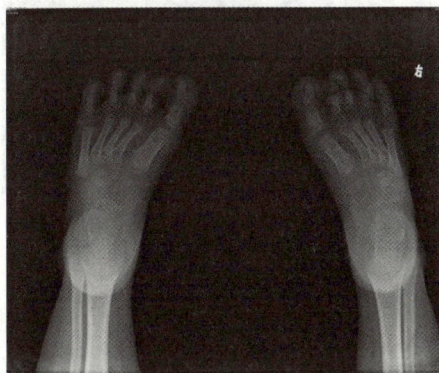

图 2-8　马蹄内翻足 X 线表现

双足正位：距骨偏离中轴，足前部向内靠拢

五、扁平足

【病理与临床】

扁平足是非常多见的畸形，大多为后天性的。明显的扁平足，易出现临床症状，以足部内侧行走后疼痛为多见。先天性者，部分由于轻度扁平足，畸形不显著，症状轻微，许多患者并未发觉自己存在扁平足。

【影像学表现】

扁平足最佳摄片体位是直立水平投照，可见第一跖骨近端下缘位置下降，可以接近第一跖骨前下缘与跟骨后下缘的连线，跗骨的排列也发生改变，距骨前部下降，可呈垂直状，头部指向下方，足舟骨与距骨头部相靠近，甚至足舟骨位置上移至距骨头部上方，跟骨前部下移，后部上抬与胫骨相接触。

具体测量可以明确扁平足的程度。足弓测量参数有内弓角、外弓角、前弓角、后弓角。前弓角的测量方法：由跟骨最低点与距骨头的最低点作一连线，再由距骨头的最低点与第一跖骨头最低点连线，两线夹角为内弓角，正常为113°～130°。

【诊断与鉴别诊断】

扁平足的诊断，主要是扁平的畸形程度问题，较轻者，接近正常状态，需要结合临床有无症状来判断。

六、跟骨距骨桥

【病理与临床】

跟骨距骨桥是指跟骨的载距突向后上方增大及距骨体内结节向下畸形增大，在跟距关节内侧形成骨性连接，也可为纤维组织或软骨组织的连接，有时形成假关节。临床上主要表现为局部疼痛和动作受限，局部有硬块或结节状病灶，足部内翻、外翻受限，以及扁平足表现。

【影像学表现】

X线摄片是诊断的主要方法，正位、侧位及跟骨轴位摄片，均可发现跟骨和距骨内侧连成一片的骨性块状突出，即骨桥。侧位片可见此骨桥呈舌形骨片，从后上斜向前下，将跟骨与距骨相连（图2-9）。当跟骨距骨桥为纤维连接或软骨链接时，跟骨前上方的骨性结节呈分离的额外骨块，需要在侧位、轴位等多部位结合分析来诊断。形成假关节的跟骨距骨桥，异常骨块边缘比较光整，边缘清楚，间隙大小不一。CT扫描和重建是诊断跟骨距骨桥良好的方法，可显示跟骨和距骨内侧的异常骨块、纤维连接或软骨连接。

跟骨距骨桥还有跟骨、距骨形态和位置改变，跟距关节间隙变窄，患足纵弓下陷，距舟关节、跟骰关节肥大等征象。

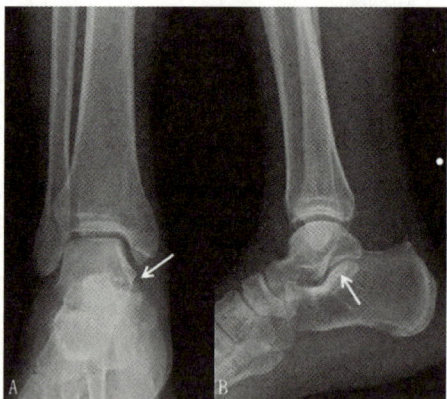

图2-9　跟骨距骨桥X线表现
图A、B为踝关节正、侧位：跟距关节内侧的骨性突起（箭），异常骨块表面光滑、致密

七、多趾、缺趾、巨趾畸形

【病理与临床】

趾骨（包括指骨）的畸形非常多见，多发生于第一和第五趾骨（指骨）。多趾、缺趾、巨趾畸形可单独发生，也可同时发生。缺趾在临床上比较少见，诊断容易。巨趾累及的范围和程度不一，一趾或多趾。

【影像学表现】

多趾有三种类型：①多生趾型：最常见，多趾与正常趾骨形态和结构相似，可以是一节或多节趾骨，构成关节，相应的跖骨头部呈分叉状与多生趾骨形成关节（图2-10A）。②软组织型多趾：仅为软组织与正常趾相连，没有骨骼结构。③多趾骨型：趾骨分叉形成额外的趾，此型少见。

先天性巨趾多伴有软组织的肥大增生，甚至波及其他部位，邻近趾骨可发育不良或不发育（图2-10B）。

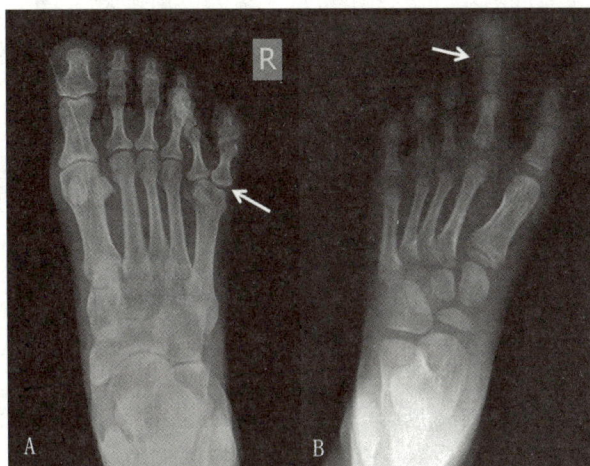

图 2-10　多趾、巨趾畸形 X 线表现

图 A 为足部正位多趾畸形：第五跖骨与二个趾骨相关节；图 B
为足部正位巨趾畸形：第二趾的趾骨明显较其他趾骨粗大

第三节　脊柱、胸廓畸形

一、移行椎

【病理与临床】

移行椎（transitional vertebra）是最常见的脊柱发育异常，由于脊柱错分节所致。其某一段脊椎数目减少或增加而由另一段脊椎的增加或减少来补偿，但椎体的总体数目不变。常见的有腰椎骶化、骶椎腰化，其次为骶尾椎的错分节，第 7 颈椎胸化、胸椎腰化、腰椎胸化少见。正确认识这些移行椎，对于临床上判断病变的具体确切定位非常重要，在临床诊断实践中需要注意。

【影像学表现】

腰椎骶化为第 5 腰椎移行为骶椎，使腰椎成为 4 个，骶椎 6 个。表现为第 5 腰椎一侧或两侧横突宽而长，与骶髂骨呈骨性融合或形成假关节，第 5 腰椎和骶 1 椎体亦可融合而椎间隙消失。骶椎腰化为第 1 骶椎向上移行为腰椎，使腰椎为 6 个，骶椎 4 个（图 2-11）。

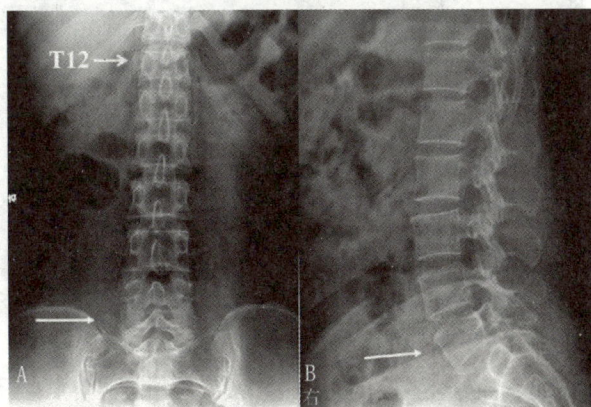

图 2-11　移行椎 X 线表现

图 A、B 为腰椎正、侧位：骶椎腰化，第 1 骶椎移行为腰椎（箭），腰椎为 6 个

颈胸椎之间的移行椎常见为颈 7 胸椎化，第 7 颈椎出现横突过长、颈肋形成，两侧可不对称。胸腰椎之间的移行椎常见有胸 12 腰椎化和腰 1 胸椎化。胸 12 椎体的肋骨短小或完全缺如，形如腰椎；腰 1 胸椎化则见腰 1 椎体出现短小的肋骨，较少见。

【诊断与鉴别诊断】

认识移行椎对脊柱病变的定位具有重要意义，可避免椎体定位错误导致的手术入路偏差及不良后果。

二、脊柱裂

【病理与临床】

脊柱裂（spina bifida）是先天性的脊椎发育异常，是脊椎椎弓的骨性连续性中断，椎板部分或全部缺损。骨性连续性中断后可由软骨组织、软骨或韧带与椎弓相连，椎管仍然为封闭的结构，临床常无任何症状，称为隐性脊柱裂。椎板缺损伴有脊膜膨出或脊膜脊髓膨出，可有明显神经症状，称为显性脊柱裂。脊柱裂常见于腰骶椎。

【影像学表现】

1. X 线表现　脊椎裂一般在正位片才能显示，侧位片常因重叠而不能显示。儿童患者摄片时可能会因为较薄的椎弓重叠在椎体上，不易显示缺损，可仅为椎弓根距离增宽。隐性脊柱裂显示椎弓中央有透亮裂隙，椎板部分或全部缺如。棘突可完全缺如；亦可游离在缺口内，称为游离棘突（图 2-12A）。显性脊柱裂伴发脊膜膨出时，在 X 线侧位片上可见棘突后向外膨出的软组织影。

2. CT 表现　CT 是显示先天性脊椎裂的最佳方法，椎弓根缺损处的软组织或软骨也较易显示。显性脊柱裂，CT 上可清晰显示软组织影为脊膜膨出组织，其内可见水样密度的脑脊液，伴发脊髓外凸则可见到软组织影（图 2-12B）。

3. MRI 表现　可清楚显示脊膜囊膨出的全貌、范围及其内容物。在 T_1WI 上呈低信号，而相应脊髓组织的信号较高，在 T_2WI 上囊内液信号增高，而其脊髓组织的信号较低（图 2-12C、D、E）。

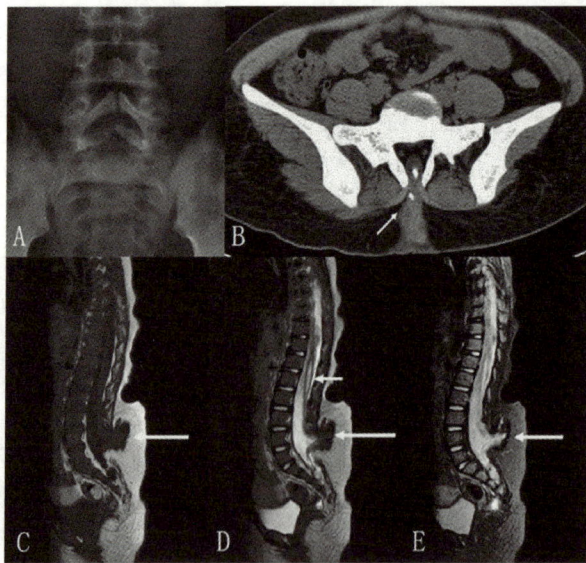

图 2-12　脊柱裂影像学表现

图 A 为腰椎正位：腰 5 骶 1 椎体脊椎裂；图 B 为 CT 横轴位：椎管后方见沿缺损处向外突出软组织影，密度与硬膜囊相近（箭）；图 C 为矢状位 T_1WI、图 D 为矢状位 T_2WI、图 E 为矢状位 T_2WI 脂肪抑制图像：脊柱裂，骨质缺损处有局部异常信号向外突出（长箭），同时可见脊髓低位，脊髓中央管扩张（短箭）

【诊断与鉴别诊断】

先天性脊柱裂及其是否合并其他畸形，要细致观察，及时发现异常，做出正确诊断。脊膜脊髓膨出如果发生于胸内、腹内或骶前，需注意与肿瘤性病变相鉴别。

三、伴有脊柱弯曲的畸形

【病理与临床】

伴有脊柱弯曲的畸形（flexion deformities of the spine）常为脊柱椎体的形态改变导致的结果，脊柱弯曲以侧弯最为常见，也可以呈向前弯曲的前突畸形和向后弯曲的驼背畸形。

脊柱弯曲畸形包括先天性畸形和后天性畸形。先天性畸形主要见于半椎体、蝴蝶椎、椎体部分融合（椎体裂）等，因此发现脊柱先天性弯曲畸形时，应注意有无椎体的先天变异。后天性畸形可分为特发性畸形和继发性畸形，特发性畸形原因不明，多见于女性，一般6～7岁发病，侧弯畸形常伴有脊柱扭转畸形，导致胸廓畸形和驼背；继发性畸形常见于感染、外伤、下肢畸形等原因，导致椎体形态改变，脊柱受力不平衡，逐渐导致脊柱弯曲。

【影像学表现】

脊柱弯曲畸形需拍脊柱全长X线正侧位片。一般先天性的脊柱侧弯畸形，常见胸廓外形仍然呈现与正常人相似的形态。腰椎先天性侧弯时，常见胸椎朝相反方向侧弯得以纠正脊柱弯曲，体部结构仍然基本对称（彩图2-1）。

常见的先天性脊椎畸形的X线表现为半椎体畸形、椎体裂畸形。

（1）半椎体畸形 幼儿半椎体常呈圆球状，随着椎体不断生长，半椎体将逐渐趋向扁平、楔形。楔形的椎体对脊柱整体造成排列不整齐和稳定性的影响，常致椎体侧弯、侧突、驼背等畸形的发生，肋骨的排列也常因椎体改变而疏密不均，常伴有肋骨畸形，严重的脊柱侧突可导致纵隔位置改变、肺发育异常等（图2-13A）。

（2）椎体裂畸形 在正位片上表现为椎体由两个尖端相对的楔形所构成，形成蝴蝶椎，相邻的椎体补偿性增大，并向蝴蝶椎中央部凸出（图2-13B）。在CT重建或MRI检查冠状位图像上显示更直观（图2-13C）。

继发性的脊柱畸形，一般都有原发病的X线征象，请参考其他章节内容。

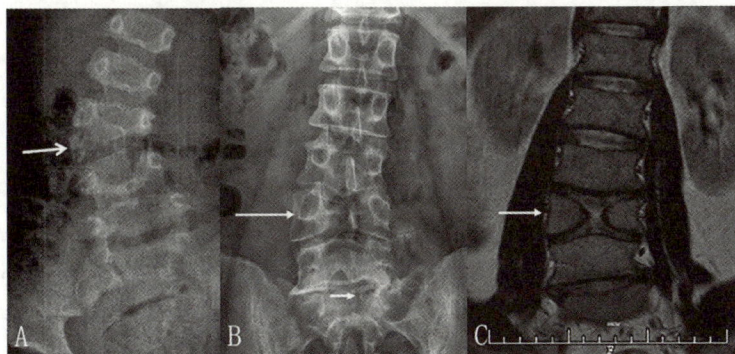

图 2-13 半椎体、蝴蝶椎 X 线、MRI 表现

图 A 为腰骶椎正位：腰 3 和腰 4 椎体之间的右侧出现半椎体畸形，畸形椎体可见右侧椎弓根；图 B 为腰椎正位：腰 4 椎体中央部缺如，形成蝴蝶椎（长箭），骶 1 椎体隐性脊柱裂（短箭）；图 C 为冠状位 T_2WI：腰 4 椎体中央部缺如时，两半椎体大小形态相似，尖端相对，形如蝴蝶（箭）

【诊断与鉴别诊断】

椎体畸形，症状明显，体征明确，影像学表现简单明了，诊断不难。

四、阻滞椎

【病理与临床】

阻滞椎（block vertebra）指脊椎发育过程中的分裂停滞，导致椎体先天性互相融合和数量减少，多见于颈椎。常表现为相邻两个椎体的融合，椎间隙消失，甚至多个椎体融合。融合的椎体导致脊椎排列的生理弧度消失。一般两个椎体的融合，临床可无症状，或有较轻的不适或活动不便。多个椎体的融合畸形，临床常表现为活动障碍和颈腰痛。

【影像学表现】

X线平片多可诊断。表现为相邻两个椎体的相邻边缘融合，椎间隙消失（图 2-14A）。部分椎体融合表现为椎间隙的部分消失（图 2-14B）。融合部变细，呈"峰腰状"，椎体的高度相当于正常椎体加椎间隙高度。附件部分融合或不融合。多个椎体融合时，脊柱生理弧度消失。有时部分融合仅少量边缘的骨质相连，需要进行 CT 平扫和三维重建才能明确诊断。

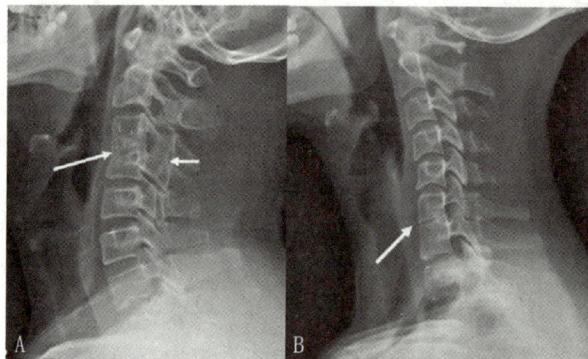

图 2-14　阻滞椎 X 线表现

图 A 为颈椎侧位：颈 3、4 椎体完全融合，椎间隙消失（长箭），
椎体附件骨质融合（短箭）；图 B 为颈椎侧位：颈 6、7 椎体不全
融合，椎间隙狭窄、部分消失（箭）

【诊断与鉴别诊断】

椎体发育异常导致的融合，诊断容易，X 线摄片即可确诊。

五、椎弓峡部不连及脊柱滑脱

【病理与临床】

脊柱滑脱症（spondylolisthesis）是相邻两个椎体的位置异常，一般以上一椎体相对于下一椎体的滑移。依其发病机制分为先天性和创伤性。先天性脊柱滑脱症可能由于脊椎的椎弓峡部发育异常导致排列不稳而形成滑脱；创伤性继发于椎弓峡部断裂所致。

脊柱滑脱症多发生于 20 ～ 40 岁的成年人，男性多发。本病绝大多数发生于第 5 腰椎，峡部缺损、断裂可为单侧性或双侧性。最常见的症状是下腰部进行性疼痛，可伴有一侧或双侧下肢放射性痛。创伤与症状发生有密切关系。

脊柱滑脱症所致峡部裂隙呈斜形、水平或略向前突的弧形，边缘不规整。峡部断裂第 5 腰椎多见，第 4 腰椎次之，上部腰椎及下部颈椎亦可发生。

【影像学表现】

1. X 线表现　脊柱滑脱症的 X 线表现为椎体之间的位置关系异常，以下位椎体为基础，描述上位椎体移位情况。

（1）正位片　椎弓峡部不连有时在椎弓下方显示由内上斜向外下方的透亮间隙，边缘不规整。

（2）侧位片　椎弓峡部缺损位于椎弓的上下关节突之间，为自后上斜向前下方呈透亮裂隙样，边缘可有骨硬化；有滑脱时，裂隙两边的骨质可见分离和错位。测量脊柱滑脱的方法很多，最常用的是 Meyerding 测量方法，将下位椎体上缘纵行分为四等份，根据上位椎体后缘在下位椎体的位置进行观测：上位椎体向前滑动不足 1/4 为Ⅰ度滑脱；在 1/4～2/4 为Ⅱ度滑脱；2/4～3/4 为Ⅲ度滑脱；超过 3/4 为Ⅳ度滑脱（图 2-15）。

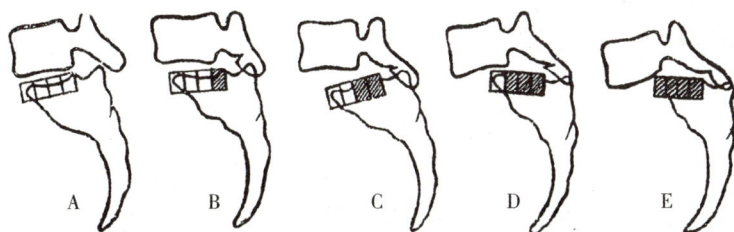

图 2-15　脊柱滑脱示意图

图 A 为正常；图 B 为Ⅰ度滑脱；图 C 为Ⅱ度滑脱；图 D 为Ⅲ度滑脱；

图 E 为Ⅳ度滑脱

（3）斜位片　左右斜位片是诊断椎弓峡部裂的最佳位置，一般取后斜位 35°～45°。椎弓峡部裂即狗颈部见一带状透亮裂隙，犹如带了一个项圈（图 2-16）。脊椎滑脱因横突和上关节突椎体前移，故似"狗头"被砍掉。

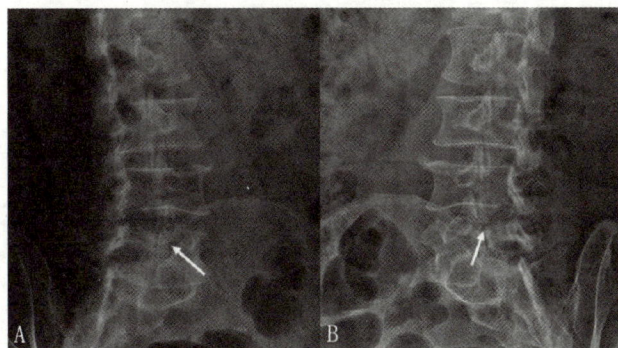

图 2-16　椎弓峡部裂 X 线表现

图 A、B 为腰椎右、左前斜位：第 5 腰椎峡部见一透亮间隙（箭）

2. CT、MRI 表现　CT 扫描和三维重建对于脊柱附件的异常易于发现和清晰显示。MRI 可显示脊髓及脊神经受压情况。

【诊断与鉴别诊断】

脊柱滑脱，X 线平片即可诊断。X 线、CT、MRI 可显示峡部不连和脊髓受压的情况。

六、肋骨畸形

【病理与临床】

肋骨畸形（rib malformations）非常多见，可分为肋骨联合畸形（rib joint deformity）、肋骨分叉畸形（bifid rib deformity）、肋骨数量增多或减少的畸形等。临床症状少见，多为体检或偶尔发现。

【影像学表现】

肋骨分叉畸形最多见于第 4 肋骨。常见表现为肋骨前部呈叉状、弧形或环状结构（彩图 2-2），一般不会引起其他骨性胸廓的形态异常。肋骨联合畸形表现为两根肋骨之间出现骨性的联合，联合的范围多少不一，有时见到多根肋骨的融合。肋骨联合以上部肋骨的畸形为多见，常见为两根肋骨前部融合呈较宽而扁平的一根肋骨，也可见两根肋骨之间有骨性结构连接。

【诊断与鉴别诊断】

肋骨畸形，诊断非常容易，X 线摄片即可确诊。

【复习思考题】

1. 髋关节先天性脱位的 X 线摄片诊断要点有哪些？

2. 脊柱裂的影像学特点有哪些？

3. 椎弓峡部不连及脊柱裂的影像学特点有哪些？

骨软骨发育障碍、遗传性疾病

本章所讨论的病变性质与前章相同,都是先天性疾病。但前章涉及的疾病都是局部畸形,而本章将介绍累及全身多部位的先天性疾病。

第一节 软骨发育不全

软骨发育不全(achondroplasia)的特征为对称性四肢短小,尤以肱骨和股骨为著,属肢短型侏儒。

【病理与临床】

1.病理改变 软骨发育不全的病理表现为管状骨的干骺端,特别在长骨的干骺端软骨呈明显的黏液变性。软骨细胞丧失正常的排列和生长功能。

2.临床表现 本病以四肢长管状骨对称性变短为明显,各手指粗短,几乎等长,第3、4指自然分开,即"三叉手"畸形。头颅为短头型,颅大面小塌鼻,下颌突出。

【影像学表现】

几乎所有软骨成骨的部位均可出现异常,但以四肢长骨改变最为明显。X线平片可以提供明确的诊断依据,表现为:①颅盖大颅底短。②肱骨和股骨对称性短粗且弯曲,骨皮质增厚(图3-1A)。③骺板光滑或轻度不规则,并有散在点状致密影。④干骺端增宽,干骺端中央凹陷呈"V"形(图3-1B),骨骺陷入其中,以膝关节处明显。⑤二次骨化中心出现延迟、发育小,常提前与干骺端愈合。⑥尺骨较桡骨短,近侧端增宽,远端变细。⑦手足短管状骨粗短,诸手指近于等长(图3-1C)。⑧椎体上下径变小,椎弓根间距从第1腰椎到第5腰椎逐渐变小。⑨骨盆狭小,髂骨呈方形,坐骨大切迹小且深凹呈鱼口状,髋臼上缘变宽呈水平状(图3-1D)。

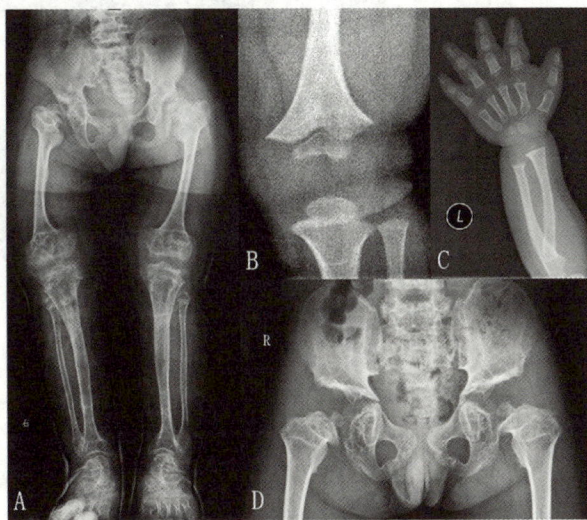

图3-1 软骨发育不全X线表现

图A为双侧股骨对称性短粗且弯曲,骨皮质增厚,双下肢诸长状骨干骺端膨大,股骨及胫骨骺板部分闭合;图B为股骨下端干骺端增宽,干骺端中央凹陷呈"V"形,骨骺陷入其中;图C为左手第3、4指自然分开,即"三叉手"畸形,手诸短管状骨短粗,尺骨较桡骨短;图D为骨盆狭小,双侧髂骨呈方形,髋臼上缘变宽呈水平状

【诊断与鉴别诊断】

根据对称性四肢短小、骨皮质增厚、骨质密度无明显异常的特点，对本病的诊断一般不难，不典型的病例则需与其他原因所引起的侏儒区别。

第二节 成骨不全

成骨不全（osteogenesis imperfecta）又称脆骨病，以骨质疏松易多发骨折、蓝色巩膜、牙齿发育不全和听力障碍为其四大特点。

【病理与临床】

1. 病理改变 骨膜下成骨和软骨内成骨障碍，而骨骺端的软骨成骨并无明显紊乱。骨小梁细小和钙化不全，并间以软骨岛、软骨样组织和钙化不全的骨样组织，因而骨质脆弱，极易骨折。

2. 临床表现 本病临床上极易发生骨折，早发型出生时即可见骨折；晚发型出生时正常，骨折发生于小儿学走路时和青春期。

【影像学表现】

X线平片即可确诊，表现为：①多发骨折、骨皮质菲薄和骨密度减低（图3-2A）。②长管状骨的X线表现可分为3种类型：粗短型，其长管状骨粗短；囊型，少见，生后即发病，呈进行性，骨内可见多发囊样低密度区，似蜂窝样；细长型，发病较迟，病情较轻，表现为骨干明显变细。③颅骨改变，呈短头畸形，颅板变薄，颅缝增宽，囟门增大，闭合延迟，常有缝间骨。多见于婴幼儿。④椎体密度减低伴有双凹变形，亦可普遍性变扁或呈楔形（图3-2B）。⑤肋骨变细，皮质变薄，密度减低，常有多发骨折（图3-2C）。

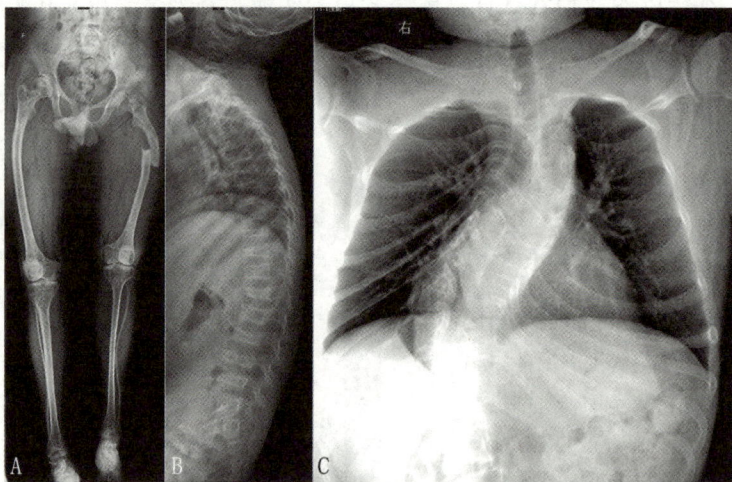

图3-2 成骨不全X线表现

图A为胫骨、腓骨细长，骨皮质菲薄和骨密度减低，右侧股骨上段弯曲，左侧股骨上段骨折；图B为脊柱诸椎体密度减低，普遍性变扁或楔形变；图C为肋骨变细，皮质变薄，密度减低

【诊断与鉴别诊断】

成骨不全的X线表现较有特征，根据多发骨折、骨皮质菲薄和骨密度减低，诊断不难。有时要与严重的佝偻病相区别，佝偻病有缺钙的典型临床特点。

第三节　石骨症

石骨症（Albers Schonberg disease）又称大理石骨、原发性脆性骨硬化等，是一种少见的泛发性骨硬化病，其特征为钙化的软骨持久存在。

【病理与临床】

1. 病理改变　破骨细胞明显缺乏，骨吸收活动减弱，使钙化的软骨基质积存，髓腔缩小甚至闭塞，骨皮质增厚，骨松质硬化。

2. 临床表现　本病分为两类：一类是成年型或良性型，病变主要在骨骼，骨髓变化及贫血较轻微；另一类是幼儿型或恶性型，病势急剧，常因严重的贫血和感染反复发作导致死亡。

【影像学表现】

X线平片即可确诊，表现为：①全身骨骼对称性密度增高硬化，皮质和髓腔界限消失。②长骨干骺端出现横行致密的条纹影；婴儿指骨的干骺端可出现锥形致密区，锥形的长轴与骨干平行，基底部位于两端（图3-3A）。③髂骨翼有多条与髂骨嵴平行的弧形致密线。④椎体的上下终板明显硬化，而中央相对密度低，呈"三明治"样表现，或称夹心椎（图3-3B、C）。⑤颅骨普遍性密度增高硬化，板障影消失，以颅底硬化更显著。⑥在骨内出现"骨中骨"，多见于椎体和短管状骨。

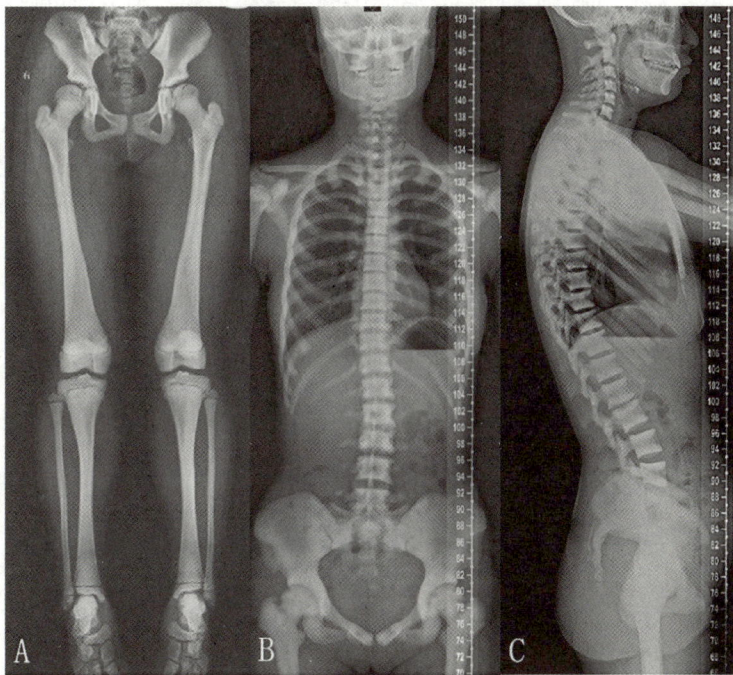

图3-3　石骨症X线表现

图A为骨盆及双下肢骨骼对称性密度增高硬化，皮质和髓腔界限不清；图B、C为全身骨密度显著增高，椎体的上下终板明显硬化而中央相对密度低，呈"三明治"样表现

【诊断与鉴别诊断】

石骨症的诊断主要依靠X线表现，根据全身骨骼对称性密度增高硬化、椎体呈"三明治"样表现、"骨中骨"的表现，诊断不难。要和某些化学元素中毒，如磷、铅、氟中毒及成骨性骨转移瘤相鉴别。

第四节 蜡油骨病

蜡油骨病（melorheostosis）又称单肢型骨硬化、流动性骨质硬化症、蜡泪样骨病、Leri 病。

【病理与临床】

1. 病理改变 患肢一骨或多骨发生骨膜及骨内膜增生，呈不规则的条状硬化，增生的骨质自上而下沿骨干侧向下流注，似蜡烛表面的蜡油，致骨轮廓变形，骨皮质萎缩，增生骨组织呈骨松质结构，骨小梁粗厚且粗细不均。

2. 临床表现 关节增粗、关节活动受限，可导致肌肉萎缩。多侵犯单一肢体的一骨或数骨，好发于四肢长管状骨，短骨或扁平骨发病比较少见。

【影像学表现】

X 线平片是诊断该病的主要依据，X 线表现：①长骨骨皮质部位连续或断续的高密度硬化骨条或斑块，从近侧向远侧伸延，多局限于一侧骨皮质，亦可包绕整个骨皮质。骨松质内亦可见不规则线状、斑块状骨质增生（图 3-4A）。②骨表面高低不平，宛如熔化而滴流之蜡油。③周围骨结构正常，增生过多时髓腔变窄。④早期骨的近关节部分不受累及，最终能伸入骨骺及跨越关节侵及另一骨干。⑤短管骨与长骨的病变相似，表现为骨内有斑点状或条纹状致密影，不易引起轮廓改变，关节多不受影响，即使关节两端骨质发生明显新骨堆积，关节面仍保持光滑（图 3-4B、C）。⑥附近软组织中常有骨质沉积。

本病 X 线可分为 4 型：①皮质内型：病变向骨皮质内流动。②皮质外型：病变向骨皮质外流动。③皮质旁型，病变流注于软组织内。④混合型：以上不同类型病变的混合。

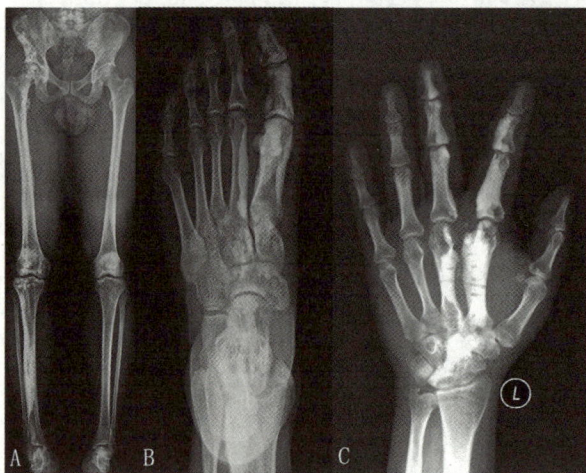

图 3-4 蜡油骨病 X 线表现

图 A、B 为同一患者，显示高密度增生的骨质从右侧髂骨向下沿股骨、胫骨、距骨向跗骨及趾骨跨越多关节流注，如熔化而滴流之蜡油，周围骨结构正常，骨髓腔变窄；图 C 为高密度增生的骨质沿月骨、头状骨向第 2、3 掌指骨跨多关节流注，第 2 掌骨及第 2 指近节指骨明显膨大且髓腔硬化闭塞

【诊断与鉴别诊断】

本病表现比较典型，诊断不难，有时需要与骨纤维结构不良、石骨症、骨斑点症、硬化性骨髓炎等疾病鉴别。

第五节　全身脆性骨硬化

全身脆性骨硬化（osteopoikilosis）又称骨斑点症，以全身多数骨骼上出现广泛播散的致密斑点而得名。

【病理与临床】

1. 病理改变　骨松质内有多个灰白色圆形或椭圆形致密小骨块，病灶由排列紧密的骨小板组成，边缘不整，状似骨瘤。本病不侵及骨膜、关节软骨。

2. 临床表现　本病好发于管状骨的骨骺、干骺端等松质骨内，还可见于某些扁骨和不规则骨内。儿童病灶可随身体的生长而渐变大。成人经随访未见病灶增加，但形态可略有变化。

【影像学表现】

1. X 线表现　松质骨内多发圆形、条状或团块状致密影，双侧基本对称，大小在数毫米至2cm 之间；绝大多数病灶中心密度高，边缘密度低，也有少数病灶中心密度偏低，但其边缘均较清楚，不侵犯骨膜及关节软骨，关节间隙清晰（图 3-5）。

2. CT 表现　CT 能更清晰地显示病灶的部位、形状、大小及其与骨皮质的关系。CT 表现为病灶位于骨松质内，并与骨小梁分布一致，多呈圆形或卵圆形高密度结节阴影，边界清楚。

3. MRI 表现　病灶多发，不均匀地散布于骨松质内，呈圆形，类圆形结节及不规则条状异常信号，T_1WI 与 T_2WI 上均为极低信号，边界清楚，多发病灶聚集成"蜂窝状"，其周围无异常信号。

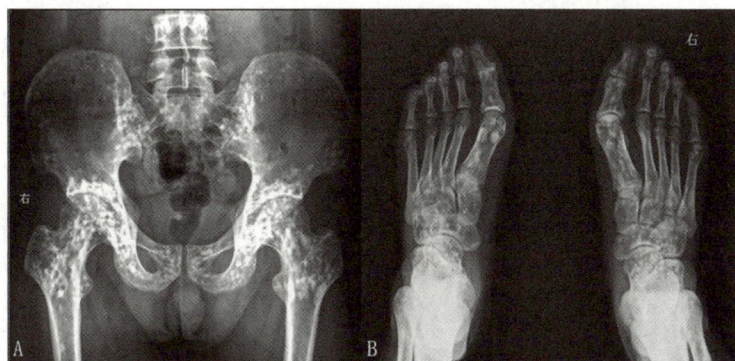

图 3-5　全身脆性骨硬化 X 线表现

同一患者，骨盆及双足诸骨松质骨内多发条状、团块状致密影，病灶边缘均较清楚，不侵犯骨膜及关节软骨，关节间隙清晰

【诊断与鉴别诊断】

骨斑点症的 X 线表现具有特异性，诊断一般不难，有时需要与成骨性转移瘤、骨梗死、蜡油骨病等致密性骨疾病鉴别。

【复习思考题】

1. 简述成骨不全与软骨发育不全的影像学区别要点。

2. 简述成骨不全的影像学表现特征。

3. 简述石骨症的影像学表现特征。

4. 简述蜡油骨病的影像学表现特征。

5. 简述全身脆性骨硬化的影像学表现特征。

第四章
骨关节创伤

骨关节创伤（trauma of bone and joint）主要包括骨折、关节脱位、关节（内）软骨及软组织损伤等，不同的创伤应选择不同的影像学检查方法。

第一节　骨　折

骨折（fracture）是指骨和（或）软骨结构的连续性或完整性中断。根据病因，骨折可分为创伤性骨折、疲劳性骨折和病理性骨折。儿童可发生青枝骨折、骺离骨折及骺软骨骨折等。

一、概论

骨折首选的影像学检查方法是X线摄片，CT检查可清楚显示骨折细节、复杂解剖部位的骨折及复杂骨折情况，MRI对隐匿性骨折、骨折新旧程度的判断及骨折伴随的软组织损伤具有明显优势。

（一）创伤性骨折

创伤性骨折是指由直接或间接暴力引起的正常骨的骨折，最常见。根据骨折程度，分为完全性骨折和不完全性骨折；根据骨折线形态，分为横行、斜行、纵行、螺旋形骨折等；根据骨折片的移位及数量情况，分为撕脱性、嵌入性和粉碎性骨折；根据骨折端是否与外界相通，分为开放性骨折和闭合性骨折；根据骨折整复后是否容易发生再移位，分为稳定性骨折和不稳定性骨折。发生于颅骨、椎体等部位时，形成凹陷性骨折、压缩性骨折等特殊骨折。

【病理与临床】

骨折的主要临床表现：局部肿胀、疼痛、畸形及功能障碍；患处可有反常活动，可闻及骨擦音或触及骨擦感。

【影像学表现】

1. X线表现

（1）骨折线　是诊断骨折的直接征象和主要依据。常表现为：①清晰锐利的透明线，最常见（图4-1A）。②带状或线状密度增高影，多见于嵌

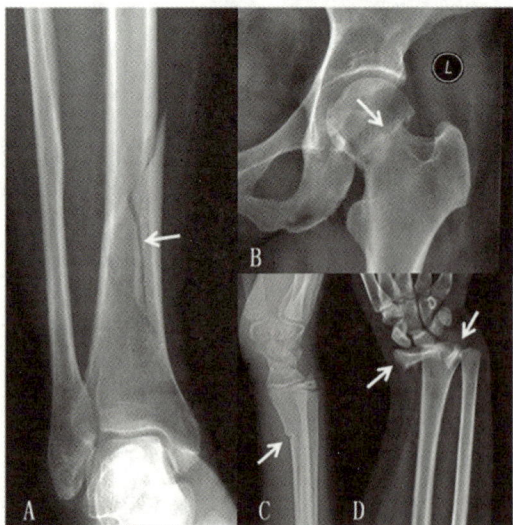

图4-1　骨折线X线表现

图A为透明骨折线（箭）；图B为高密度骨折线（箭）；图C为骨皮质皱折（箭）；图D为骨骺分离（箭）

入性骨折和压缩性骨折（图 4-1B）。③骨皮质皱折、隆凸、凹陷，见于不完全性骨折及青枝骨折（图 4-1C），儿童多见。④骨骺分离或骺离骨折，指骨折线通过骺线（板）的骨折。X 线只显示骨骺线（板）增宽（图 4-1D）、骨骺与干骺端对位异常或骨骺与部分干骺端撕脱。

（2）骨折的对位对线　①对位：骨折断端的位置对应关系，长骨以近折端为基准观察远折端的移位情况。包括横向移位和纵向移位：横向移位指远折端向前、后、内、外等方向的移位（图 4-2A）；纵向移位指骨折两断端重叠或分离（图 4-2B），嵌入性骨折是特殊的纵向移位。②对线：骨折两端纵轴线的对应关系。包括纵轴成角和纵轴旋转：纵轴成角指骨折两端形成夹角，夹角顶点所指方向为成角方向（图 4-2C）；纵轴旋转为远折端围绕骨纵轴向内或向外旋转（图 4-2D）。

2. CT 表现　CT 扫描结合多种后处理重建技术可以全面显示骨折的整体情况，尤其对 X 线平片较难显示的隐匿性骨折、关节内骨折及复杂解剖部位的骨折显示清晰（彩图 4-1）。

3. MRI 表现　MRI 对骨挫伤、隐匿性骨折、骨骺损伤及脊髓、神经、血管等软组织的损伤敏感性较高，能清晰显示骨折部位肌肉、肌腱、韧带、软骨的损伤及出血、血肿等情况，但对皮质骨骨折线的显示不如 CT。骨折线多呈低信号。骨挫伤是骨小梁的断裂和骨髓水肿、出血，多呈斑片状，T_1WI 呈低信号，T_2WI 呈高信号（图 4-3），持续较长时间。血肿的 MRI 信号因出血时间不同而不同，急性期 T_1WI 呈低信号，T_2WI 呈高信号；亚急性期 T_1WI、T_2WI 均呈高信号，血肿较大或反复出血可呈混杂信号。软组织损伤多呈不规则片状，T_1WI 呈低信号，T_2WI 呈高信号。软骨损伤 T_2WI 显示清楚，透明软骨损伤呈低信号，纤维软骨损伤呈高信号。

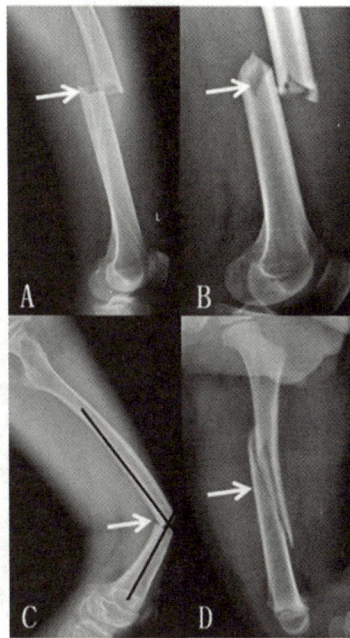

图 4-2　骨折对位对线
图 A 为骨折断端横向移位（箭）；图 B 为骨折断端纵向移位（箭）；图 C 为骨折断端向前成角（箭）；图 D 为骨折远端纵轴旋转（箭）

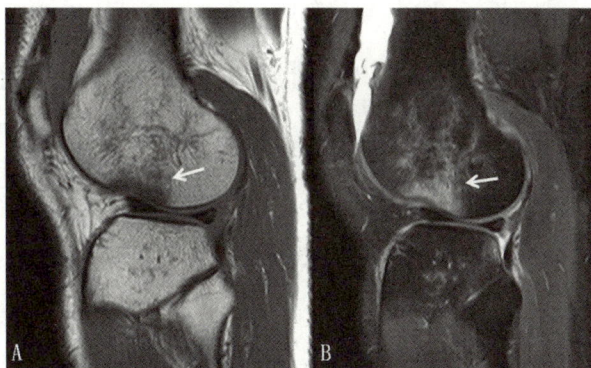

图 4-3　骨挫伤 MRI 表现
图 A、图 B 为矢状位 T_1WI、T_2WI 图像：股骨髁骨挫伤 T_1WI 呈低信号，T_2WI 呈高信号（箭）

附：

1. 骨折的愈合　骨折愈合可分为 4 个时期：①肉芽组织修复期：骨折断端、骨髓腔及骨膜下出血形成血肿，2～3 天后血肿开始机化，逐渐形成纤维性骨痂，初步连接骨折断端，2～3 周完成。初期骨折线清晰（图 4-4A），随着骨质修复骨折线逐渐变模糊（图 4-4B）。②骨痂形成期：骨痂（callus）是骨折端的成骨细胞在肉芽组织上产生的新生骨组织。骨折端的内、外骨膜通过膜内化骨形成内、外骨痂，外骨痂形成较快，骨折后 2 ～ 3 周即可显示，表现为少许线样骨膜新生骨（图 4-4C），而内骨痂形成较晚、慢。纤维性骨痂经软骨内化骨形成骨样骨痂，并连接内外骨痂，X 线表现为斑片状、棉絮状骨痂，范围逐渐扩大，形成梭形，仍可见骨折线，为临床愈合期（图 4-4D）。③骨折愈合期：骨痂范围逐渐扩大、密度逐渐增高，逐步达到骨性愈合，患肢可活动，需 8 ～ 12 周完成。X 线表现为骨折断端骨小梁通过、密度增高，骨痂体积变小、致密，骨髓腔被骨痂部分封闭，骨痂与骨皮质的界限和骨折线完全消失（图 4-4E）。④塑形期：骨性愈合后，骨痂内骨小梁按力线方向重新排列，最终完成骨折端的塑形，此过程持续几个月到几年完成（图 4-4F）。X 线显示骨结构按照人体负重需要重构，骨皮质连续，骨髓腔再通，骨折痕迹完全或基本消失。

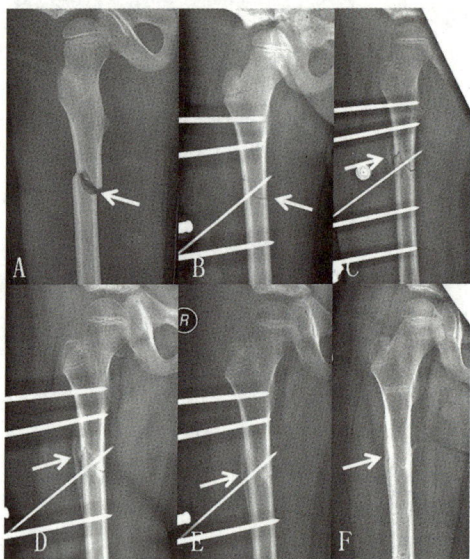

图 4-4　骨折愈合 X 线表现

图 A 为股骨中段骨折线清晰（箭）；图 B 为骨折线模糊（箭）；图 C 为骨折端少许骨膜新生骨（箭）；图 D 为骨折临床愈合期（箭）；图 E 为骨折愈合期（箭）；图 F 为骨折塑形期（箭）

2. 骨折的并发症　①骨关节感染：开放性骨折最多见。②延迟愈合或不愈合：延迟愈合表现为骨痂延迟出现、稀少或不出现，骨折线消失延迟或长期存在；不愈合是指骨折半年以上，骨折断端仍未连接，表现为骨折断端骨质吸收、萎缩、无骨痂连接，或骨折断端致密硬化、骨髓腔封闭、断端间无骨痂连接，甚至形成假关节。③骨折畸形愈合：对位和 / 或对线不良时的愈合，表现为骨折愈合，但骨骼变形、短缩、延长等畸形。④骨质疏松：主要为患肢局部的失用性骨质疏松。⑤骨缺血性坏死：骨折导致骨的血供障碍所致。⑥关节强直：多因骨折波及关节面、关节周围及关节内纤维性粘连所致，为纤维性强直。⑦创伤性关节炎：为关节内软骨损伤或 / 和骨折所致后遗症。⑧骨化性肌炎：骨折后软组织内血肿机化、骨化所致。

（二）疲劳性骨折

疲劳性骨折（fatigue fracture）是由低于强度极限的应力长期、反复、集中作用于正常骨骼某一部位引起的骨折。常见于长途行军者、体育竞技运动员、舞蹈演员等。好发于胫腓骨，第 2、3 跖骨，肋骨等。

【病理与临床】

临床上起病较慢，初为局部钝痛，活动后加重，疼痛逐渐加重，严重者可引起功能障碍。

【影像学表现】

1. X 线表现　早期局部骨皮质可变薄、边缘模糊。骨折线多为横行、光滑的线样裂隙，主要表现是骨膜新生骨，范围局限，呈层状，与骨皮质间可有线状透亮间隙，若与骨干融合，局部骨质隆起、增厚（图 4-5A）。

2. CT 表现　CT 可早期或在不规则的骨硬化中发现骨折线，能更清楚地显示骨膜增生情况，典型者轴位上可见"双皮质征"（图 4-5B）。

3. MRI 表现 MRI 诊断疲劳性骨折敏感性高，可早期显示骨髓水肿、骨膜反应及骨折线情况（图 4-5C、D）。

【诊断与鉴别诊断】

早期或不典型的疲劳性骨折，应注意与骨样骨瘤、硬化性骨髓炎及骨恶性肿瘤等相鉴别。

（三）病理性骨折

病理性骨折（pathological fracture）是指因骨骼病变造成骨强度下降，轻微外力或无任何外力而发生的病变部位的骨折。其病因可为骨的局部病变，如骨原发性或转移性肿瘤；亦可为全身病变，如骨质疏松、骨质软化、骨发育障碍等。

【病理与临床】

临床表现为轻微外力或无外力情况下，局部突发疼痛、肿胀及畸形等。

【影像学表现】

1. X 线表现 X 线平片既能显示病理性骨折部位的原有病变，同时可见骨折征象（图 4-6）。

2. CT、MRI 表现 CT 显示病理性骨折的骨破坏及骨折线情况较 X 线平片敏感。MRI 对病变区的范围、骨髓侵犯、骨质破坏及软组织肿块等最敏感，还有助于判断病变性质。

（四）骨骺损伤

骨骺损伤（epiphyseal injury）是指骨骺线闭合之前所发生的骨骺部创伤。包括骨骺、骺生长板、骺生长板周围环、与生长相关的关节软骨及干骺端的损伤。

【病理与临床】

临床表现为局部肿胀、疼痛、畸形等。

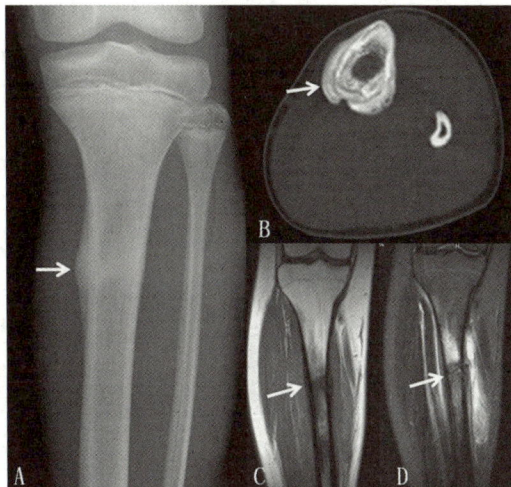

图 4-5 胫骨疲劳性骨折影像学表现

图 A 为正位：骨膜增生（箭）；图 B 为 CT 横轴位："双皮质征"（箭）；图 C、图 D 为 MRI 冠状位 T_1WI、T_2WI 图像：骨折周围骨髓水肿（箭）

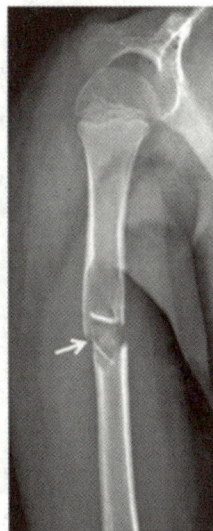

图 4-6 病理性骨折 X 线表现

肱骨干中段囊状骨质破坏伴病理性骨折（箭）

Salter-Harris 将骨骺损伤分为 5 型（图 4-7）：①Ⅰ型：骨骺与干骺端完全分离，骺板全层断裂，不累及骨骺及干骺端，预后良好。②Ⅱ型：骨骺分离伴干骺端骨折，骨折线累及部分骺板并向干骺端延伸，伴有干骺端部分撕脱性骨折片。此型最常见。③Ⅲ型：骨骺骨折延伸至干骺端并波及关节面，骨折块可部分与干骺端分离，骨骺复位良好者预后较好。此型少见。④Ⅳ型：为贯通于骨骺、骺板及干骺端的纵行骨折，骺板完全断裂，常导致骨发育停滞和关节畸形。⑤Ⅴ型：为骺板的压缩性损伤。此型虽少见，但预后不良，可导致骺板早闭及发育畸形。

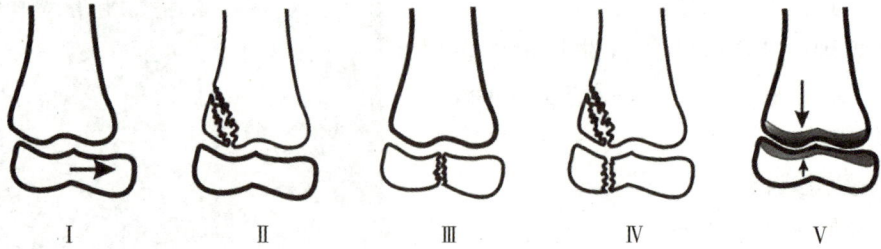

图 4-7 骨骺损伤 Salter–Harris 分型

【影像学表现】

1. X 线表现 骨骺分离、移位，骨骺板增宽（图 4-8A），先期钙化带模糊或消失等，X 线对无移位的骨骺骨折及二次骨化中心未骨化的骺软骨损伤无法诊断。

2. CT 表现 对软骨及其骨折线无法显示，可显示复杂解剖部位的骨折及移位情况（图 4-8B），可了解骨骺板的骨桥及骨骺早闭情况。

3. MRI 表现 MRI 对骨骺损伤的诊断具有明显优势，可直接显示骺软骨中断和分离。急性损伤时 T_2WI 上高信号的骨骺板内可见线状低信号。干骺端及骨骺骨折 T_1WI 呈低信号，T_2WI 脂肪抑制像呈高信号。

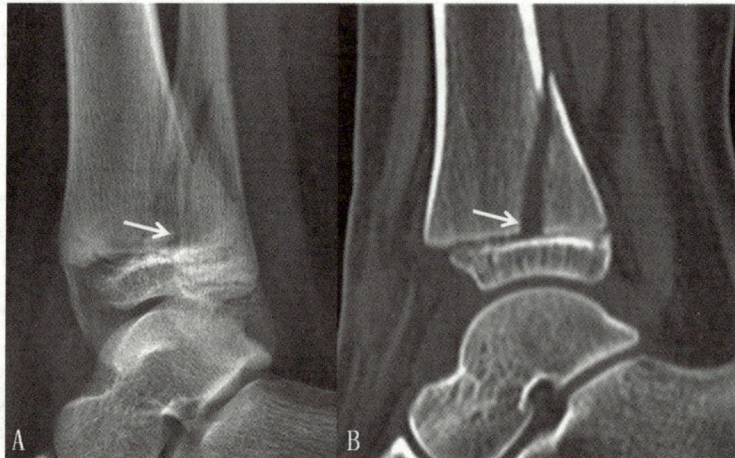

图 4-8 骨骺损伤（Ⅱ型）X 线、CT 表现

图 A 为踝关节侧位、图 B 为 CT 矢状位 MPR 重组图像：胫骨远端骨骺损伤（箭）

二、颅骨骨折

颅骨骨折指颅脑外伤时一块或多块颅骨的部分或完全断裂。按骨折部位，分为颅盖和颅底骨折；按骨折形态，分为线形骨折、凹陷骨折、粉碎性骨折、洞形骨折及穿透性骨折；按骨折是否与外界相通，分为开放性和闭合性骨折，开放性骨折包括颅底骨折伴有硬脑膜破裂而伴发外伤性气颅或脑脊液漏。

【病理与临床】

颅骨骨折多为直接暴力所致。颅盖骨骨折常合并脑组织和血管损伤，包括硬膜外血肿、硬膜下血肿、蛛网膜下腔出血、脑内血肿、脑室出血、气颅、脑水肿或脑肿胀、脑挫裂伤等，出血是最常见的并发症。颅底骨折线相对隐匿，容易漏诊，常见并发症包括视神经损伤、脑脊液漏、听骨链断裂、迷路瘘等。

【影像学表现】

1. X 线表现 X 线平片对颅骨骨折诊断价值有限。

2. CT 表现 CT 检查能清楚显示颅骨各部位的骨折及骨折的并发症（彩图 4-2）。

3. MRI 表现 MRI 对颅骨骨折的显示不如 CT，仅用于观察颅骨骨折后颅内情况，不作为颅脑外伤的首选检查方法。

三、四肢骨折

（一）上肢骨折

1. 锁骨骨折 多见于儿童及青壮年，锁骨中 1/3 骨折最多见。临床常见患者头向患侧偏歪，健侧手托住患侧前臂和肘部，伴患肢活动受限。根据骨折移位情况，分为错位性骨折、粉碎性骨折和青枝骨折。

X 线表现 ①错位性骨折：骨折断端错位、分离、短缩或成角，骨折近端向上方移位（图 4-9）。②粉碎性骨折：骨折远端向内移位，断端可见直立的碎骨片，容易损伤锁骨下的血管和神经。③青枝骨折：锁骨部分骨皮质断裂，或一侧骨皮质局部皱折隆起，可轻微弯曲变形，无错位和明显畸形。此型儿童多见。

2. 肩胛骨骨折 多为强大的直接暴力所致。临床表现为患肩肿胀、疼痛，上肢活动受限。

（1）X 线表现 常规投照 X 线肩胛骨前后位和侧位切线位，一般能显示骨折线及移位情况。肩胛骨骨折可发生于体部、颈部、肩胛冈、肩胛盂、喙突、肩峰，临床常为混合骨折。肩胛骨体部骨折常见，多为粉碎性骨折。肩胛盂骨折常合并肱骨头脱位或半脱位。见彩图 4-3A。

（2）CT 表现 当胸廓遮挡骨折线，X 线平片显示不清时，需行 CT 检查结合骨 MPR、VR 等后处理技术，可清楚显示骨折的形态、类型及骨折块移位程度等。见彩图 4-3B。

3. 肱骨外科颈骨折 可由外力直接作用于肩部或跌倒时肩部着地所致，也可由跌倒时手或肘部着地传导至肱骨近端所致。临床常表现为患肢紧贴胸壁，肩关节活动受限，可有患肢短缩、外展或内收等畸形。

X 线表现 ①内收或外展型骨折：最常见，内收型表现为外侧骨皮质分离而内侧重叠或嵌插，断端向外成角（图 4-10）；外展型表现为内侧骨皮质分离而外侧重叠或嵌插，断端向内成角。穿胸位片上均无明显向前或向后成角、移位。②伸展型骨折：多为横行骨折，远折端向前移位，断端向前成角。③屈曲型骨折：较少见，表现为远折端向后上移位，断端向后成角。

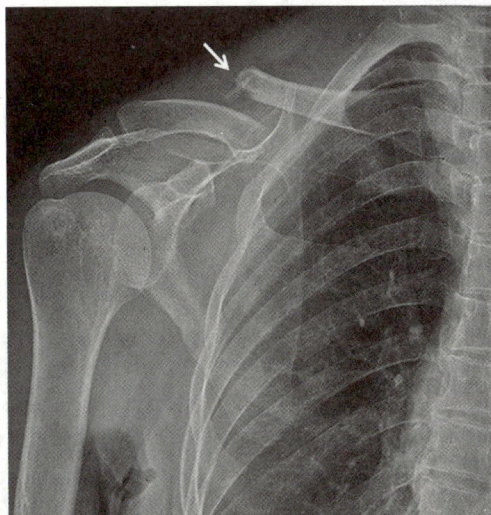
图 4-9 锁骨骨折 X 线表现
锁骨骨折近端、远端分别向外上、内下移位（箭）

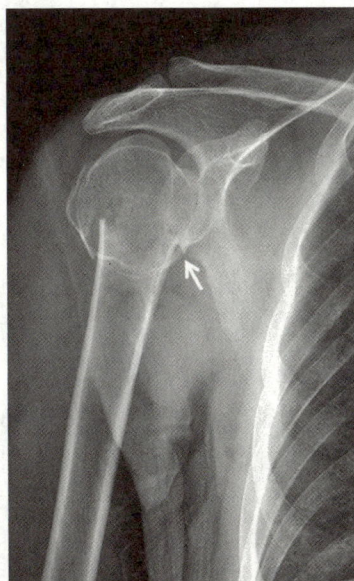
图 4-10 肱骨外科颈骨折 X 线表现
肱骨骨折断端外侧骨皮质分离、内侧嵌插（箭）

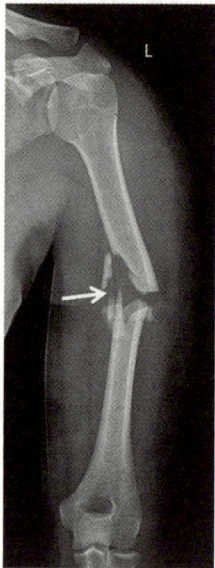

图 4-11 肱骨干骨折 X 线表现

左肱骨干粉碎性骨折，断端分离、向外成角（箭）

4. 肱骨干骨折 最多为直接暴力所致，骨干中部骨折最常见，上部最少。临床表现为患臂肿胀、疼痛、畸形、不能抬举，中下 1/3 骨折易合并桡神经损伤。

X 线表现 完全性骨折多见，上、中部骨折多为横行或粉碎性（图 4-11），下 1/3 部骨折多为斜行或螺旋形。

5. 肱骨髁上骨折 发生于肱骨内、外上髁上方 2cm 以内的骨折。常见于 10 岁以下儿童，触诊肘后三角骨性解剖关系存在。可分为伸直型、屈曲型、粉碎型，伸直型最多见。

X 线表现 ①伸直型：骨折线多为前下至后上斜行，远折端向后移位，断端向前成角（图 4-12A）。②屈曲型：骨折线多为后下至前上斜行，远折端向前移位，断端可向后成角（图 4-12B）。

6. 肱骨髁间骨折 发生于肱骨内、外髁之间及其邻近部位的骨折。多见于青壮年，触诊肘后三角骨性解剖关系失常。可分为伸直型、屈曲型。

X 线表现 ①屈曲型：骨折线自髁间向两侧髁上方延伸，常呈 T 形、Y 形或 V 形，近折端向背侧移位，远折端碎裂成数块。②伸展型：近折端向前移位，远折端碎裂成数块并向后方及侧方移位。

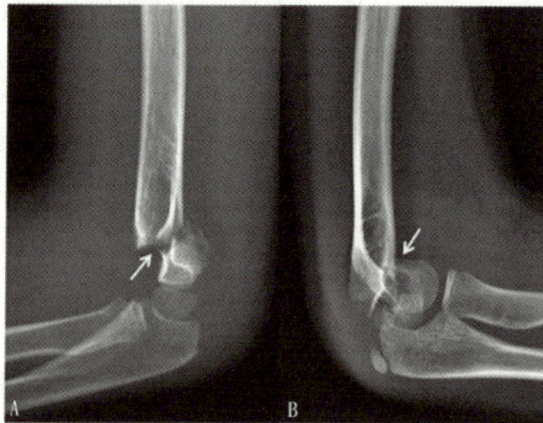

图 4-12 肱骨髁上骨折 X 线表现

图 A 为伸直型：远折端向后移位，断端向前成角（箭）；图 B 为屈曲型：远折端向前移位，断端向后成角（箭）

7. 尺骨鹰嘴骨折 为关节内骨折。成人多见，肘关节功能障碍，屈曲活动后疼痛加重，骨折部位可触及凹陷。

X 线表现 骨折呈横行、斜行或粉碎性，横行多见，多波及尺骨近端半月状关节面，骨折块可受牵拉向上移位，有时很小，也可为整个尺骨鹰嘴（图 4-13）。儿童的尺骨鹰嘴骨折，有时与骨骺分离区别困难，可与健侧比较，还需区别骨化中心或多骨化中心等。

8. 前臂骨折 包括尺桡骨双骨折、桡骨干单骨折、尺骨干单骨折、尺骨上段骨折合并桡骨小头脱位（Monteggia 骨折）、桡骨下段骨折合并下尺桡关节脱位（Galeazzi 骨折）、儿童青枝骨折等。可伴有正中神经、尺神经和桡神经的损伤。摄片时应包括肘

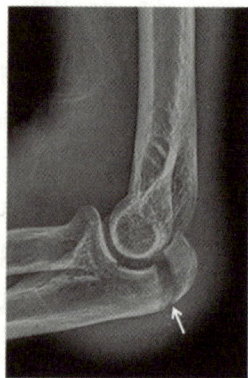

图 4-13 尺骨鹰嘴骨折 X 线表现

尺骨鹰嘴横行骨折，波及关节面，骨折块向上移位（箭）

关节和腕关节，以判断是否有旋转移位及上下尺桡关节脱位等。

（1）尺桡骨双骨折 幼儿和青少年多见，骨干中 1/3 多见，上 1/3 最少。断端可发生重叠、旋转、成角及侧方移位。直接暴力导致者，两骨折线多位于同一平面，呈横断、粉碎或多节骨折（图 4-14A）；间接暴力常导致桡骨中或上 1/3 骨折，而尺骨骨折部位低于桡骨，桡骨骨折线多为横断或锯齿状，尺骨骨折线则多为斜行（图 4-14B）；扭转暴力常导致尺桡骨螺旋形双骨折，骨折线不在同一平面。

（2）桡骨干单骨折 较少见。骨折端主要发生旋转移位，上中 1/3 骨折时，骨折近端旋后，远折端相对旋前；中下 1/3 骨折时，骨折近端处于中立位，远折端旋前错位。

（3）尺骨干单骨折 极少见。多发生于下 1/3，骨折线呈横行或斜行。

（4）Monteggia 骨折（孟氏骨折） 较常见，多发生于儿童，成人亦可发生。尺骨上段骨折合并桡骨小头脱位。

（5）Galeazzi 骨折（盖氏骨折） 少见。桡骨下段骨折合并下尺桡关节脱位。

（6）儿童前臂青枝骨折 X 线表现为部分骨皮质断裂，或一侧骨皮质皱折、隆起。

9. Colles 骨折 是腕部最常见的骨折，老年人多见。骨折发生于桡骨远端，距关节面 2～3cm 以内。患者手指呈半屈曲位，不敢握拳。典型体征为骨折远端向背侧移位，呈"餐叉样"畸形；骨折远端向桡侧移位，呈"枪刺样"畸形。

X 线表现 骨折线多为横行，远折端向背、桡侧移位，断端向掌侧成角（图 4-15A、B），常伴尺骨茎突骨折或下尺桡关节分离。若骨折为嵌入性，骨折线呈横行致密线（图 4-15C）。粉碎性骨折可波及关节面（图 4-15D）。

10. Smith 骨折 又称反 Colles 骨折，受伤机制与 Colles 骨折相反，较少见。腕部呈屈曲位，"工兵铲"畸形。

X 线表现 骨折远端向掌侧移位，向背侧成角，桡骨缩短。

11. 舟骨骨折 为最常见的腕骨骨折，青壮年多见。临床表现为腕部桡侧肿胀、疼痛、关节活动受限，腕关节背伸及桡偏时疼痛明显。

（1）X 线表现 按照骨折的部位分为近段骨折、中段骨折和结节部骨折，中段骨折最常见（图 4-16A）。骨折线为横行或斜行，骨折无移位时，早期 X 线平片

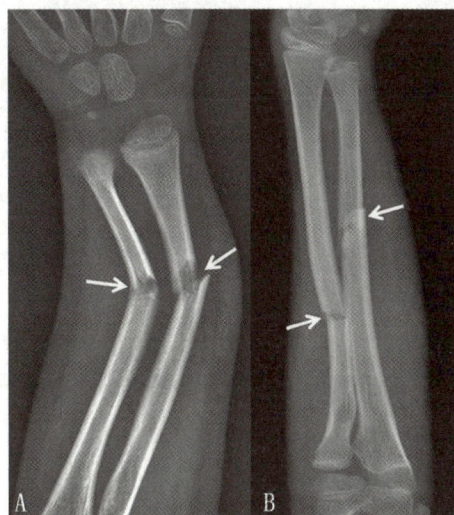

图 4-14 尺桡骨双骨折 X 线表现
图 A 为尺桡骨同一平面横行骨折（箭）；图 B 为尺骨骨折部位低于桡骨（箭）

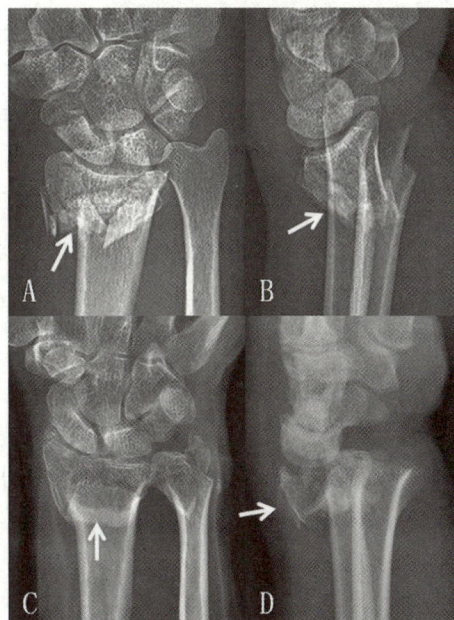

图 4-15 Colles 骨折 X 线表现
图 A 为正位、图 B 为侧位：桡骨远折端向背、桡侧移位，断端向掌侧成角（箭）；图 C 为正位：桡骨骨折断端嵌插（箭）；图 D 为侧位：桡骨远端粉碎性骨折，断端短缩移位（箭）

容易漏诊，应于两周后摄片复查，常因骨折后局部骨吸收及骨质疏松而易于显示骨折线。

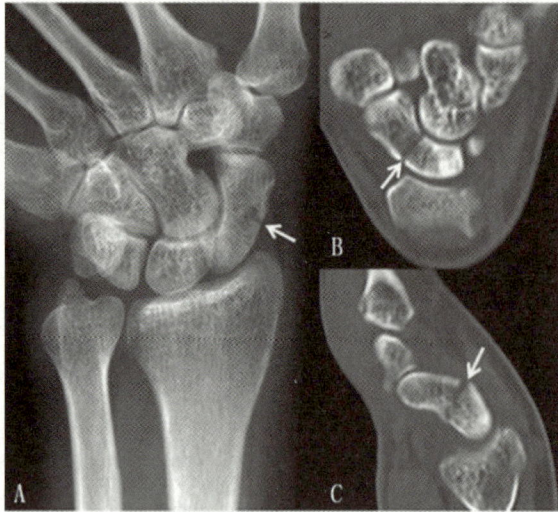

图4-16　舟骨骨折X线、CT表现

图A为X线特殊位、图B为CT冠状位、图C为CT矢状位：舟骨中段骨折，骨折线清楚，断端稍分离（箭）

（2）CT表现　CT检查可清楚显示舟骨的骨折线，尤其对显示细小的或X线不能显示的骨折线具有优势（图4-16B、C）。

12. 掌骨、指骨骨折　发生率高，可单发或多发。根据骨折部位，掌骨骨折分为掌骨头、掌骨干和掌骨基底部骨折，指骨骨折分为近节指骨、中节指骨和远节指骨骨折。

（1）掌骨骨折X线表现　①掌骨头骨折：多见于第2、5掌骨头，可呈斜行、纵行、横行及粉碎性骨折等多种类型，骨折断端可有错位、成角，常累及关节面。②掌骨干骨折：多见于第3、4掌骨，可呈横行、斜行、螺旋形或粉碎性骨折，断端可有重叠、旋转及成角等（图4-17A）。③掌骨基底部骨折：多见于第1、4、5掌骨，以Bennett骨折最常见，即第1掌骨基底部骨折伴掌腕关节脱位。Bennett骨折移位时基底部内侧骨块留在关节内，另一半骨质向桡、背侧脱位（图4-17B），极不稳定，易再次错位，畸形愈合可影响手部功能。

（2）指骨骨折X线表现　①近节指骨骨折：骨间肌牵拉骨折近端向掌侧移位，断端向掌侧成角。②中节指骨骨折：基底部骨折多见，骨折断端可向背侧或掌侧成角（图4-17C）。③远节指骨骨折：可分为甲粗隆骨折、指骨干骨折和基底部骨折。甲粗隆骨折和指骨干骨折多为横行、斜行或粉碎性，可有成角。基底部骨折位于关节内时，常伴远侧指间关节脱位或半脱位；基底部背侧撕脱性骨折，远侧指间关节不能伸直，可形成"锤状指"（图4-17D）。

（二）下肢骨折

1. 股骨头骨折　多见于老年人，常伴发于髋关节脱位。

X线表现　X线平片较易显示透明骨折线。股骨头骨折易导致股骨头缺血性坏死。

2. 股骨颈骨折　多见于老年人。为关节囊内骨折，在髋关节创伤中最常见。临床表现为外伤后髋部疼痛、腹股沟中点附近压痛和纵向叩击痛，关节活动受限。骨折错位时，患肢可呈屈髋屈膝、内收或外旋及短缩畸形；无明显错位时，患者仍可行走，数日后疼痛逐渐加重，行走困难。股骨颈骨折分为嵌入性骨折和错位性骨折。

X线表现

1）嵌入性骨折　为外展型骨折，可见模糊的致密

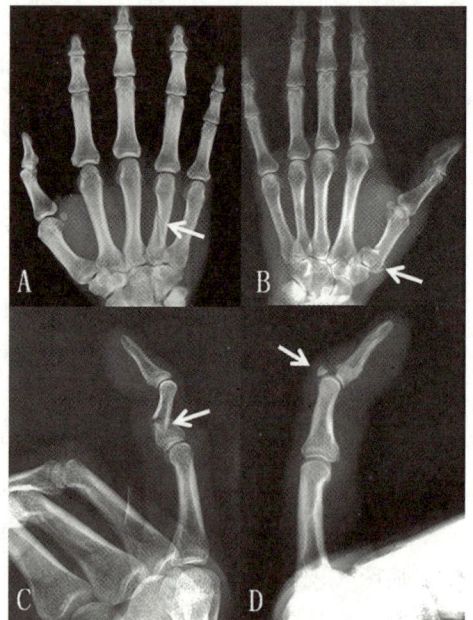

图4-17　掌骨、指骨骨折X线表现

图A为第4掌骨干斜行骨折（箭）；图B为Bennett骨折（箭）；图C为中节指骨骨折，断端向掌侧成角（箭）；图D为远节指骨基底部撕脱性骨折（箭）

骨折线，与股骨纵轴的夹角较大，股骨头外展，骨折断端嵌插、无明显旋转和错位，此型最为稳定（图 4-18A）。

2）错位性骨折 又称内收型骨折，较常见，骨折断端完全移位伴旋转和成角。根据骨折部位又可分为：①头颈型骨折：最常见，约占错位型骨折的90%，骨折线由股骨颈上缘头下至股骨颈中部，骨折不稳定，远折端常向上移位（图 4-18B）。②头下型：较少见，骨折线位于股骨头颈交界处（图 4-18C），骨折后股骨头可完全游离，易发生股骨头缺血性坏死。③颈中型：多见于青少年，骨折线位于股骨颈中部，较易愈合（图 4-18D）。

3. 股骨转子间骨折 又称为股骨粗隆间骨折，属于关节囊外骨折。老年人多见。下肢可有短缩、内收或外旋畸形。可分为稳定性和不稳定性骨折。

X 线表现 ①稳定性骨折：多见。骨折线自大转子斜行向下至小转子（图 4-19）。②不稳定性骨折：少见。骨折线自小转子向外下方到大转子下方，骨折近端外展外旋向外错位，远端内收、向内上方移位，有时呈粉碎性骨折。

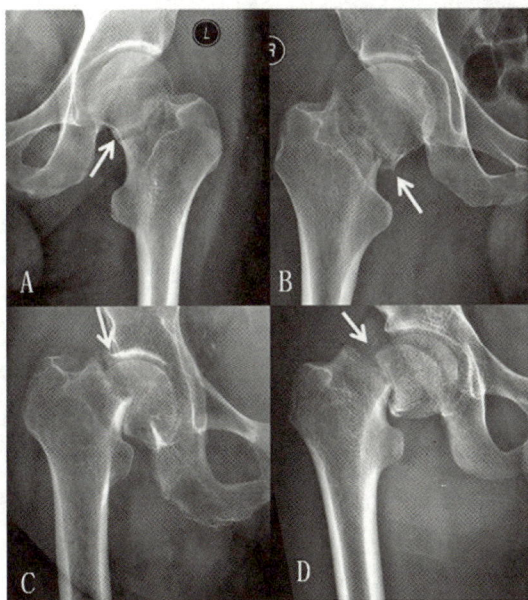

图 4-18 股骨颈骨折 X 线表现
图 A 为左侧股骨颈嵌入性骨折（箭）；图 B 为右侧股骨颈
头颈型骨折（箭）；图 C 为右侧股骨颈头下型骨折（箭）；
图 D 为右侧股骨颈颈中型骨折（箭）

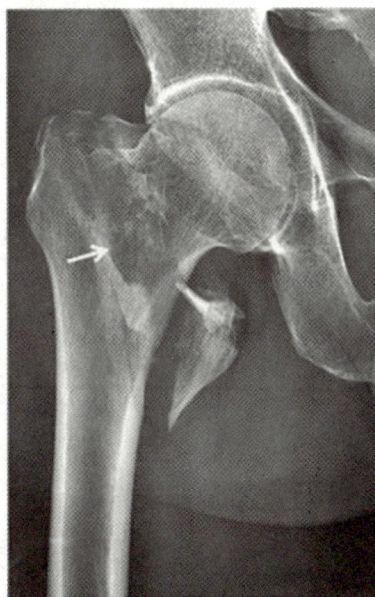

图 4-19 股骨粗隆间骨折 X 线表现
稳定性骨折，骨折线自大转子斜行向下至
小转子（箭），小转子撕脱

4. 股骨干骨折 多见于小儿和青壮年。多由强大的直接暴力所致，好发于股骨干中下 1/3 交界处。患肢可有不同程度的短缩、成角及旋转畸形等。

X 线表现 骨折可为横行、斜行、螺旋形或粉碎性，骨折断端常有明显移位、短缩或成角畸形。①股骨干上 1/3 骨折：骨折近端屈曲、外展及外旋移位，骨折远端向后、向上、向内移位，断端短缩、向外成角（图 4-20A）。②股骨干中 1/3 骨折：骨折断端可短缩畸形，骨折远端向外成角（图 4-20B）。③股骨干下 1/3 骨折：骨折近端处于中立位，骨折远端向后移位、成角（图 4-20C）。

5. 股骨髁上骨折 发生于股骨内外髁上方5cm 以内的骨折，为关节囊外骨折。临床常表现为膝关节前上方向后凹陷或向前高突，伴有膝关节功能障碍。可分为屈曲型和伸直型骨折。

X 线表现 ①屈曲型：较多见。横行或斜行骨折，斜行骨折线从后上斜向前下，骨折远端多向后屈曲错位，股骨髁干角减小。②伸直型：少见。骨折线为横行或斜行，由前上斜向后下。

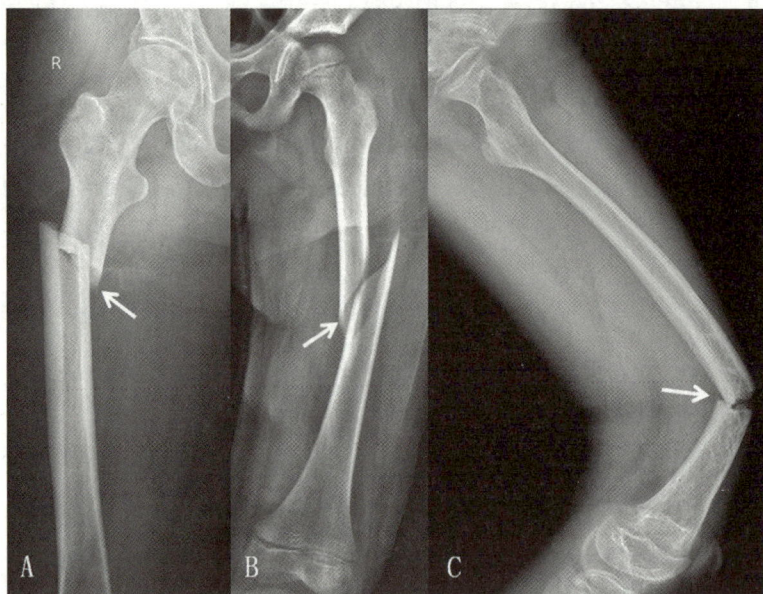

图 4-20 股骨干骨折 X 线表现

图 A 为股骨干上 1/3 骨折（箭）；图 B 为股骨干中 1/3 骨折（箭）；图 C 为股骨干下
1/3 骨折（箭）

6. 髌骨骨折 好发于青壮年男性。骨折后膝关节自主活动受限。

（1）X 线表现 X 线平片侧位、轴位和斜位可清楚显示髌骨骨折。①粉碎性或星状骨折：骨折断端常无移位或移位较小。②横形骨折：多因股四头肌猛烈收缩牵拉髌骨所致，多见于髌骨中部，近侧骨折块向上移位，远侧骨折块一般无错位（图 4-21）。③纵形骨折：少见，骨折断端常无明显错位。

（2）鉴别诊断 髌骨骨折应与二分或三分髌骨等变异相鉴别。后者多位于髌骨外上极，外缘及下缘少见，变异的髌骨边缘光整，临床上局部无压痛。鉴别困难时，可行 MRI 检查，观察髌骨的形态及是否有骨髓水肿等损伤表现。

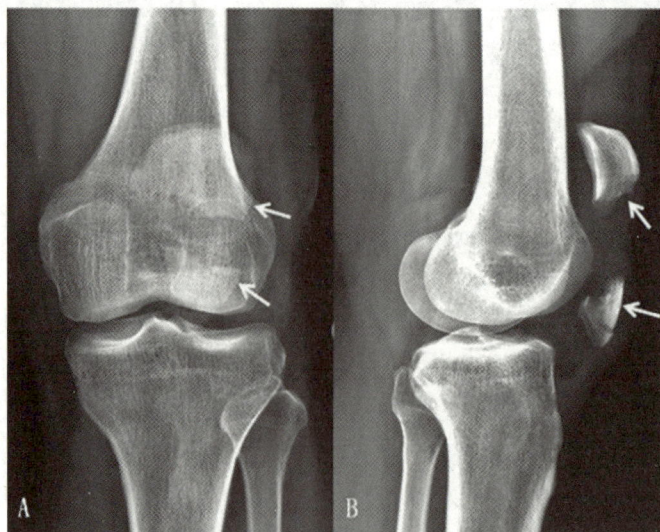

图 4-21 髌骨骨折 X 线表现

髌骨横行骨折，断端分离移位（箭）

7. 胫骨髁间骨折 又称胫骨平台骨折，属于关节内骨折。临床常伴膝关节内翻或外翻畸形等。

（1）X线表现 骨折线自髁间隆突开始，呈倒T形或倒Y形，胫骨平台多有明显断裂、压缩、塌陷和嵌插变形，胫骨近端有时可呈纵行粉碎性骨折（彩图4-4A、B）。

（2）CT表现 CT检查能清楚显示胫骨髁关节面塌陷情况及骨折块分离、移位的程度等（彩图4-4C、D、E、F）。

8. 胫腓骨干骨折 以胫腓骨双骨折最多，腓骨单骨折最少。骨折严重者，可造成肢体短缩或成角畸形。

X线表现 ①胫腓骨双骨折：以中下1/3交界区最多。直接暴力所致骨折，其骨折线多位于同一水平，可呈横行、斜行或粉碎性（图4-22A、B）；间接暴力所致者，腓骨骨折线较胫骨骨折线高，多为斜行或螺旋形，骨折断端常发生重叠、旋转和成角畸形（图4-22C、D）。②胫骨干单骨折：多见于胫骨中下1/3处，呈横行、斜行、螺旋形或粉碎性（图4-22E、F）。③腓骨干单骨折：下1/3好发，可为横行、斜行或粉碎性，断端常有重叠或短缩。发生于儿童的青枝骨折或裂纹骨折，骨折线呈斜行或螺旋状裂纹，骨折断端无明显移位。

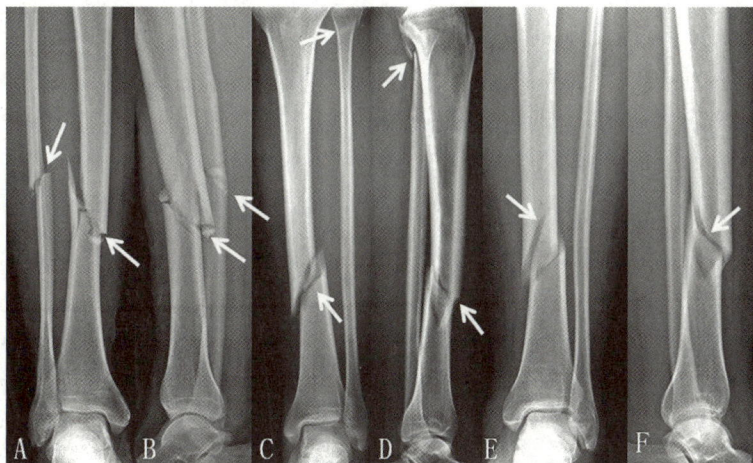

图4-22 胫腓骨干骨折X线表现
图A、图B为胫腓骨中下1/3双骨折（箭）；图C、图D为胫骨下段及腓骨上段骨折（箭）；图E、图F为胫骨干中下1/3螺旋形骨折（箭）

9. 踝部骨折 好发于青壮年。单踝骨折多见，尤其外踝骨折最常见。常伴踝关节的内翻或外翻畸形等。

X线表现

1）旋后-内收型 受伤时足处于旋后位，距骨在踝穴内强力内收，踝关节内翻损伤。分为2度：Ⅰ度为外侧副韧带损伤，外踝受牵拉产生撕脱性骨折（图4-23A）；Ⅱ度为距骨强力内收挤压、撞击内踝，导致内踝骨折。

2）旋后-外旋型 受伤时足处于旋后位，距骨在踝穴内受到外旋应力或足部固定而小腿内旋，距骨受到相对外旋的应力，以内侧为轴向外后方旋转，冲击外踝使其向外后方移位。分为4度：Ⅰ度为下胫腓韧带损伤（图4-23B）；Ⅱ度为距骨体撞击外踝，使其发生斜行骨折；Ⅲ度为Ⅱ度加后踝撕脱骨折；Ⅳ度为Ⅲ度加内踝骨折或三角韧带断裂（图4-23C、D）。

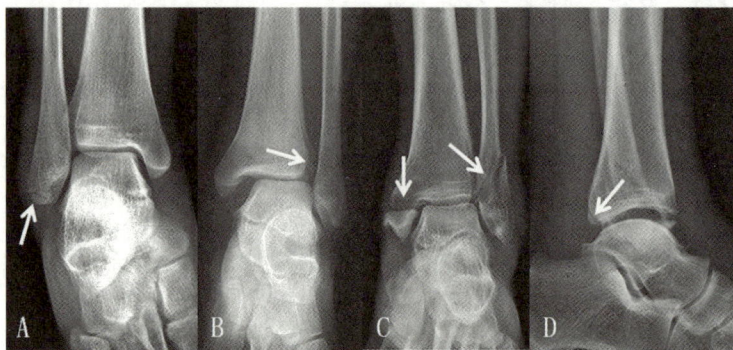

图 4-23   踝关节骨折 X 线表现（旋后 - 内收型及旋后 - 外旋型）
图 A 为旋后 - 内收型 I 度，外踝撕脱性骨折（箭）；图 B 为旋后 - 外旋型 I 度，下
胫腓分离（箭）；图 C、图 D 为旋后 - 外旋型 IV 度，内踝、外踝及后踝骨折（箭）

3）旋前 - 外展型   足处于旋前位受伤，外力使距骨强力外展或外翻，内踝结构受强力牵拉，外踝受外力挤压。分 3 度：I 度为内踝撕脱骨折或三角韧带断裂；II 度为 I 度加下胫腓韧带断裂或其附着点撕脱性骨折；III 度为 II 度加外踝骨折（图 4-24A）。

4）旋前 - 外旋型   足处于旋前位受伤，距骨受外旋应力，以外侧为轴，向前方旋转，导致踝关节内侧结构牵拉损伤。分为 4 度：I 度为内踝撕脱骨折或三角韧带断裂；II 度为 I 度加下胫腓韧带损伤或韧带附着点撕脱性骨折（图 4-24B）；III 度为 II 度加腓骨下段螺旋形或斜行骨折（图 4-24C）；IV 度为 III 度加后踝骨折（图 4-24D）。

5）垂直压迫型   为垂直暴力引起，足跟垂直落地时，可致胫骨前缘骨折，伴踝关节向前脱位。若暴力过大，可导致胫骨下关节面粉碎性骨折（图 4-25）。

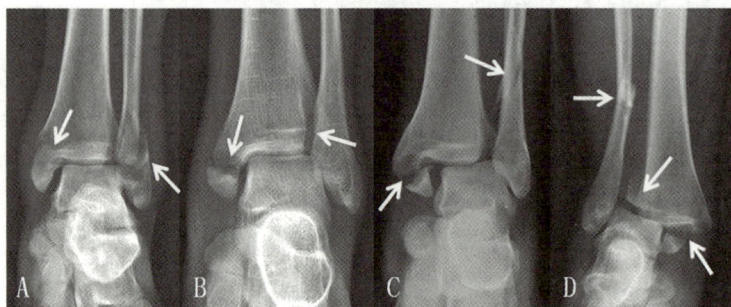

图 4-24   踝关节骨折 X 线表现（旋前 - 外展型及旋前 - 外旋型）
图 A 为旋前 - 外展型 III 度，内踝、外踝骨折伴下胫腓分离（箭）；图 B 为旋前 -
外旋型 II 度，内踝撕脱骨折伴下胫腓分离（箭）；图 C 为旋前 - 外旋型 III 度，内
踝撕脱骨折、腓骨下段骨折伴下胫腓分离（箭）；图 D 为旋前 - 外旋型 IV 度，内
踝撕脱骨折、后踝及腓骨下段骨折伴下胫腓分离（箭）

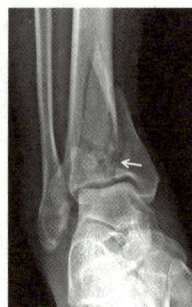

**图 4-25   踝关节骨折 X
线表现（垂直压迫型）**
胫骨远端粉碎性骨折累及
关节面（箭）

10. 足部骨折   发生于跗骨、跖骨及趾骨部位的骨折。

X 线表现   踝关节及跗骨骨折，可拍摄踝关节及跗骨正侧位片，跟骨骨折常拍摄侧位和轴位片，而跖、趾骨骨折，则需拍摄足正、斜位。X 线平片多可明确显示跗骨、跖骨及趾骨的骨折，可呈横行、斜行、撕脱性、压缩性或粉碎性骨折等，可有压缩、塌陷变形，关节面受累，足弓变平等改变（图 4-26）。

因足部诸骨存在较多变异，需与骨折相鉴别。如：第 5 跖骨基底部撕脱骨折应与未闭合的正常骨骺相鉴别；腓骨长肌腱的籽骨在 X 线侧位片应与撕脱的骨折块相鉴别；距骨三角副骨易误诊为距骨骨折。

四、脊柱骨折

脊柱骨折是骨科常见创伤，包括椎体及其附件的骨折，以及所包含的椎管、硬膜囊、神经、脊髓、椎间盘、韧带的损伤等。大多由间接外力引起，如由高处跌落时臀部或足着地，脊柱骤然过度前屈，使受力脊柱发生骨折；少数由直接外力引起，如重物压伤、撞伤或火器伤。脊柱骨折以胸腰段骨折发生率最高，常可并发脊髓或马尾神经损伤。

（一）临床表现

外伤患者出现局部肿胀、疼痛、活动障碍，甚至神经根或脊髓受压等症状，病情严重者可致截瘫、休克，甚至危及生命。有些还可见脊柱局部轻度后突成角畸形。

（二）骨折分型

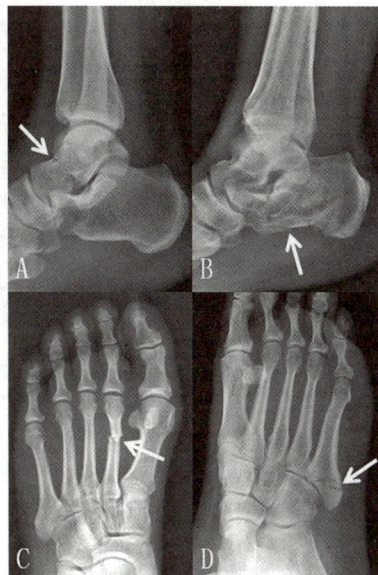

图 4-26　足部骨折 X 线表现

图 A 为距骨骨折（箭）；图 B 为跟骨粉碎性骨折（箭）；图 C 为第 2 跖骨干骨折（箭）；图 D 为第 5 跖骨基底部骨折（箭）

脊柱骨折的分型主要是综合损伤本身、推测的损伤机制及损伤解剖部位决定的，目的是指导治疗或者预测预后。目前比较公认的是三柱分类法：椎体和椎间盘的前 2/3 属前柱，后 1/3 属中柱，后柱包括椎弓、黄韧带、棘间韧带及椎管内结构（图 4-27）。凡中柱损伤者属不稳定骨折。根据三柱分类法，将脊柱骨折分为以下 6 型：

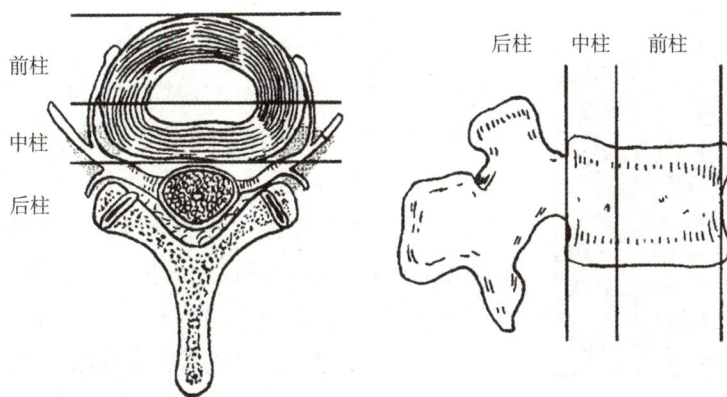

图 4-27　三柱分类示意图

1. 挤压骨折（impacted compression fracture） 或称楔形骨折（wedge fracture）。此型仅限于前柱骨折，即通常所称的单纯压缩性骨折。暴力传导至脊柱时，脊柱位于屈曲位，椎体压缩呈楔形，后方的结构无改变，脊柱仍保持其稳定性（图 4-28）。

2. 不完全爆裂骨折（incomplete bursting fracture） 此型骨折累及前柱和中柱。通常为高空坠落伤，足臀部着地，脊柱保持正直，胸腰段脊柱因挤压而破碎，后柱则不受影响，故脊柱的稳定性保留。因破碎的椎体与椎间盘可突出于椎管前方，故多伴脊髓损伤（图 4-29）。

3. 完全爆裂骨折（complete bursting fracture） 此型骨折三柱同时受累。暴力来自轴向压缩并伴有一定旋转，为不稳定骨折。由于脊柱不稳定，会出现创伤后脊柱后突和进行性神经症状。

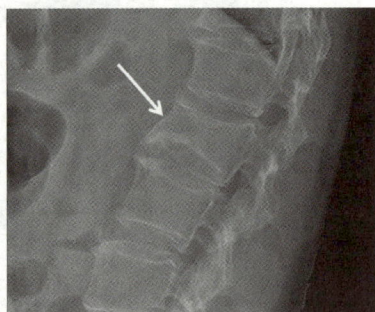

图 4-28　腰椎单纯压缩性骨折 X 线表现

腰 2 椎体骨折，压缩呈楔形改变（箭）

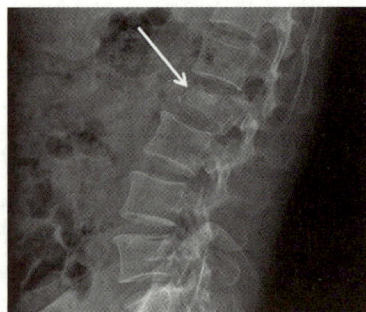

图 4-29　腰椎不完全爆裂骨折 X 线表现

腰 2 椎体骨折累及前柱和中柱（箭）

4. 机遇骨折（Chance fracture） 或称安全带型骨折。此型骨折亦同时累及三柱，为椎体水平撕裂性损伤。最常见于车祸安全带损伤，以前柱为支点，造成后柱和中柱牵张型损伤，是脊柱过度屈曲时所受暴力的后果，也是不稳定性骨折。

5. 屈曲 - 分离损伤（flexion-distraction injury） 前柱因压缩力量损伤，中、后柱则因牵拉力量损伤。此类骨折是潜在性不稳定性骨折，原因是黄韧带、棘间韧带和棘上韧带都有撕裂。

6. 传输骨折（translation injury） 即骨折脱位型。脊柱三柱均发生损伤，导致椎体间的相对移动，引起脱位，此型极不稳定，常伴有神经结构的损伤。当强大暴力作用时，椎管的对位对线完全破坏，在损伤平面，椎体横向移位，通常三柱均毁于剪力，损伤平面通常通过椎间盘，同时还有旋转力量的参与，因此脱位程度重于骨折。这类损伤极为严重，脊髓损伤亦难免，预后较差。

（三）影像学表现

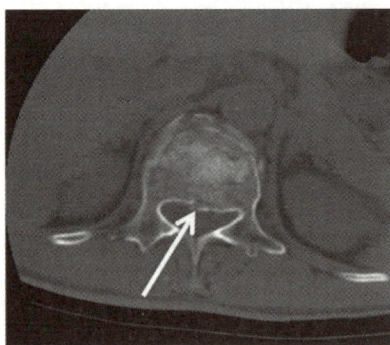

图 4-30　椎体骨折 CT 表现

椎体骨折，部分骨质向椎管内突入（箭）

1. X 线表现 有助于较全面地了解损伤部位。如损伤部位较明确，也可直接行患部 CT 检查，以避免患者的搬动。

2. CT 表现 可充分显示平片漏诊的脊椎骨折，并确切判断骨折类型、骨折片移位程度等，还可以清楚显示椎管变形、狭窄、骨碎片等，从而推断是否损伤脊髓（图 4-30）。CT 检查的重点是观察有无骨折片突入椎管，以及骨折移位对脊髓的压迫情况。

3. MRI 表现 除可显示脊椎骨结构变化外，更重要的是能发现平片及 CT 所不能显示的骨挫伤、韧带撕裂和脊髓受压及损伤情况等（图 4-31），对指导手术治疗及判断预后有很大帮助。

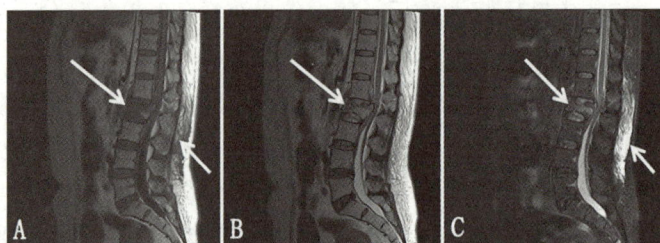

图 4-31　椎体骨折伴脊髓、软组织损伤 MRI 表现

图 A、B、C 为腰椎矢状位 T_1WI、T_2WI、T_2WI 脂肪抑制：腰 2 椎体骨折（长箭），并同水平脊髓受压、皮下软组织水肿（短箭）

五、骨盆骨折

骨盆骨折是一种严重外伤，多由车祸、高空坠落、地震、房屋倒塌等所致。可合并盆腔内血管及脏器的损伤。

（一）临床表现

骨盆骨折以局部疼痛、肿胀，会阴部、腹股沟部或腰部出现皮下瘀斑，下肢活动和翻身困难，患侧下肢可有短缩畸形为主要表现，常有血管、膀胱、尿道、直肠和神经损伤等并发症。

（二）影像学表现

1.X 线表现　一般可明确骨折部位、骨折类型及其移位情况，亦常能提示可能发生的并发症。骨盆 X 线平片可显示骨盆全貌。骨盆骨折根据受力来源可分为：

（1）压缩型　骨盆侧方受到撞击使骨盆向对侧挤压并变形，包括耻骨支、骶骨、髂骨翼的骨折等。

（2）分离型　骨盆受到前后方向的撞击或两髋分开的暴力，骨盆环的变形，包括耻骨支、坐骨支骨折，耻骨联合分离，骶骨、髂骨翼骨折等。

（3）中间型　仅发生骨盆前后环骨折，但骨盆无扭转变形，包括耻骨、骶骨、髂骨等的骨折，一般骨折无明显移位。

此外，还可依据骨盆环的稳定性，分为稳定性骨折和不稳定性骨折。

2.CT 表现　CT 平扫结合骨三维成像，可了解骨折部位及骨折线的累及部位、移位情况及腹膜后血肿、直肠损伤、神经损伤、骶神经损伤等并发症（图 4-32）。

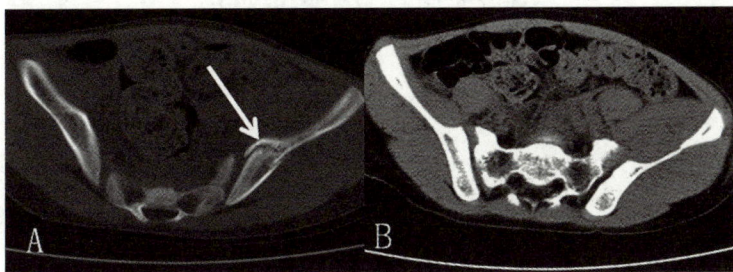

图 4-32　骨盆骨折 CT 表现
图 A 为左侧髂骨骨折（箭）；图 B 为髂骨前方血肿形成

六、肋骨骨折

胸部损伤时，肋骨骨折（rib fractures）最为常见，可发生一根肋骨两处甚至多处骨折，也可发生多根肋骨骨折。骨折多位于肋骨腋部。骨折断端可刺破胸膜引起气胸或血胸 / 血气胸，刺伤胸壁软组织产生胸壁血肿。

（一）临床表现

肋骨骨折的临床症状与肋骨骨折的数量、部位及是否移位有关。以骨折局部肿胀疼痛，深呼吸、咳嗽或喷嚏时疼痛加剧，局部压痛明显为特征。胸廓挤压征阳性，或有骨擦音、骨擦感和肋骨异常移动。

（二）影像学表现

1. X 线表现   胸片上能够显示肋骨骨折，但单发肋骨骨折漏诊并不少见。多发生在第 4 ～ 7 肋，肋骨腋部常见（图 4-33）。多为横断形，亦有斜行，可单发或多发，大多为一侧性。此外，胸部 X 线平片应注意观察是否有气胸或血胸 / 血气胸、皮下气肿、肺挫伤等改变。

2. CT 表现   胸片阴性但体征明显的患者应结合 CT 检查以了解有无发生骨折。CT 可明确显示骨折及内脏损伤情况（图 4-34），但骨折准确定位尚需结合三维重建或胸部 X 线平片。

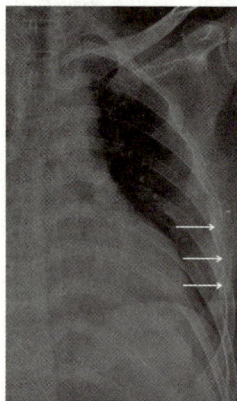

图 4-33　肋骨骨折 X 线表现
左侧第 4、5、6 肋骨骨折（箭）

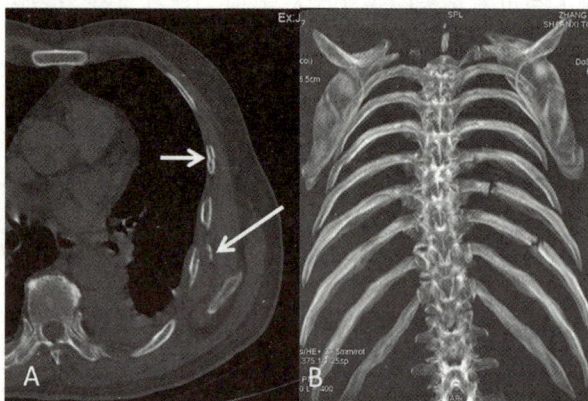

图 4-34　肋骨骨折 CT 表现
图 A 为 CT 平扫：左侧肋骨两处骨折（箭）；图 B 为 CT 三维重建图像：左侧第 9、10 后肋骨折

第二节　关节脱位

一、概论

关节脱位（dislocation of joint）是指构成关节的骨端失去正常的解剖对位关系。根据关节脱位程度，可分为完全脱位和半脱位；根据病因，可分为创伤性脱位、病理性脱位、先天性脱位及习惯性脱位。

本节主要介绍创伤性关节脱位，其主要临床表现为关节处剧烈疼痛、肿胀、畸形和关节功能障碍。关节脱位常合并关节骨折、关节软骨骨折、关节内积血、韧带撕裂及邻近血管神经的损伤。

关节脱位首选 X 线平片检查，可以明确有无关节脱位、脱位的方向和程度，以及是否合并骨折等。CT 平扫结合多平面重组和三维重建可以较好地显示 X 线平片不易显示的或解剖关系复杂的关节脱位。MRI 对于显示关节软骨、韧带、肌腱损伤等情况有明显优势，并能全面评价损伤程度。

二、四肢关节脱位

（一）肩关节脱位

肩关节活动范围大，关节盂浅，易发生脱位。前脱位最常见，后脱位少见。多见于青壮年和老人。临床表现为方肩征，患肢手掌在对侧肩峰时，肘部不能与前胸相接触。

1. X 线表现

（1）前脱位 前脱位可分为 4 型：①喙突下型：最多见，肱骨头向内下移位至喙突下方，与肩胛骨关节盂及肩胛颈相重叠，可伴发肱骨头后缘凹陷骨折或肱骨大结节撕脱骨折（图 4-35A、B）。②盂下型：肱骨头移位到肩胛骨关节盂下，在肩胛骨外缘下方，多合并肱骨大结节骨折。③锁骨下型：肱骨头向内越过喙突达锁骨下，与肩胛体重叠。④胸内脱位型：肱骨头位于胸廓内。

（2）后脱位 正位片上易漏诊，需拍肩胛骨侧位片或行 CT 检查。

2. CT、MRI 表现 CT 能清晰显示肱骨头脱位后的位置及伴发的骨折情况（图 4-35C）；MRI 对显示隐匿骨折和骨髓水肿非常敏感，能全面评价关节盂唇软骨损伤、韧带损伤及肩袖撕裂情况（图 4-35D）。

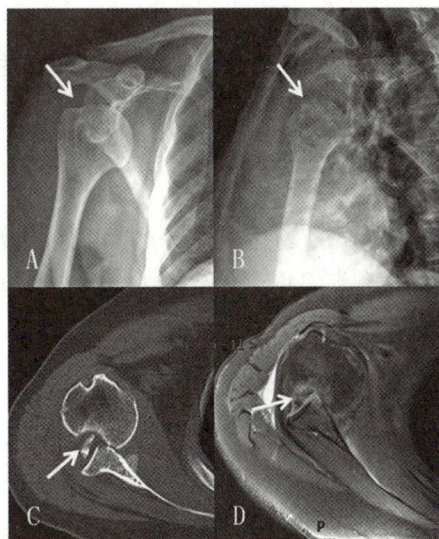

图 4-35 喙突下型肩关节脱位影像学表现

图 A 为肩关节正位、图 B 为侧位：肱骨头向内下移位至喙突下方（箭）；图 C 为 CT 横轴位：肱骨头向前内移位，外后缘压缩骨折并卡于肩胛盂前下缘（箭）；图 D 为 MRI 横轴位 T_2WI 图像：肱骨头向前内移位，关节盂唇损伤（箭）

（二）肩锁关节脱位

多由于倒地时肩的外侧受到冲击或过度牵引手臂造成肩锁关节分离、肩锁韧带和喙锁韧带不同程度的损伤。当肩锁韧带撕裂时，引起肩锁关节半脱位；当肩锁韧带和喙锁韧带同时撕裂时，引起肩锁关节完全脱位。临床表现为局部疼痛，肩胛骨和上肢向下移位，锁骨外侧段上翘。

1. X 线表现 肩关节正位片，正常肩锁关节间隙宽约 0.5cm。完全脱位时，可见肩锁关节间隙增宽，锁骨外端上移（图 4-36A）。半脱位时，不易诊断，常需拍摄健侧进行对比观察，必要时可双手负重物摄片进行诊断。

2. CT、MRI 表现 CT 能清晰显示肩锁关节细微骨折（图 4-36B）。MRI 能清晰显示肩锁韧带和喙锁韧带，能评价肩锁关节损伤的程度（图 4-36C）。

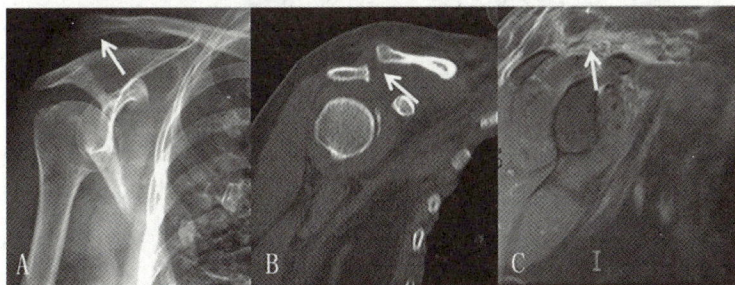

图 4-36 肩锁关节脱位影像学表现

图 A 为正位、图 B 为 CT 冠状位：肩锁关节间隙增宽，锁骨外端上移（箭）；图 C 为 MRI 斜矢状位 T_2WI 图像：肩锁韧带及周围软组织损伤，关节脱位（箭）

（三）肘关节脱位

常见于少年和青壮年。分为后脱位、侧方脱位和前脱位，后脱位较多见。肘关节脱位常伴有尺骨鹰嘴窝、肱骨下端骨折。

1. X 线表现　后脱位时，正位片显示肘关节对应关系失常，关节间隙消失；侧位片可见尺桡骨近端移位于肱骨远端的后上方，鹰嘴窝空虚（图 4-37）。

2. CT、MRI 表现　CT 更容易发现细微骨折和关节间隙内的小骨片。MRI 对周围韧带、肌腱和神经损伤的诊断更有价值。尺桡侧副韧带部分撕裂表现为韧带增粗，信号增高；完全撕裂表现为连续性中断，断端回缩，韧带增粗，信号弥漫性增高。

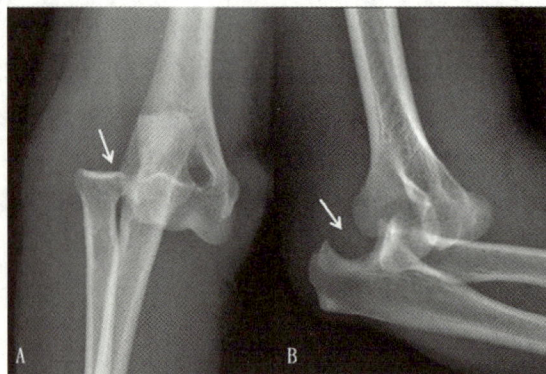

图 4-37　肘关节脱位 X 线表现

图 A 为正位：肘关节对应关系失常，关节间隙消失（箭）；图 B 为侧位：尺桡骨近端移位于肱骨远端后方，鹰嘴窝空虚（箭）

（四）腕关节脱位

腕关节脱位包括桡腕关节脱位、腕骨脱位和腕掌关节脱位。腕骨脱位主要有月骨脱位、月骨周围脱位、腕骨间关节前脱位及经舟骨月骨周围脱位，其中月骨掌侧脱位和月骨周围背侧脱位最常见。

1. X 线表现　①月骨脱位：正位片月骨与舟骨间隙增宽（正常时此间隙不超过 2mm）；侧位片月骨向掌侧移位、凹面向掌侧，舟骨、头状骨与桡骨关系正常（图 4-38A、B）。②月骨周围脱位：正位片头状骨与月骨重叠，关节间隙消失；侧位片桡月关节正常，月骨上关节空虚，头状骨长轴与月骨和桡骨远端表面所形成的中心直线背侧或掌侧成角，头状骨位于月骨背侧缘的后上方（图 4-38C、D、E）。③经舟骨月骨周围脱位：正位片舟骨骨折；侧位片月骨原位不变，舟骨近折端和月骨与桡骨关系正常，月骨上关节空虚，头状骨位于月骨背侧缘的后上方（图 4-38F、G、H）。④腕骨间关节前脱位：正位片远、近排腕骨间隙重叠，侧位片豆骨连同远排诸腕骨一起向前脱位。

2. CT、MRI 表现　CT 可进行矢状位和冠状位的薄层重建，有助于显示细小骨折碎片和腕骨脱位、旋转方向及周围骨骼的关系。MRI 能确定是否存在内部韧带撕裂和三角纤维软骨复合体损伤情况。

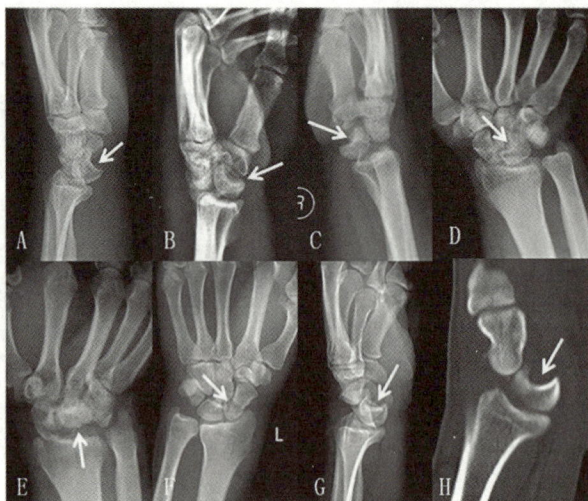

图 4-38　腕骨脱位 X 线、CT 表现

图 A、B 为月骨脱位：月骨上关节空虚，向掌侧移位（箭）；图 C 为月骨周围脱位：桡月关节正常，月骨上关节空虚（箭），头状骨位于月骨背侧缘的后上方；图 D、E 为月骨周围脱位：头状骨与月骨重叠，关节间隙消失（箭）；图 F、G、H 为经舟骨月骨周围脱位：图 F 为舟骨骨折（箭），图 G、图 H 为月骨原位不变，舟骨近侧折块和月骨与桡骨关系正常，月骨上关节空虚（箭）

（五）掌指关节和指间关节脱位

掌指关节、指间关节脱位因暴力作用的方向可向背侧、掌侧、尺侧或桡侧脱位，背侧脱位多见，常合并掌指骨骨折（图 4-39）。

（六）髋关节脱位

髋关节脱位常见于青壮年。依据股骨头脱离髋臼的位置，分为前脱位、后脱位及中心脱位，其中后脱位最常见。

1. X 线表现　骨盆正位片上表现为：①后脱位：股骨头向外上方移位，患侧下肢呈内旋、内收状态，伴或不伴股骨头骨折及髋臼损伤（图 4-40A、B）。②中心脱位：股骨头经由骨折的髋臼内壁突入骨盆，向盆腔移位（图 4-40C）。③前脱位：股骨头脱离髋臼，向下方移位，与坐骨结节重叠，患侧下肢呈外旋、外展状态（图 4-40D）。

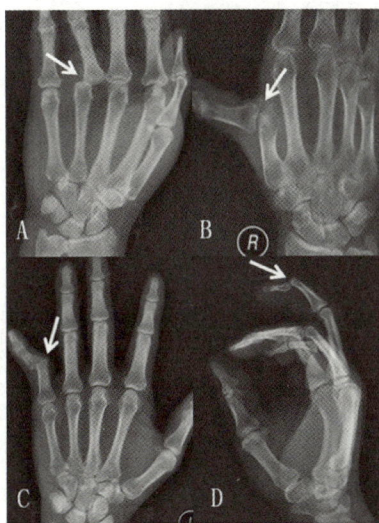

图 4-39　掌指关节和指间关节脱位 X 线表现

图 A 为第 4 掌指关节脱位（箭）；图 B 为第 1 掌指关节脱位（箭）；图 C 为小指近节指间关节脱位（箭）；图 D 为中指远节指间关节脱位（箭）

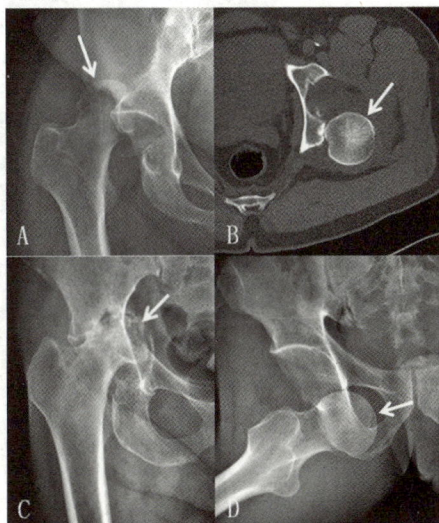

图 4-40　髋关节脱位 X 线、CT 表现

图 A、图 B 为髋关节后脱位：股骨头向后外上方脱位（箭）；图 C 为髋关节中心脱位：股骨头经由髋臼内壁突入骨盆，向盆腔移位（箭）；图 D 为髋关节前脱位：股骨头移位至髋臼下方，并与坐骨结节重叠（箭）

2. CT、MRI 表现　CT 检查可以更加清楚地显示股骨头及髋臼的损伤情况，多平面重组图像能够更加准确地诊断股骨头脱位的方位。MRI 则对周围软组织损伤及关节腔积液等方面的诊断更具有优势。

（七）膝关节脱位

膝关节由于存在内外侧副韧带及前后交叉韧带，再加上髌骨在前方的作用，所以膝关节的脱位非常少见。

1. X 线表现　膝关节脱位根据胫骨移位的方向，可分为向后、向前、向外、向内脱位。一般膝关节脱位都经受了强大的外力作用而损伤严重，经常会出现韧带和关节囊的损伤，以及患肢长骨的骨折，髌骨脱位。

2. CT、MRI 表现 CT 扫描及三维重建能比较直观地观察到脱位和骨折。MRI 检查多用于观察韧带及半月板等软组织的损伤情况。

（八）踝关节脱位

踝关节脱位主要由于强大的内、外翻暴力导致，常并发于胫、腓骨下端骨折，并且伴有踝关节内外侧韧带断裂、下胫腓联合韧带撕裂及骨间膜撕裂。

1. X 线表现 正位片主要观察内、外侧关节间隙是否发生变化。外翻暴力可使内侧关节间隙增宽，提示内侧韧带断裂；内翻暴力可使外侧关节间隙增宽，提示外侧韧带断裂。严重的脱位可见距骨明显脱位。侧位片主要观察胫骨下端关节面与距骨上关节面的对应关系是否发生变化（图4-41）。

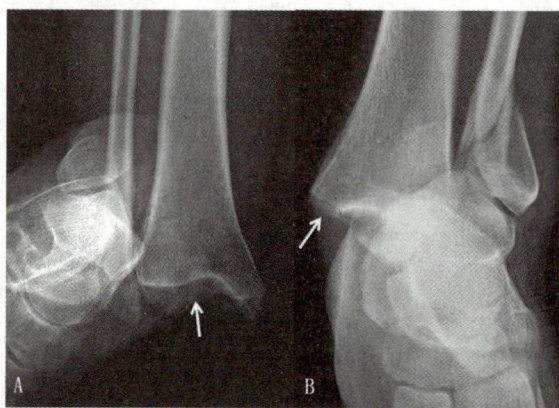

图 4-41　踝关节脱位 X 线表现
图 A 为胫骨下端与距骨关节错位（箭）；图 B 为距骨向外上
方移位，腓骨下端骨折

2. CT、MRI 表现 CT 扫描及三维重建可以清楚地显示骨折情况及脱位的骨间位置关系。MRI 能很好地显示周围软组织损伤情况，如内、外侧韧带，下胫腓联合韧带及骨间膜的撕裂等。

（九）足部脱位

足部关节脱位多由直接暴力引起，比较常见的为跗跖关节，其次是跖趾关节脱位、趾间关节脱位，距下关节脱位相对少见。

X 线表现 ①跗跖关节脱位：常表现为第 1、2 跖骨间隙增大，第 1 跖骨多向内侧移位，其余跖骨多向外侧移位。②跖趾关节、趾间关节及距下关节脱位：关节分离，关节间隙增宽，关节对应关系发生变化。

三、脊柱脱位

（一）寰枢椎脱位

寰枢椎脱位多由外伤暴力所致，常伴随椎体骨折和脊髓损伤。寰枢椎关节旋转型半脱位常见于儿童，上呼吸道感染、喉部手术、微小的创伤、先天畸形等均可导致寰枢椎关节半脱位。寰枢椎关节脱位一般都会引起寰椎横韧带的损伤。

1. X 线表现 旋转型寰枢椎半脱位需要拍摄寰枢椎侧位、张口正位片。

（1）侧位片　表现：①寰椎前弓后缘与齿状突前缘的间隙增宽，这一征象是诊断的主要依据。成人此间隙大于 3mm、儿童大于 4mm 即可怀疑有寰枢椎半脱位。②椎管前后缘连线不连续或者出现阶梯样错位。

（2）张口位片　正常情况下枢椎齿状突位于寰椎侧块的中央，与两侧的距离相等。脱位时齿状突与两侧侧块间距离不对称，此征象可作为辅助征象诊断，因为正常人也可出现略微不对称情况。

2. CT、MRI 表现　CT 的优势在于可以避免颈椎与其他结构重叠，比较清楚地显示寰枢椎的对应关系，以及是否合并骨折、断端错位，并且可以判断椎管狭窄的程度和脊髓受压的情况。MRI 对显示脊髓受压和损伤的情况更具有优势，脊髓内出现 T_1WI 低信号、T_2WI 高信号提示脊髓局部损伤，若合并出血则都呈高信号。

（二）颈、胸、腰椎滑脱

脊椎脱位又称为滑脱，多因外伤导致，常合并骨折及脊髓损伤。脊椎滑脱以下位椎体为基准，观察上位椎体的移位情况，分为向前、向后和侧方滑脱。椎体滑脱与暴力的方向、患者受外伤时的体位姿势有很大的关系，分为屈曲型和过伸型，其中屈曲型较常见。

1. X 线表现　X 线正、侧位片可以判断椎体滑脱的方向和程度。①向前滑脱：为屈曲型损伤，比较常见，侧位片表现为椎体向前移位（图 4-42A）。②向后滑脱：为过伸型损伤，侧位片表现为椎体向后滑脱（图 4-42B）。③侧方脱位：多见于严重外伤，正位片表现为椎体向两侧移位。

2. CT、MRI 表现　CT 检查为严重脊柱损伤的首选检查方法，结合多平面重组和三维重建可以显示椎体骨折的具体情况及椎体滑脱的方向和程度。MRI 多用于检查椎管狭窄及脊髓损伤的情况（图 4-42C）。

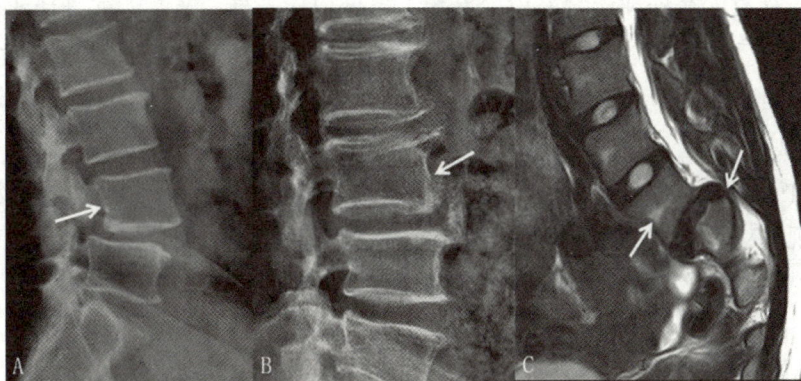

图 4-42　腰椎滑脱 X 线、MRI 表现
图 A 为腰 4 椎体向前滑脱（箭）；图 B 为腰 3 椎体向后滑脱（箭）；图 C 为腰 5 椎体向前滑脱，椎管受压狭窄（箭）

（三）骶尾椎脱位

由于女性骶尾骨较男性向后突出，所以此脱位女性多见。多由仰面倒地，骶尾椎触地导致。骶尾角活动度大，诊断需要结合临床体征，并检查压痛点部位是否符合。检查以 X 线侧位为主，骶尾椎前后缘的连线不连续，关节间隙增宽。

第三节 关节（内）软骨及周围软组织损伤

一、概论

关节软骨损伤主要为急性外伤，慢性劳损可引起软骨软化、退行性骨软骨炎。关节内软骨损伤主要为撕裂性外力、研磨性外力所致。关节软骨、关节内软骨损伤均可引起软骨黏液样变性或软骨坏死，坏死周围的软骨巢状增生，使关节软骨增厚；软骨坏死后继发软骨纤维化并发生钙沉积和骨化。X 线、CT 对软骨损伤显示有限，但可以显示软骨损伤后引起的继发病理改变。MRI 对软骨损伤的显示有明显优势。

关节周围软组织损伤是关节损伤常见或伴发的损伤。新损伤的表现为肌肉、肌腱或韧带撕裂不连接、分离和周围血肿。慢性损伤可产生瘢痕组织增生和非特异性炎症。肌肉、肌腱及韧带撕裂分为完全撕裂和不完全撕裂。

关节软骨、关节内软骨和关节周围软组织是关节的重要组成部分，在创伤条件的影响下可发生单独损伤，也可合并损伤。因此，关节损伤状态的评估对临床治疗方案的选择具有重要意义。

二、关节软骨损伤

关节软骨为透明软骨，膝关节软骨厚 2 ~ 4mm，均匀地被覆于关节面。在 T_1WI 和 T_2WI 序列，关节软骨呈单层均匀信号；在重 T_1WI 和重 T_2WI 序列呈双层形态，即重 T_1WI 序列表层为低信号、深层为高信号，重 T_2WI 序列表现则相反。

【病理与临床】

关节软骨损伤可在急性外伤时发生，老年人慢性损伤常见。关节在活动或半蹲位时出现症状，初期为酸乏不适，逐渐发展为持续或进行性的酸痛，上下楼或半蹲时疼痛加重。脱落的软骨片在关节腔内可能游离成"关节鼠"，造成膝关节交锁。

【影像学表现】

1.X 线、CT 表现 对软骨损伤诊断价值有限，但可以诊断软骨损伤后引起的继发病理改变。

2.MRI 表现 MRI 可直接显示软骨损伤、坏死病变。当关节软骨损伤完全脱落时，MRI 显示边界清晰的软骨缺损区，相应区域充填液性信号的关节液，T_1WI 表现为低信号，PWI（灌注成像）和 T_2WI 表现为信号高于邻近的正常软骨。关节软骨慢性损伤会出现软骨组织的磨损、软骨周围肿胀，MRI 表现为纤维软组织信号填充。

三、关节内软骨损伤

关节内软骨为纤维软骨，在平片及 CT 上不能显示，MRI 图像上无论是 T_1WI、T_2WI 还是质子密度加权（PDWI）上都是均质的、边缘清楚的低信号结构。

（一）半月板损伤

半月板是膝关节内 2 个半月形的纤维软骨。内侧半月板环较大，呈"C"形；外侧半月板较小，呈"O"形。半月板的主要功能是缓解压力，增加关节的稳定性。

【病理与临床】

青年人多见于急性外伤,半月板多呈纵行撕裂;中老年人多见于反复慢性损伤和进行性退变,与年龄和职业有关,一般呈横斜形撕裂。病变急性,膝关节有明显疼痛、肿胀和积液,屈伸活动障碍。随后肿胀逐渐消退,疼痛减轻但不能完全缓解。患者患肢有乏力、疼痛或不适感,部分人有关节弹响、绞锁等现象。研磨试验和半月板弹响试验大多呈阳性。

【影像学表现】

1. X线、CT表现　不用于半月板损伤的诊断。

2. MRI表现　是目前诊断半月板撕裂敏感性和特异性最高的影像学检查方法。半月板的MRI检查常用SE序列,主要采用矢状位和冠状位,前者有利于显示前后角,后者适于观察体部。半月板的异常表现为相对的高信号影。

半月板损伤分为3级:①Ⅰ级(退变早期):表现为不与半月板关节面相接触的灶性的椭圆形或球形的信号增高影;②Ⅱ级(退变晚期):表现为水平的、线形的半月板内信号增高,可延伸至半月板的关节囊缘,但未到达半月板的关节面缘;③Ⅲ级(撕裂):表现为半月板内的高信号,达到半月板的关节面(图4-43)。

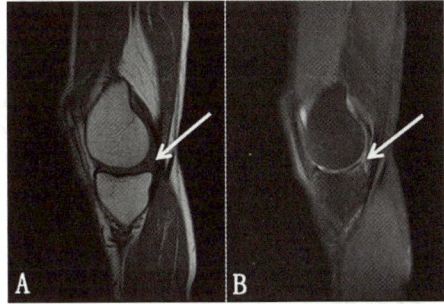

图4-43　半月板损伤(撕裂)MRI表现

图A、B为半月板矢状位T_1WI、T_2WI脂肪抑制像:内侧半月板后角可见线状高信号影,到达关节面(箭)

诊断半月板撕裂的原则:①矢状位和冠状位半月板内线形高信号影延伸至其关节面边缘;②半月板的形态异常表现为半月板边缘不规则,在关节面处出现小缺损或有异常小的半月板碎片。

(二)三角纤维软骨盘损伤

腕关节三角纤维软骨盘位于腕三角骨与尺骨小头之间,在桡侧连接于桡骨远端关节软骨缘,在尺侧止于尺骨茎突和尺侧副韧带。

【病理与临床】

外伤时,可发生软骨盘撕裂、断离、错位,造成慢性腕尺侧疼痛伴有腕部无力,腕关节功能受限,前臂旋转活动及抗旋转活动时引起疼痛,尤以旋后时疼痛加重。随年龄增长,逐渐发生退变,为黏液变性。

【影像学表现】

1. X线、CT表现　较难直接显示三角纤维软骨撕裂,在Colles骨折时,如有桡骨远端骨折错位明显,尺桡骨分离,尺骨相对过长,必有三角纤维软骨撕裂损伤。

2. MRI表现　三角纤维软骨在MRI的T_1WI和T_2WI上均呈低信号强度;软骨损伤后在T_1WI和T_2WI显示三角纤维软骨连续中断,撕裂肥厚,三角软骨局部呈条状、片状高信号(图4-44);慢性损伤变性,T_2WI上呈高信号,三角纤维软骨盘保持正常形态。

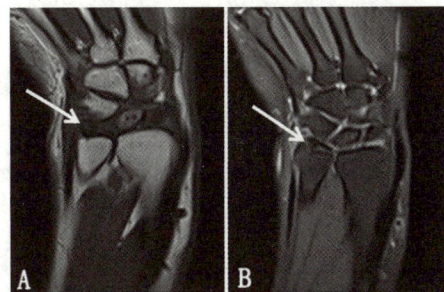

图4-44　三角软骨盘损伤MRI表现

图A、B为矢状位T_1WI、T_2WT脂肪抑制图像:三角软骨盘损伤,其内见条状走行的高信号影(箭)

四、关节周围软组织损伤

以膝关节和肩关节为例，介绍关节周围软组织损伤。

（一）膝关节前交叉韧带损伤

在膝关节各种韧带中最容易损伤的是前交叉韧带（anterior cruciate ligament，ACL）和胫侧副韧带。ACL 主要作用是限制胫骨过度前移及股骨过度后移。

【病理与临床】

股骨过度外旋、胫骨过度内旋，膝关节过伸位时，易造成 ACL 损伤。有关节内撕裂声，随即膝关节软弱无力，疼痛剧烈，迅速肿胀，关节功能障碍。陈旧性损伤者可出现股四头肌萎缩，打软腿或错动感，运动能力下降。

【影像学表现】

1. X 线、CT 表现　X 线可见胫骨平台向前、后的活动范围加大，关节对位不良，另外可能发现前后交叉韧带附着处的撕脱骨折。

2. MRI 表现　正常韧带在 MRI 所有序列上都表现为低信号。前交叉韧带损伤表现为韧带全程或局部信号增高，韧带增粗，韧带连续性中断、走行异常（图 4-45）。

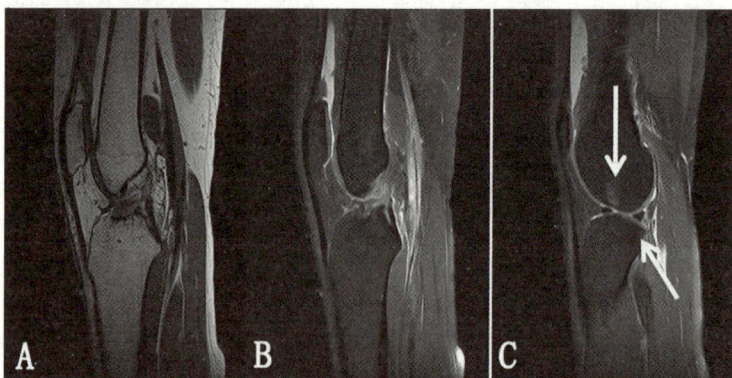

图 4-45　膝关节前交叉韧带损伤 MRI 表现
图 A、B 为矢状位 T_1WI、T_2WI 脂肪抑制图像：前交叉韧带走行不连续，其内信号不均匀；图 C 为矢状位 T_2WI 脂肪抑制图像：对吻骨挫伤（箭）

（二）膝关节内、外侧韧带复合体损伤

稳定膝关节内侧的结构有内侧副韧带、收肌腱和深部关节囊韧带，紧邻内侧半月板，共同称为内侧副韧带复合体（medial collateral ligament complexes）。内侧副韧带复合体损伤多见；外侧副韧带复合体（lateral collateral ligament complexes）损伤少见，常与后交叉韧带撕裂合并存在。

【病理与临床】

内侧副韧带复合体损伤为暴力作用于膝关节外侧面，患者膝关节内侧显著肿胀，皮下淤血、青紫和明显压痛；如完全断裂，侧方位应力试验为阳性。外侧副韧带损伤是因膝关节处于外旋状态时，施加强大的内翻力所致，膝关节外侧局限性剧烈疼痛，腓骨小头附近肿胀，局部压痛明显，膝关节内收应力试验阳性。

【影像学表现】

正常的内侧副韧带复合体在 T_1WI 和 T_2WI 上均呈低信号带，损伤后因水肿、出血而信号增高，并可见增厚、变形和（或）中断。内侧副韧带撕裂，尤其是其股骨附着点处撕裂最多见，该损伤常合并其他结构的损伤。常见的内、外侧副韧带损伤的继发征象包括关节间隙积液增宽、半月板撕裂、交叉韧带撕裂和挫伤等（图 4-46）。

（三）肩袖损伤

肩袖（rotator cuff）为肩关节囊及其表面的肌肉、肌腱和韧带构成的一个桶形结构复合体，包括冈上肌、冈下肌、小圆肌和肩胛下肌。肩袖主要是悬吊着肱骨头颈部以增强肩关节的稳定，对肩关节的活动及稳定起重要作用。

【病理与临床】

肩袖撕裂主要为创伤、撞击、关节退行性变所致。多见于 40 岁以上的男性，且多发生在优势肩。冈上肌、肌腱撕裂在肩袖撕裂中最常见，随后可扩展至其他部分。肩部疼痛和活动障碍（特别是外展和外旋活动障碍）是肩袖撕裂的两个主要临床特征。

【影像学表现】

1. X 线表现　可除外肩部骨折。

2. CT 表现　可以发现 X 线平片不能显示的隐匿性骨折征象；肩袖损伤肌肉、肌腱等软组织肿胀，间隙模糊，关节囊积液及关节周围血肿。

3. MRI 表现　对判断有无肩袖撕裂、定量肩袖撕裂、定义不可修复性肩袖撕裂，以及鉴别退行性变、钙化性肌腱炎等方面具有重要价值。

（1）部分性肩袖撕裂　发生在关节侧（最常见）、滑囊侧、肌腱内部，T_2WI 肌腱内部高信号，但未贯穿肌腱全层。

（2）完全性肩袖撕裂或断裂　肌腱连续性中断，局部被液体代替；或连续性保留，但 T_2WI 肌腱内部高信号，贯穿肌腱全层（图 4-47）。

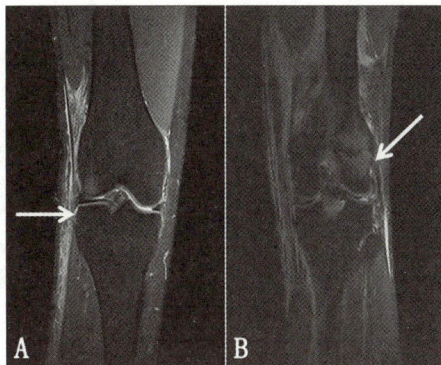

图 4-46　膝关节内、外侧韧带复合体损伤 MRI 表现

图 A 为冠状位 T_2WI 脂肪抑制图像：膝关节内侧副韧带走行规则，韧带下端信号增高（箭），皮下水肿；图 B 为冠状位 T_2WI 脂肪抑制图像：膝关节外侧副韧带近端信号增高（箭），皮下水肿

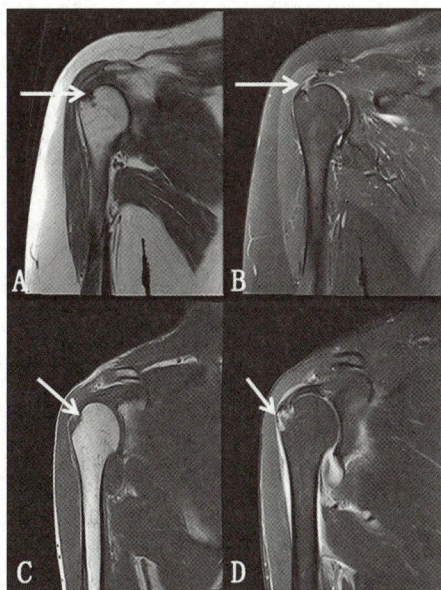

图 4-47　右侧肩关节完全性肩袖撕裂 MRI 表现

图 A、B 为冠状位 T_1WI、T_2WI 脂肪抑制图像：冈上肌腱可见局限性异常低信号，关节侧及滑囊侧均受累；图 C、D 为冠状位 T_1WI、T_2WI 脂肪抑制图像：冈上肌腱内信号不均匀，附着处肱骨大结节撕脱性骨折

【复习思考题】

1. 骨折线的表现形式有哪些？

2. 脊柱骨折三柱划分的临床意义是什么？

3. 简述腕关节常见的骨折类型及其影像学表现。

4. 试述半月板损伤的 MRI 表现。

5. 简述常见的关节脱位及其影像学表现。

骨关节化脓性感染

骨关节化脓性感染（bone and joint suppurative infection）是常见感染性骨与关节疾病，主要包括化脓性骨髓炎、化脓性关节炎、化脓性脊柱炎等。由于抗生素的广泛应用，骨关节化脓性感染的发病率显著降低。

第一节 化脓性骨髓炎

化脓性骨髓炎（purulent osteomyelitis）常同时累及皮质骨、松质骨和骨膜，为全骨炎。常见于2～10岁小儿，男性较多，多侵犯长骨，根据病情发展和病理改变分为急性和慢性化脓性骨髓炎。

一、急性化脓性骨髓炎

【病理与临床】

1. 病理改变 病理可分为3期：①骨膜下脓肿形成前期：发病2～3天内，髓腔内炎性浸润为主；②骨膜下脓肿形成期：发病3～4天后，髓腔内形成较多脓液，并掀起骨膜，形成骨膜下脓肿；③骨膜破坏期：发病7～8天后，脓肿穿破骨膜流入软组织内，骨膜严重破坏。

由于骺软骨对化脓性感染有一定的阻碍，故儿童感染一般不侵入关节；成人因骺板愈合，感染常引起化脓性关节炎。

2. 临床表现 以患肢局部红肿、发热、胀痛、压痛、活动障碍为主要特征，多有高热、寒战等全身中毒症状。

【影像学表现】

1. X线表现

（1）软组织肿胀 发病早期7～10天内，骨质改变不明显，主要表现为：①皮下脂肪层密度增高，呈粗网格状改变；②肌间隙模糊、消失；③脓肿局部软组织密度增高。

（2）骨质破坏 发病10天后可出现骨质破坏，表现为：①长骨干骺端松质骨局限性骨质疏松；②继而形成多数分散不规则的骨质破坏区，骨小梁模糊、消失，破坏区边缘模糊；③随后小的破坏区融合成大的破坏区，并向骨干延伸，范围扩大，可达骨干大部或全部，骨皮质破坏（图5-1），可引起病理性骨折；④骨质破坏很少

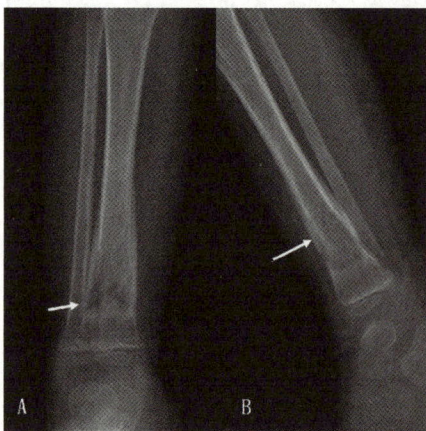

图 5-1 急性化脓性骨髓炎 X 线表现

图 A 为正位、图 B 为侧位：胫骨远端干骺端局部骨质密度减低，可见不规则骨质破坏区，骨小梁模糊、消失（短箭），可见层状骨膜反应（长箭）

跨过骺板累及骨骺。

（3）死骨　X线表现为骨干内沿骨长轴方向的小片状或小条状高密度致密影。

（4）骨膜增生　在骨皮质表面形成葱皮状、花边状或放射状致密影，甚至形成骨包壳，包绕死骨及病骨，称为骨柩。

（5）骨质增生硬化　骨破坏的同时出现骨质增生，表现为骨质破坏周围密度增高。

2. CT 表现　与X线表现相似，但能发现X线平片不能显示的小破坏区和死骨。CT能显示髓腔内气体和脂液平面，增强扫描可见脓肿壁呈环形强化。

3. MRI 表现　MRI显示髓腔和软组织感染优于X线平片和CT。①病变骨髓的充血、水肿、渗出和坏死等均表现为长 T_1、长 T_2 信号，与正常骨髓信号形成明显的对比；②脂肪抑制序列 T_2WI 脓肿周围骨髓腔的水肿呈高信号；③死骨形成，在所有MRI序列均表现为低信号；④增强扫描脓肿壁明显强化；⑤骨膜反应在 T_1WI、T_2WI 均为低信号。

【诊断与鉴别诊断】

本病根据临床特点及典型影像学表现诊断不难，鉴别诊断需与尤文肉瘤相鉴别，见表5-1。

表 5-1　急性化脓性骨髓炎与尤文肉瘤鉴别诊断

	急性化脓性骨髓炎	尤文肉瘤
临床表现	高热，全身中毒症状	低热，乏力
骨质破坏	不规则破坏	中心性破坏，髓腔扩大
死骨	小片或小条状死骨	无
骨膜反应	广泛明显，呈线形	分层，葱皮样
抗感染治疗	有效	无效

二、慢性化脓性骨髓炎

慢性化脓性骨髓炎多由急性化脓性骨髓炎治疗不及时或不彻底转化而来；也可以开始就是慢性过程，病程迁延，反复急性发作。

【病理与临床】

1. 病理改变　急性期过后，由于骨内遗留感染病灶、死骨及脓肿长期存在，刺激病灶周围大量的骨质增生硬化和骨膜反应。

2. 临床表现　慢性期全身症状轻微或无。如果急性发作，可有发热、寒战等全身中毒症状，局部病变红、肿、疼痛；窦道流脓，病程迁延，久治不愈。患肢可有畸形。

【影像学表现】

1. X 线表现

（1）骨质增生硬化　骨质破坏周围广泛的骨质增生硬化，其密度由病灶边缘向周围逐渐减低，浓密处无骨纹结构。

（2）骨质破坏　①破坏区的骨组织密度较低，边缘模糊，可见骨皮质骨瘘管形成；②脓腔边界清楚。

（3）死骨　死骨多呈长条形或方形，其长轴与骨干平行，死骨周围见透亮影环绕。

（4）骨膜增生和骨包壳　骨膜反应多呈层状或花边状，部分与骨皮质融合，使骨皮质增厚，骨干增粗，轮廓不整；骨内膜增生，致使骨质密度明显增高，重者髓腔变窄或闭塞；骨膜广泛剥离，大块死骨形成，存活的骨膜增生形成骨包壳（图 5-2）。

（5）骨质疏松　为失用性骨质疏松。

此外，还表现为软组织肿胀。

2. CT 表现　与 X 线表现相似。主要表现为：①骨质增生硬化。②死骨。③骨膜广泛增生，厚薄不均，可见骨包壳；骨皮质增厚，骨髓腔变窄，密度增高。④脓腔，多呈圆形、卵圆形或不规则形低密度区，可见窦道形成。⑤软组织脓肿呈低密度影，增强扫描可见脓肿壁强化。

3. MRI 表现　①骨质增生硬化在 T_1WI、T_2WI 表现为低信号；②死骨在 T_1WI、T_2WI 表现为低信号；③无效腔在 T_1WI 表现为低信号，T_2WI 表现为高信号；④脓肿表现为 T_1WI 低信号，T_2WI 高信号；⑤增强后脓肿壁为环形强化。

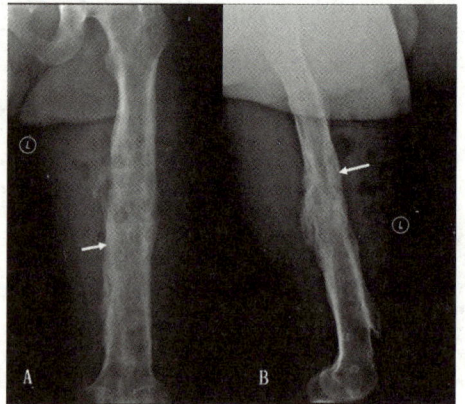

图 5-2　慢性化脓性骨髓炎 X 线表现

图 A 为正位、图 B 为侧位：左侧股骨骨干明显增粗、变形，骨质密度普遍性增高，病变区骨质结构紊乱，髓腔显示不清，周围可见花边样骨膜反应，死骨形成，软组织肿胀及积气

【诊断与鉴别诊断】

结合临床病史、影像学表现，诊断不难；应与尤文肉瘤、骨肉瘤相鉴别，见表 5-2。

表 5-2　慢性化脓性骨髓炎与尤因肉瘤、骨肉瘤鉴别诊断

	慢性化脓性骨髓炎	尤因肉瘤	骨肉瘤
骨内小脓肿	存在	无	无
死骨	死骨	无	无
骨膜反应	花边状	分层葱皮样	放射状及骨膜三角
骨皮质改变	骨皮质增厚，髓腔变窄	骨皮质变薄，髓腔扩张	边界模糊，伴有虫蚀样破坏

第二节　化脓性关节炎

化脓性关节炎（suppurative arthritis）为细菌感染滑膜引起的关节化脓性炎症，多见于儿童和婴儿。以承重的大关节，如髋关节和膝关节较常见，多为单关节发病。

【病理与临床】

1. 病理改变　致病菌进入关节后引起滑膜充血、水肿，随后关节软骨崩溃、断裂和塌陷，进一步发展可侵犯软骨下骨质，关节周围可出现蜂窝织炎。愈合期，关节腔可发生纤维化或骨化，使关节形成纤维性强直或骨性强直。

2. 临床表现　起病急，主要症状为寒战高热，关节肿胀，出现红、肿、热、痛等急性炎症表现，关节活动受限。

【影像学表现】

1. X 线表现　①早期，关节囊肿胀，关节间隙增宽，局部骨质疏松。②继而关节软骨破坏，关节间隙变窄，软骨下虫蚀状骨质破坏，以承重面为重（图 5-3）；随破坏范围扩大，可出现大块骨质破坏和死骨。③晚期，骨性关节面呈反应性增生，骨质硬化。最后关节软骨完全溶解，关节间隙消失，多发生骨性强直，或并发病理性脱位。

2. CT 表现 化脓性关节炎早期 CT 表现没有特异性，随着病变的进展，可出现明显的脓肿和骨质破坏，增强扫描可显示明显强化的脓肿壁。

3. MRI 表现 对显示化脓性关节炎的滑膜病变情况及关节腔内渗出液比 X 线平片和 CT 敏感，能明确炎症侵犯周围软组织的范围，还可显示关节囊、韧带、肌腱、软骨等关节结构的破坏情况。关节腔积液和脓液表现为 T_1WI 低信号，T_2WI 高信号，脓肿壁为 T_1WI 稍低信号，T_2WI 稍高信号，增强扫描脓肿壁明显强化。

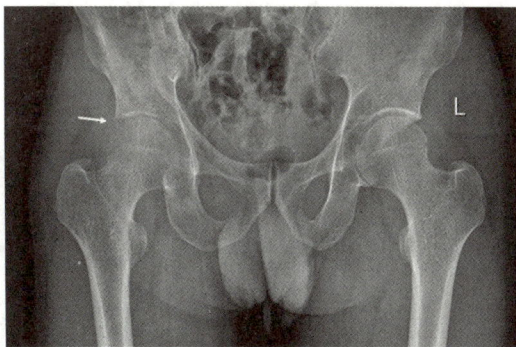

图 5-3 化脓性关节炎 X 线表现

双髋关节正位片：右侧髋关节局限性骨质密度减低，关节间隙变窄，右侧股骨头承重关节面下骨质破坏（箭）

【诊断与鉴别诊断】

主要根据病史、影像学表现进行诊断，血液及关节液细菌培养可确立诊断。需与下列疾病相鉴别：

1. 结核性关节炎 病程长，常无急性症状及体征，关节边缘性侵蚀破坏和骨质疏松是其特征，晚期可出现纤维性强直，但很少出现骨性强直。

2. 类风湿关节炎 多侵犯四肢小关节，为对称性多发性关节炎，实验室检查类风湿因子为阳性，较易鉴别。

第三节 化脓性脊柱炎

化脓性脊柱炎（suppurative spondylitis）好发于腰椎，其次为胸椎、颈椎。临床上按侵犯的部位分为脊柱化脓性骨髓炎和化脓性间盘炎（suppurative discitis）。前者以椎体病变为主，后者主要累及椎间盘。两者常可同时受累，不易明确区分。

一、脊柱化脓性骨髓炎

【病理与临床】

1. 病理改变 脊柱化脓性骨髓炎早期病灶常位于椎体前方，骨小梁溶解，邻近椎间盘充血水肿，进一步发展可累及椎间盘；向周围软组织扩展可形成椎旁脓肿。病变发展有硬化骨形成，彼此融合成骨桥，甚至出现椎体间融合。

2、临床表现 脊柱化脓性骨髓炎可分急性和慢性。急性脊柱骨髓炎常急性发病，畏寒、寒战和高热，毒血症症状明显，甚至可神志模糊、谵妄，腰背或颈背疼痛明显。慢性者全身症状不明显，偶有低热，局部疼痛，活动受限。

【影像学表现】

1. X 线表现 早期常无明显异常或仅表现为局部骨质疏松。随着病变进展，椎体内可见虫蚀样骨质破坏，随后可破坏椎间盘，导致椎间隙逐渐变窄，邻近椎体受累，椎旁脓肿形成。

2. CT 表现 比 X 线平片更早、更清晰地显示椎体及附件的骨质破坏及椎旁软组织变化，特别是椎体终板的骨质破坏及其周围的骨质增生硬化。MPR 重建可以直观地显示椎间隙狭窄情况。增强扫描可清楚地显示椎旁脓肿的形态及范围。

3. MRI 表现 对于病变的早期诊断具有重要意义。病变早期，X 线平片和 CT 常显示正常，而 MRI 可显示脊柱炎的骨髓水肿，在 T_1WI 上呈低信号、T_2WI 上呈高信号，增强扫描不均匀强化（图 5-4）。MRI 对椎旁脓肿的显示优于 X 线平片和 CT，表现为 T_1WI 呈低信号、T_2WI 呈高信号，增强呈明显或环形强化。但 MRI 显示骨质破坏不如 CT，显示骨质增生硬化和骨桥形成不及 X 线平片。

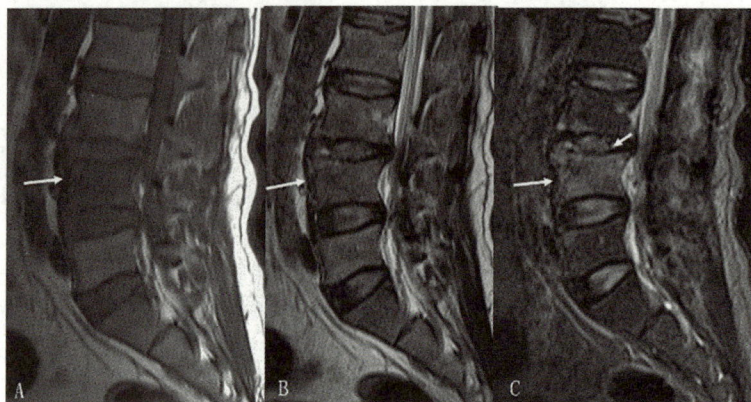

图 5-4 脊柱化脓性骨髓炎 MRI 表现

图 A 为 T_1WI、图 B 为 T_2WI、图 C 为 T_2WI 脂肪抑制图像：腰 4 椎体骨髓水肿
T_1WI 呈低信号、T_2WI 呈稍高信号、T_2WI 脂肪抑制序列呈高信号，累及腰 3～4
椎间盘呈高信号（短箭）

【诊断与鉴别诊断】

脊柱骨髓炎根据影像学表现一般容易诊断。需与下列疾病相鉴别：

1. 脊柱结核 脊柱结核常侵犯连续的多个椎体，韧带下播散，易造成脊柱畸形，椎体内骨髓水肿范围相对较小；而脊柱骨髓炎累及的椎体一般较结核少，椎旁脓肿较小。

2. 椎体退行性变 椎体退行性变在 X 线平片上表现可与脊柱骨髓炎类似。MRI 椎间盘信号改变的特点在两者鉴别上起重要作用，在 T_1WI 上，椎体退行性变的椎间盘与椎体的终板界限清晰，在 T_2WI 上呈低信号，这与脊椎骨髓炎完全不同。

3. 脊柱转移瘤 一般不累及椎间盘，且多为多个椎体跳跃式分布，常有原发恶性肿瘤病史，较易鉴别。

二、化脓性间盘炎

【病理与临床】

1. 病理改变 化脓性间盘炎的致病菌以金黄色葡萄球菌和白色葡萄球菌最为多见，细菌进入椎间盘的途径有两种：①经手术器械的污染直接带入椎间盘；②通过血液途径播散，以泌尿系感染最为常见。

2. 临床表现 起病或急骤，或缓慢。起病急骤，有寒战、高热，腰背痛剧烈，并有明显的神经根刺激症状，活动障碍。起病缓慢，症状与体征较轻。

【影像学表现】

1. X 线表现 早期常无明显异常表现。随着病变进展，椎间盘破坏明显，椎间隙变窄，邻近椎体内出现虫蚀样骨质破坏，可见椎旁脓肿。其特点是骨质破坏的同时病变周围修复，可见骨质增生硬化，在椎旁或前缘形成特征性的粗大骨桥，晚期可见椎体间骨性融合。

2. CT 表现 CT 不作为首选检查方法。病变早期的 CT 表现包括椎间隙变窄、椎体终板的侵蚀及椎体的骨质疏松。MPR 矢状面重建可以很好地显示上述改变。病变晚期，由于新生骨形成，可出现骨质增生硬化的表现。椎旁软组织可受累，CT 能清晰显示，但 CT 对硬膜外与硬膜下间隙的侵犯显示较差。增强扫描可显示椎旁脓肿的形态及范围（图 5-5）。

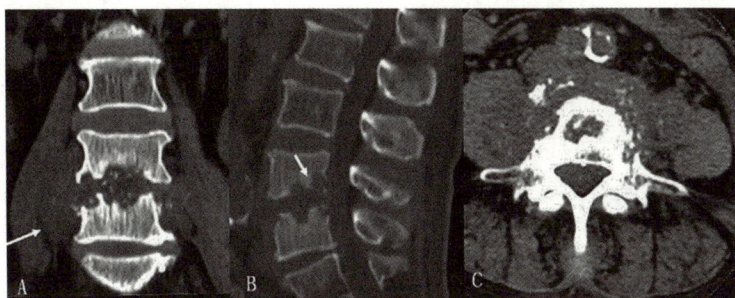

图 5-5 化脓性间盘炎 CT 线表现

图 A 为冠状位、图 B 为矢状位、图 C 为横轴位：腰 4 ～ 5 椎间隙变窄，椎体终
板侵蚀、破坏及周围骨质增生硬化（短箭），椎旁脓肿形成（长箭）

3. MRI 表现 对于椎间盘感染的显示，MRI 要比 X 线平片和 CT 检查更敏感，为首选检查方法。受累椎间盘和邻近椎体 T_1WI 呈低信号、T_2WI 呈高信号，椎体终板的骨皮质在平扫图像中常不清晰或有明显侵蚀。椎旁软组织感染表现为 T_1WI 呈低信号、T_2WI 呈高信号。增强扫描，受累椎间盘和邻近的椎体常可出现强化，脓肿壁明显强化。化脓性间盘炎 MRI 征象包括椎旁或硬膜外炎症、椎间盘在 T_2WI 中的高信号、椎间盘强化、椎体终板的侵蚀和破坏。最敏感的征象是椎旁或硬膜外炎症（图 5-6）。

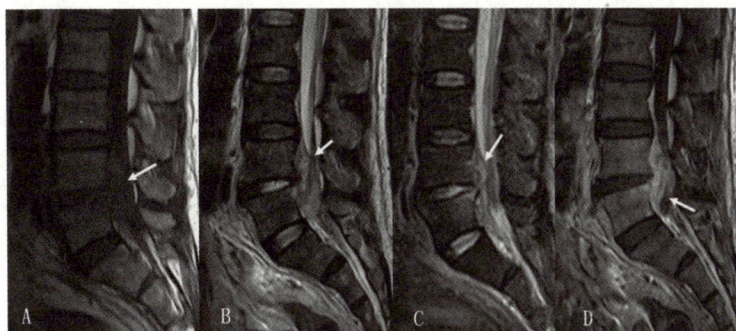

图 5-6 化脓性间盘炎 MRI 表现

图 A 为 T_1WI、图 B 为 T_2WI、图 C 为 T_2WI 脂肪抑制、图 D 为 T_1WI 增强图像：
腰 4 ～ 5 椎间隙变窄，T_2WI 信号增高，邻近椎体终板侵蚀，T_1WI 呈低信号、
T_2WI 脂肪抑制序列呈高信号，其后缘可见脓肿形成（箭头），T_1WI 呈低信号、
T_2WI 呈高信号，增强扫描脓肿壁明显强化

【诊断与鉴别诊断】

化脓性间盘炎依据临床表现和影像学表现，一般容易诊断。需与下列疾病相鉴别：

1. 脊柱结核 常为多部位，主要累及终板的前下方，造成前纵韧带下方的蔓延，椎体的慢性破坏可导致驼背畸形；CT 显示椎旁肌肉的钙化是结核的特征性表现，脊柱结核的脓肿常比化脓性脊柱炎范围大。

2. 布氏杆菌性脊椎炎 X 线表现与本病类似，须依靠职业史、接触史及细菌学检查予以鉴别。

3. 伤寒性脊椎炎 一般有伤寒史，血清肥达反应阳性，病程由急性到慢性，可能有胃肠道并发症，病变常累及一侧椎弓根，椎旁软组织块影不像椎旁脓肿对称，血液和局部穿刺脓液培养对

鉴别诊断很重要。

【复习思考题】

1. 急性化脓性骨髓炎病理分期的不同阶段相应的影像学表现有哪些?
2. 慢性化脓性骨髓炎特征性影像学表现有哪些?
3. 化脓性关节炎的影像学表现有哪些?
4. 试述化脓性脊柱炎的影像学表现及其与脊柱结核的鉴别。

骨关节结核（tuberculosis of bone and joint）是一种较常见的由结核杆菌引起的慢性骨感染性疾病，大多继发于肺结核，由血行播散所致。由于结核杆菌专性需氧，最易侵犯血运丰富的骨松质和关节滑膜，如椎体、扁骨、长管状骨干骺端，以及活动较多、负重较大的髋、膝等关节。骨关节结核根据病变发生的部位分为脊柱结核、长骨结核、短骨结核及关节结核等多种类型，其中以脊柱结核最为常见。

第一节　骨骺、干骺端结核

骨骺、干骺端结核是由结核杆菌经血液循环进入长骨干骺端松质骨内引起的结核性骨髓炎，并可侵及邻近骨骺，常见于儿童和青少年。

【病理与临床】

1. 病理改变　病变始于长骨干骺端松质骨骨髓，引起渗出和增殖改变，分为干酪样坏死型和增生型。

（1）干酪样坏死型　较多见。表现为骨质破坏及死骨形成，坏死物液化后在骨旁形成结核性脓肿，由于此脓肿局部无红、热现象，故又称为"冷脓肿"；病灶扩大可累及周围软组织，还可穿破皮肤形成窦道；由于骺软骨对结核杆菌无阻挡作用，病变易向骨骺和关节方向发展，侵及关节滑膜和软骨，引起关节结核。

（2）增生型　较少见。表现为局灶性骨质破坏，结核性肉芽肿形成，无明显干酪样坏死及死骨，且逐渐被结缔组织包裹形成结核结节。病变进展缓慢，多无骨膜反应。

2. 临床表现　本病起病隐匿，病程缓慢，临床上各种症状表现轻微。早期局部表现为轻度肿胀、疼痛和功能障碍；后期病灶干酪样坏死液化形成脓肿，穿破皮肤后可形成窦道，但局部无明显红、热现象。病变迁延可导致肌萎缩、骨发育障碍和肢体畸形等。

【影像学表现】

1. X线表现　病灶位于长骨干骺端或骨骺，多为单发。早期主要表现为局限性骨质疏松；病变发展，形成边缘较清楚的类圆形骨质破坏，内可见密度稍高、边缘不规整的斑点状小死骨，称为"碎屑状死骨"，一般无明显骨质增生硬化和骨膜反应，有时破坏区干骺端结核易穿破骨骺板侵及骨骺和关节，却很少向骨干方向发展；后期病灶扩大，破坏骨皮质和骨膜，甚至穿破皮肤形成窦道，继发化脓性感染时，在病灶区可见骨质增生硬化和骨膜增生。这种位于干骺端、骨骺区早期骨质疏松，继而渐进性骨质破坏并"碎屑状死骨"形成，可横跨骺线，破坏区少有骨质增生和骨膜反应表现是骨骺、干骺端结核的影像特征。

2. CT 表现　CT 表现与 X 线表现相似。

3. MRI 表现　对于骨髓炎症早期的水肿敏感度高，表现为长 T_1、长 T_2 信号，T_2WI 压脂序列呈高信号，但缺乏特异性。对于后期干酪样坏死液化、骨旁脓肿及周围软组织的改变显示较 CT 更准确（图 6-1），但对于显示骨质增生硬化、骨膜反应和死骨的能力不及 X 线片和 CT。

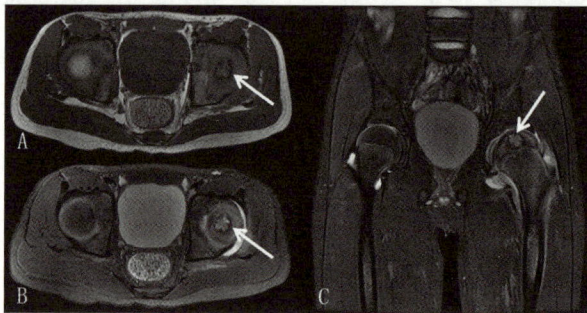

图 6-1　骨骺结核 MRI 表现

图 A 为横轴位 T_1WI：左侧股骨头骨骺类圆形骨质破坏，呈等低
信号；图 B 为横轴位 T_2WI 压脂、图 C 为冠状位 T_2WI 压脂：骨
骺破坏区周围见水肿高信号

【诊断与鉴别诊断】

本病诊断要点为慢性骨感染临床表现，好发于长骨干骺端、骨骺区，且可跨越骨骺线，早期表现为骨质疏松，后期以骨质破坏为主，并"碎屑状死骨"和骨旁脓肿，少有骨质增生和骨膜反应等。主要应与急性化脓性骨髓炎、慢性骨脓肿等鉴别。

1. 急性化脓性骨髓炎　为急性骨感染临床表现，好发于长骨干骺端，向周围及骨干蔓延，不累及骨骺，可见骨质增生硬化、骨膜反应及长条形大块死骨。二者仅早期骨质疏松、破坏有相似之处，有助于鉴别。

2. 慢性骨脓肿　一般无明显临床症状，主要表现为干骺端边缘光滑、整齐的骨质破坏影，周围可见骨质增生硬化带，无骨膜反应和软组织改变。

第二节　短管状骨结核

短管状骨结核是骨结核中一种比较少见的类型，又称为骨气臌或囊性结核。好发于儿童近节指（趾）骨骨干，可为双侧多发，末节较少见，成人偶尔也可发生。

【病理与临床】

1. 病理改变　病变始于短骨干髓腔内，分为增生型和干酪样坏死型。①增生型：病变以结核性肉芽肿增生为主，松质骨破坏，病灶由髓腔向外扩张，侵及邻近骨皮质和骨膜，造成骨皮质变薄和骨膜增生，病骨出现梭形膨胀性改变；②干酪样坏死型：以干酪样坏死为主，造成骨质破坏和小死骨形成，可穿破周围组织形成窦道。

2. 临床表现　患指（趾）梭形膨大，局部轻度压痛，肤色多无明显改变，极少数病例可形成窦道。

【影像学表现】

1. X 线表现　早期可见局灶性骨质疏松。典型病变表现为骨干膨大，骨皮质变薄，髓腔内出现圆形、类圆形或多房性囊状骨质破坏，周围可见轻度骨质硬化及层状的骨膜增生，称为骨气臌，有时病灶内可见残存不规整粗大的骨嵴和小死骨，骨质破坏严重时可累及整个骨干，甚至发生病理性骨折，骨髓腔内干酪样坏死可穿破骨皮质、增生的骨膜及软组织形成窦道；修复期可见骨质破坏区缩小，边缘光整，软组织肿胀消失，或遗留少许粗大紊乱的骨小梁等轻微的骨结构异常，儿童患骨还可完全修复。

2. CT 表现　与 X 线表现相似，但 CT 后处理多平面重建图像对骨质破坏区显示更准确。

3. MRI 表现　对于早期骨髓水肿的显示敏感度高，但缺乏特异性。

【诊断与鉴别诊断】

本病诊断要点为骨气臌。主要与发生在短骨的内生性软骨瘤进行鉴别。

内生性软骨瘤　病变常始于干骺端，并逐渐移向骨干，内可见小环形、点状或不规则软骨钙化，周围有骨硬化缘与正常骨组织分界，邻近骨皮质膨隆变薄，无骨膜增生为鉴别诊断的重要依据。

第三节　关节结核

关节结核分为骨型关节结核和滑膜型关节结核，以持重的大关节如髋关节和膝关节为常见，一般为单关节受累。先有骨骺、干骺端结核，而后侵入关节的称为骨型关节结核；结核菌经血行直接侵犯关节滑膜的称为滑膜型关节结核。其中以骨型关节结核多见。

【病理与临床】

1. 病理改变　病变始于关节滑膜，引起渗出和增生改变。早期以渗出病变为主，关节渗出液中含大量纤维素和少量白细胞，因蛋白质溶解酶缺乏，病变呈慢性经过，关节软骨破坏出现较晚；随着病变的逐步发展，滑膜肉芽组织增生，肉芽组织先侵入关节软骨，继而软骨下骨质，还可从关节囊附着部位，即关节非承重面侵入骨内；愈合时，关节腔内大量纤维素充填，并通过肉芽组织的长入而机化，造成关节纤维性强直。

2. 临床表现　初期临床表现不明显，仅感微痛，关节活动受限。严重时关节肿胀明显，不能伸直。

【影像学表现】

1. X 线表现

（1）滑膜型关节结核　早期表现为关节肿胀，关节间隙正常或稍增宽，关节周围骨质疏松；进展期出现关节边缘非承重面的骨质侵蚀破坏，呈虫蚀状或鼠咬状改变，且出现在受累关节两端，可对称受累；晚期关节软骨破坏，关节间隙出现不对称性狭窄，可发生关节半脱位，甚至出现关节纤维性强直和关节畸形。

（2）骨性关节结核　表现为骨骺、干骺端结核基础上的骨质疏松、关节破坏及关节间隙不对称性狭窄等改变。

2. CT 表现　较 X 线更易于显示病变的细微特征，包括骨质破坏和碎屑样死骨，关节囊肥厚，关节腔积液及周围软组织病变（图 6-2）。

3. MRI 表现　滑膜型关节结核早期表现为关节肿胀，周围软组织间隙模糊、水肿，关节滑膜增厚，关节腔积液，呈 T_1WI 低信号、T_2WI 高信号；进展期关节滑膜及关节腔可见 T_1WI 呈低信号、T_2WI 呈混杂高信号结核性肉芽肿，关节边缘软骨及骨破坏，局部软骨及骨质结构缺失，邻近骨髓出现水肿改变；晚期干酪样坏死物液化聚集于关节周围形成"冷脓肿"，T_1WI 呈低信号、T_2WI 呈高信号，增强检查呈周边环形强化。

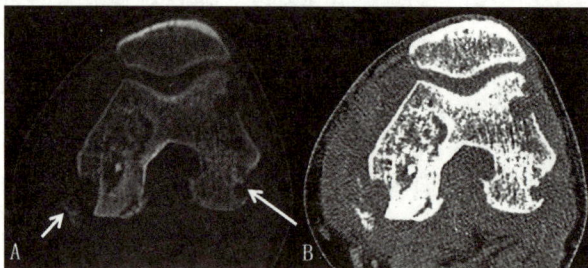

图 6-2　膝关节结核 CT 表现

图 A 为膝关节横轴位骨窗：关节骨端边缘骨质破坏（长箭），内
见碎屑状死骨（短箭）；图 B 为膝关节横轴位软组织窗：关节周
围软组织肿胀

【诊断与鉴别诊断】

关节结核病变发展慢，关节骨端骨质疏松，关节边缘骨质破坏及渐进性关节间隙不对称变窄有助于诊断。主要应与化脓性关节炎和类风湿关节炎等鉴别。

1. 化脓性关节炎　起病急，症状、体征重，病变发展快，关节软骨和关节骨质破坏早，且发生在承重面，同时伴有骨质增生硬化，关节间隙狭窄出现早，常为对称性狭窄，晚期可形成关节骨性强直。

2. 类风湿关节炎　起病隐匿，病变发展慢，关节骨端骨质疏松，骨质破坏从关节边缘开始，二者表现相似。但类风湿关节炎好发于中年女性，具有周围性、对称性及多关节受累的特点，尤其多见于掌指近节小关节，关节间隙变窄出现较早，且呈对称性狭窄。

第四节　脊柱结核

脊柱结核（tuberculosis of spine）亦称为结核性脊柱炎，是骨、关节结核中最常见的类型，好发于儿童和青年。腰椎和胸椎易受侵犯，颈椎少见，常累及相邻两个椎体，甚至数个椎体相继发生。

【病理与临床】

1. 病理改变　结核杆菌通过血行播散至椎体，一般滞留于椎体前软骨终板下区，引起椎体骨质破坏，并通过椎体软骨终板孔侵入椎间盘，造成椎间盘感染；还可向前纵韧带下方蔓延。病变常发生干酪样坏死，干酪样坏死物液化后可在局部形成"冷脓肿"，或沿筋膜间隙向下流注，形成远处"冷脓肿"。由于病变椎体不能负荷，易发生椎体压缩楔形变，导致脊柱后凸畸形。

2. 临床表现　临床发病隐匿，病程缓慢，症状较轻，局部常有钝痛、活动受限等。后期随着病程的进展，可出现"冷脓肿"、脊柱后突畸形和双下肢感觉运动障碍或瘫痪等脊髓受压症状等。

【影像学表现】

1. X 线表现　主要表现为单个或多个椎体内或椎体的上、下缘圆形或不规则形的骨质破坏，边缘不清，无明显硬化，可累及附件，内可有小泥沙状死骨；椎间隙狭窄或消失；椎体塌陷变扁或呈楔形改变，脊柱后凸畸形；椎旁脓肿形成，

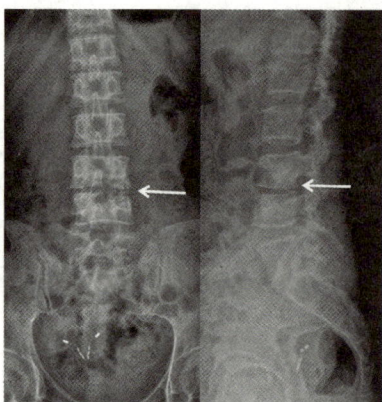

图 6-3　腰椎结核 X 线表现

腰椎正侧位：第 4、5 腰椎椎体左侧上下缘
不规则骨质破坏，椎间隙变窄

内可有不规则钙化（图 6-3）。

2. CT 表现 CT 表现与 X 线表现类似，但能更清楚地显示椎体及附件骨质破坏，特别是较隐蔽、较小的破坏和死骨，以及椎旁脓肿和椎管内的情况。

3. MRI 表现 MRI 是脊柱结核的首选检查方法，对于显示椎体骨髓炎、软骨终板破坏、椎间盘炎、椎旁和硬膜外脓肿及远处脓肿，都有很高的敏感性和准确度。病变早期椎体骨髓水肿和椎体终板的侵蚀，T_1WI 呈低信号、T_2WI 多呈混杂高信号；进展期，椎间盘、椎管和邻近椎体受累（图 6-4），椎旁脓肿和肉芽肿形成，T_1WI 呈低信号，T_2WI 多呈混杂高信号、部分为均匀高信号，可沿前纵韧带下方蔓延累及多个椎体，或沿周围筋膜间隙向下流注，形成腰大肌脓肿、髂窝脓肿，甚至股部脓肿，增强检查肉芽肿呈不均匀或均匀强化，脓肿壁薄呈环状强化；后期椎间隙狭窄，病变椎体塌陷呈楔形改变，严重者可见脊柱后凸畸形。

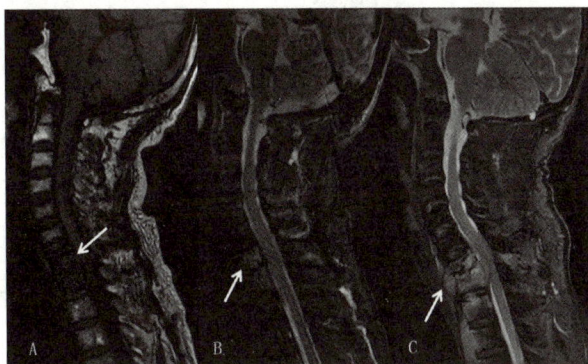

图 6-4 颈椎结核 MRI 表现

图 A 为矢状位 T_1WI：颈 7 椎体破坏、水肿呈低信号；图 B 为矢状位 T_2WI 压脂序列：颈 7 椎体破坏、水肿呈高信号；图 C 为 1 年后矢状位 T_2WI 压脂序列：多椎体骨质破坏、水肿呈高信号，颈 7 椎体破坏塌陷，椎体前缘见脓肿向下流注

【诊断与鉴别诊断】

脊柱结核起病隐匿，临床症状不明显，病程较长，病变发展慢，通常为两个以上椎体的溶骨性破坏，沿前纵韧带下蔓延，椎间隙变窄或消失，脊柱后突畸形，椎旁脓肿范围大和软组织钙化等特点，有助于诊断。主要应与以下疾病鉴别：

1. 化脓性脊柱炎 起病急，临床全身症状明显，多单一或双椎体破坏，病变发展快，早期出现椎间隙狭窄，骨质增生硬化明显，形成粗大骨赘或骨桥。

2. 脊柱转移瘤 常有原发恶性肿瘤病史，累及多个椎体，且跳跃分布，一般不累及椎间盘，较易鉴别。

3. 椎体压缩骨折 多有外伤病史，一般累及单个椎体，椎体压缩多呈楔形，无骨质破坏及椎间隙改变。

【复习思考题】

1. 试述滑膜型关节结核与化脓性关节炎的影像学鉴别要点。
2. 试述脊柱结核的 MRI 表现。
3. 试述脊柱结核和化脓性脊柱炎的鉴别要点。
4. 试述骨骺、干骺端结核的影像学表现。

第七章
骨肿瘤

第一节　概　论

　　骨肿瘤（bone tumor）虽发病率不高，但全身骨骼均可发生，且其临床、病理和影像学表现比较复杂多样。影像学检查可以显示肿瘤的部位、大小、范围及邻近骨骼和软组织的改变，判断其良恶性、转移或复发，对多数骨肿瘤能够明确诊断；但有一些骨肿瘤的影像学表现缺乏典型的征象，因此需要影像学、临床、实验室检查和病理相结合，综合分析，才能做出正确诊断。

一、骨肿瘤分类

　　2013版WHO骨肿瘤分类方法见表7-1。

表 7-1　2013 版骨肿瘤分类

组织来源	良性	交界性	恶性
原发性肿瘤			
1. 软骨源性肿瘤	骨软骨瘤、软骨瘤、骨软骨黏液瘤、甲下骨疣、奇异性骨旁骨软骨瘤样增生、骨膜软骨瘤、内生软骨瘤、滑膜软骨瘤病	软骨黏液纤维瘤、软骨母细胞瘤、软骨肉瘤（Ⅰ级）	软骨肉瘤（Ⅱ级、Ⅲ级）、去分化软骨肉瘤、间叶性软骨肉瘤、透明细胞软骨肉瘤
2. 骨源性肿瘤	骨瘤、骨旁骨瘤、骨样骨瘤	成骨细胞瘤	低级别中心性骨肉瘤、传统型骨肉瘤、成软骨型骨肉瘤、成纤维型骨肉瘤、成骨型骨肉瘤、毛细血管扩张型骨肉瘤、小细胞骨肉瘤、继发性骨肉瘤、骨旁型骨肉瘤、骨膜骨肉瘤、高级别表面骨肉瘤
3. 纤维源性肿瘤	纤维骨皮质缺损、非骨化性纤维瘤、骨化性纤维瘤、硬纤维瘤、骨膜硬纤维瘤、骨黏液纤维瘤、骨黄色纤维瘤	促结缔组织增生性纤维瘤	纤维肉瘤、骨膜纤维肉瘤
4. 骨血管肿瘤	血管瘤、血管球瘤、淋巴管瘤、骨血管瘤病	上皮样血管瘤	上皮样血管内皮瘤、血管肉瘤
5. 骨髓组织			骨髓瘤、孤立性浆细胞瘤、原发何杰金淋巴瘤

续表

组织来源	良性	交界性	恶性
6. 富含破骨性巨细胞的肿瘤	小骨的巨细胞瘤	骨巨细胞瘤	恶性骨巨细胞瘤
7. 脊索源性肿瘤	良性脊索样细胞瘤		脊索瘤
8. 未定性肿瘤	骨囊肿、纤维结构不良、骨纤维结构不良、软骨间叶性错构瘤、Rosai-Dorfman 病	动脉瘤样骨囊肿、Langerhans 细胞组织细胞增生症、Erdheim-Chester 病	
8. 肌源性肿瘤	平滑肌瘤		平滑肌肉瘤
9. 脂肪源性肿瘤	脂肪瘤、血管脂肪瘤		脂肪肉瘤
11. 其他肿瘤			Ewing 肉瘤、造釉细胞瘤、骨未分化高级别多形性肉瘤
继发性肿瘤			骨转移瘤、恶性肿瘤骨侵犯、良性骨病变恶性变

2020 新版 WHO 将骨与软组织肿瘤分为：软组织肿瘤、骨与软组织未分化小圆细胞肿瘤、骨肿瘤、遗传性骨与软组织肿瘤综合征四类，其中后三类与骨肿瘤有关。新版分类将尤因（Ewing）肉瘤划分到骨和软组织未分化小圆细胞肉瘤骨肿瘤类别中，新增了遗传性骨与软组织肿瘤综合征。新版骨肿瘤分类见表 7-2。本章主要介绍其中常见、多发的骨肿瘤。

表 7-2　2020 版骨肿瘤分类

组织来源	良性	中间型	恶性
1. 软骨源性肿瘤	甲下骨疣、骨软骨瘤、奇异性骨旁骨软骨瘤样增生、骨膜软骨瘤、内生性软骨瘤、骨软骨瘤、软骨母细胞瘤、软骨黏液样纤维瘤、骨软骨黏液瘤	软骨瘤病、非典型软骨肿瘤	软骨肉瘤（Ⅰ级、Ⅱ级、Ⅲ级）、骨膜软骨肉瘤、透明细胞软骨肉瘤、间叶性软骨肉瘤、去分化软骨肉瘤
2. 骨源性肿瘤	骨瘤、骨样骨瘤	骨母细胞瘤	低级别中心性骨肉瘤、骨肉瘤、普通型骨肉瘤、毛细血管扩张性骨肉瘤、小细胞骨肉瘤、骨旁骨肉瘤、骨膜骨肉瘤、高级别表面骨肉瘤、继发性骨肉瘤
3. 纤维源性肿瘤		促结缔组织增生性纤维瘤	纤维肉瘤
4. 骨血管肿瘤	血管瘤	上皮样血管瘤	上皮样血管内皮瘤、血管肉瘤
5. 富含破骨性巨细胞的肿瘤	动脉瘤样骨囊肿、非骨化性纤维瘤	骨巨细胞瘤	恶性骨巨细胞瘤
6. 脊索源性肿瘤	良性脊索样细胞瘤		脊索瘤、软骨样脊索瘤、分化差的脊索瘤、去分化脊索瘤
7. 骨的其他间叶性肿瘤	胸壁软骨间叶性错构瘤、单纯性骨囊肿、纤维结构不良、骨纤维结构不良、脂肪瘤、冬眠瘤	釉质瘤样骨纤维结构不良、间叶瘤	长骨釉质瘤、去分化釉质瘤、平滑肌肉瘤、未分化多形性肉瘤、骨转移瘤

组织来源	良性	中间型	恶性
8. 骨的造血系统肿瘤		骨浆细胞瘤、恶性非何杰金淋巴瘤、何杰金病、弥漫性大 B 细胞淋巴瘤、滤泡性淋巴瘤、边缘带 B 细胞淋巴瘤、T 细胞淋巴瘤、间变性大细胞淋巴瘤、恶性淋巴瘤（淋巴母细胞性）、Burkitt 淋巴瘤、郎格罕细胞组织细胞增生症、Erdheim-Chester 病、罗道病	

二、骨肿瘤的基本影像学征象

（一）骨质破坏

骨肿瘤的骨质破坏是由于肿瘤直接或间接引起破骨活动增强，松质骨和皮质骨的破坏、消失。骨质破坏分为囊性、膨胀性和浸润性三种。

1. 囊性骨质破坏　肿瘤在骨内呈团块状生长，形成囊样改变（图 7-1）。如有残存增粗的骨小梁或肿瘤表面有凹凸不平的骨嵴，则呈多囊状改变。

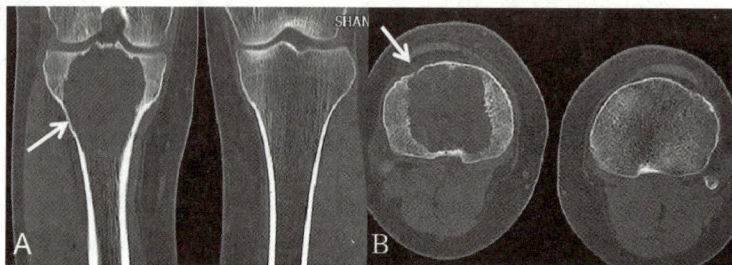

图 7-1　囊性膨胀性骨质破坏 CT 表现
胫骨近端囊样膨胀性骨质破坏，边缘可见残存增粗的骨小梁

2. 膨胀性骨质破坏　当囊样骨质破坏扩大并侵及骨外膜时，肿瘤刺激骨膜在皮质外增生化骨，同时不断破坏吸收骨膜新生骨内层，于缺损的正常骨皮质外形成与之相连的薄层骨壳，呈膨胀性骨质破坏，多见于良性肿瘤（图 7-1）。

3. 浸润性骨质破坏　为恶性肿瘤沿骨皮质的哈伏管和松质骨髓腔间隙浸润蔓延并破坏管壁和侵蚀骨小梁的结果。早期骨皮质破坏多为筛孔样、虫噬样或细条透光区，见于恶性肿瘤突破骨皮质的部位或肿瘤的边缘；松质骨破坏表现为骨小梁中断或小斑片状骨小梁缺失。肿瘤进一步发展可出现大片状松质骨和 / 或皮质骨缺失（图 7-2）。

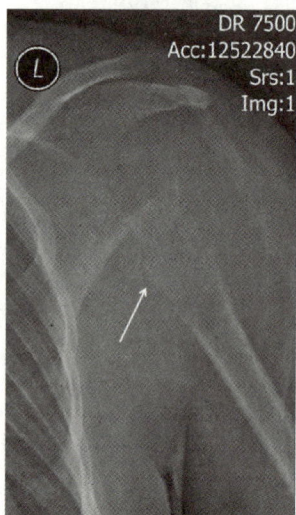

图 7-2　浸润性骨质破坏 X 线表现
肱骨上段及肩胛骨关节盂大范围松质骨和皮质骨缺失，边缘模糊

（二）软骨破坏

软骨由于组织结构的特殊和缺乏血管，可暂时阻止肿瘤的蔓延。但肿瘤进展时，软骨亦可被破坏。肿瘤侵及骺板软骨时，X 线表现为先期钙化带密度减低、中断或消失，骺板增厚。肿瘤突破关节软骨向关节腔发展时，表现为关节面破坏、塌陷、骨折和关节间隙狭窄，

关节腔内可有软组织肿块。

（三）瘤骨

瘤骨为肿瘤细胞形成的骨质，瘤细胞或以膜内化骨方式直接形成类骨组织及骨组织，或先形成瘤软骨，再经软骨内化骨方式间接成骨，也可由瘤软骨细胞直接化骨。良性肿瘤的瘤骨与正常骨质相似。恶性肿瘤的瘤骨则为一团无正常骨结构的杂乱骨影，密度不一，可呈高度致密的象牙质样，亦可为密度淡薄的棉絮状。

（四）瘤软骨

瘤软骨常钙化，是诊断软骨类肿瘤较为可靠的 X 线征象。环状钙化是由于环绕在软骨外层的肥大软骨细胞基质钙化和软骨小叶边缘部分软骨组织钙质沉积。如钙化或钙质沉积不完全，则可呈点状、条状、半环状或弧形；如钙化彼此相连或重叠，则可呈菜花状。钙化的形态常可反映瘤组织分化程度，可作为鉴别肿瘤良恶性的 X 线诊断依据。

（五）肿瘤反应骨

肿瘤的反应骨（含骨膜增生）是肿瘤刺激骨膜或正常骨组织增生成骨的结果。X 线表现可呈单层、多层、花边状和不规则等各种形态。一般距肿瘤越近，骨膜增生越明显。葱皮样和垂直针样骨膜增生，常出现于恶性程度较高的肿瘤生长活跃区。良性骨肿瘤少有或仅有轻微骨膜反应，也可表现为膨胀骨质邻近的皮质增厚。恶性骨肿瘤早期可表现为单层骨膜增生，继而呈多层或葱皮样，被肿瘤破坏突破后则显示中断或残缺不全，肿瘤两端残存的反应性骨膜增生常呈三角形，称为骨膜三角（Codman 三角）（图 7-3）。多见于尤因肉瘤和成骨肉瘤。

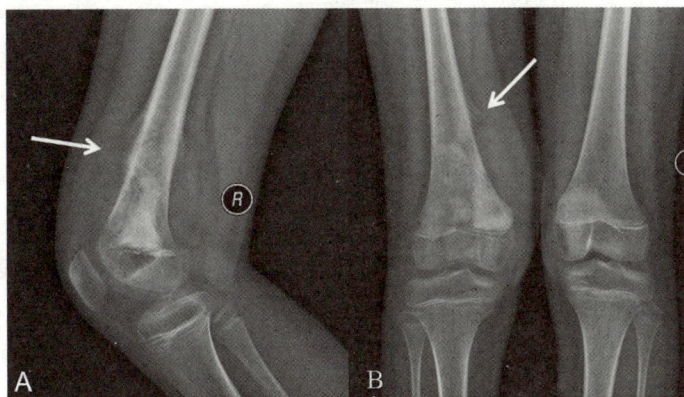

图 7-3　Codman 三角 X 线表现

股骨恶性骨肿瘤，表现为骨膜增生被肿瘤破坏后中断或残缺不全，残存的
反应性骨膜增生常呈三角形

（六）残留骨和死骨

残留骨是骨组织被肿瘤破坏后残留下来的骨质，亦可变为死骨，密度增高，多见于恶性骨肿瘤。X 线检查示残留皮质骨为参差不齐、断续不连、密度较高的条状或斑点状致密骨影，可被肿瘤组织推移到骨外软组织内。残留松质骨为边缘模糊、密度浅淡的大片或多发小片状疏松骨小梁结构。

（七）软组织肿块

恶性肿瘤较早侵入软组织，甚至骨破坏尚不明确时即有显著的软组织肿块形成，边缘模糊，其中可见瘤骨。良性肿瘤较少形成软组织肿块，也无瘤骨。

（八）病理骨折

病理骨折是指肿瘤破坏的骨骼，在无外力或轻微外力作用下发生的骨折，断端多无明显侧方移位。骨折后，良性骨肿瘤和生长缓慢的恶性肿瘤可有明显骨痂形成（图7-4）。

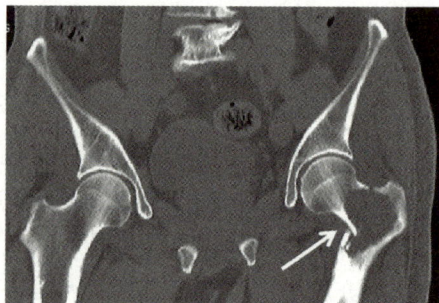

图7-4　病理性骨折CT表现
左侧股骨近段骨质破坏伴病理性骨折，
断端稍有成角

（九）邻近骨质改变

邻近骨质的改变多见于发生在胫、腓骨和尺、桡骨等相邻管状骨的肿瘤。良性骨肿瘤可引起邻骨的压迫性骨吸收或弯曲畸形，边缘光整，可有硬化（图7-5）。恶性骨肿瘤常导致邻骨由外向内的溶骨性破坏，边界模糊。

（十）间接征象

主要是放射治疗敏感性。对放射治疗敏感的骨肿瘤放疗后，可在6～18个月后出现坏死，有的几乎完全消失（如尤因肉瘤），借此可以辅助诊断。

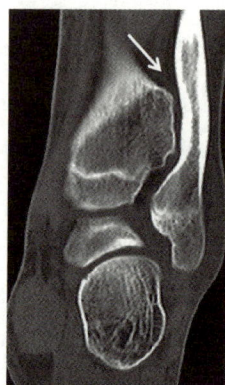

图7-5　邻近骨质改变 CT 表现
胫骨远端良性骨肿瘤，
邻近腓骨受压变形，腓
骨局部增生硬化

三、良恶性骨肿瘤的鉴别诊断

骨肿瘤的正确诊断极为重要，早期诊断，及时治疗，可提高生存率。临床对骨肿瘤影像学诊断的基本要求是良恶性的鉴别和区别原发还是转移。

1. 骨肿瘤的影像学检查　可以显示肿瘤的部位、大小、邻近骨骼和软组织的改变，对大多数病例还能鉴别良性或恶性。影像学检查对骨肿瘤良恶性的判断准确率较高，良恶性骨肿瘤的正确诊断需结合临床表现、影像学表现和实验室检查等因素综合分析，最后还需病理检查才能确定。

通过观察、分析，常有可能判断骨肿瘤是良性或恶性，并确定其性质。良性和恶性骨肿瘤的鉴别要点见表7-3。

2. 良恶性骨肿瘤的鉴别诊断　需结合发病率、发病年龄、症状与体征、实验室检查等临床资料，这些资料对骨肿瘤的良恶性鉴别诊断有重要价值。

表7-3　良恶性骨肿瘤的鉴别诊断

	良性	恶性
生长情况	生长缓慢，不侵及邻近组织，但可引起压迫移位	生长迅速，易侵及邻近组织、器官
转移情况	无转移	可有转移

续表

	良性	恶性
局部骨变化	呈膨胀性骨质破坏，与正常骨界限清晰，边缘锐利，骨皮质变薄、膨胀，保持其连续性	呈浸润性骨破坏，病变区与正常骨界限模糊，边缘不整，累及骨皮质，造成不规则破坏与缺损，可有肿瘤骨
骨膜增生	一般无骨膜增生，病理骨折后可有少量骨膜增生，骨膜新生骨不被破坏	多出现不同形式的骨膜增生，可被肿瘤侵犯破坏
周围软组织变化	多无肿胀或肿块影，如有肿块，其边缘清楚	长入软组织形成肿块，与周围组织分界不清

第二节　良性骨肿瘤

一、骨瘤

骨瘤（osteoma）是一种良性病变，仅发生于膜内成骨骨骼，发病率仅次于骨软骨瘤，无恶变趋向。多为单发，多发性骨瘤常合并肠道息肉病及软组织肿瘤，称 Gardner 综合征，有遗传性。

【病理与临床】

1. 病理改变　骨瘤分密质骨瘤和松质骨瘤两类，多发生于颅骨的内外板、鼻窦、下颌骨，发生在鼻骨少见，极少发生于长管状骨和扁骨。由生骨性纤维组织、成骨细胞及其所产生的新生骨所构成，含有分化良好的成熟骨组织，并有明显的板层结构。

2. 临床表现　骨瘤多在儿童时期发病，生长缓慢，无症状或症状轻。到 10～20 岁时，多数因出现肿块或肿瘤压迫而出现相应的症状，如生于鼻骨者堵塞鼻腔，生于眶内者使眼球突出。肿块坚硬如骨，无活动度，无明显疼痛和压痛，生长有自限，一般直径小于 10cm。无恶变倾向。

【影像学表现】

1. X 线表现　①致密骨瘤：显示边缘光滑的隆起。颅骨骨瘤基底宽广，呈弧形凸起，位于颅内板者则内板增厚，骨密度均匀增加，向颅内突入。②颅面骨瘤：可见骨质破坏，同时出现不同程度骨化，边界清楚，肿块突出于骨外或腔内。③长管状骨骨瘤：肿瘤为一致密骨样团块，位于一侧骨皮质，表现为平滑、边缘清晰的赘生物，好似骨的向外延伸，且有围绕骨干生长的倾向。④鼻副窦骨瘤：多见于额及筛窦，常呈分叶状，可有蒂，边缘整齐，密度均匀一致，长大可占满鼻窦腔，甚至顶起窦壁，引起额面畸形。⑤椎体内骨瘤：椎体内见均匀高密度影。

2. CT 与 MRI 表现　CT 与 X 线表现相似，但能更清楚地显示肿瘤结构。MRI 示致密型骨瘤在 T_1WI、T_2WI 上均呈边缘光滑的低信号或无信号影，强度与邻近骨皮质一致，周围软组织信号正常（图 7-6）。

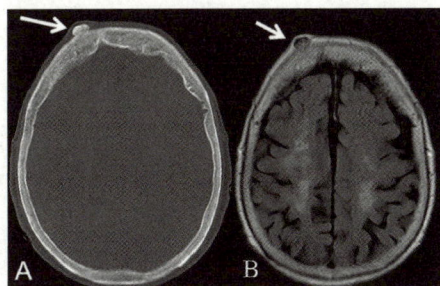

图 7-6　骨瘤 CT 和 MRI 表现

颅骨骨瘤：右侧额骨边缘光滑、宽基底，突出于骨轮廓之外的隆起（箭）

【诊断与鉴别诊断】

骨瘤影像学表现为局部突起，增生硬化、致密骨化，边界清楚，诊断一般不难。骨瘤应与以下疾病鉴别：

1. 额骨内板增生症　呈波浪性骨增生，患者常有头痛、肥胖、性欲减退，多见于停经后的女性，有时伴发糖尿病或尿崩。

2. 颅骨骨纤维异常增殖症　病变广泛，基底宽，常累及板障和颅板，全身其他骨骼亦可发病。

3. 骨软骨瘤　多发生于长骨干骺端，背向关节生长，可见软骨帽钙化。

二、骨样骨瘤

骨样骨瘤（osteoid osteoma）由成骨细胞及其所产生的骨样组织所构成。病变局限且界限清晰，周围有较大的骨反应区。

【病理与临床】

1. 病理改变　病灶可位于皮质内、皮质的内侧面、皮质与骨膜间或者骨松质内。一般直径小于 10mm，形成卵圆形或圆形瘤巢，其内为富含成骨细胞的结缔组织，可出现不同程度的钙化和骨化，瘤巢周围可见致密的骨质硬化。

2. 临床表现　本病 10 ～ 30 岁最多见，男性多发。好发于胫骨和股骨，其次为腓骨、肱骨和脊柱等。病程具有特征性，疼痛出现较早，常于 X 线片出现病变前几个月就已存在。发病初期为间歇性疼痛，夜间加重，口服止痛药可缓解。后期则疼痛加重，呈持续性，口服药物不能缓解。

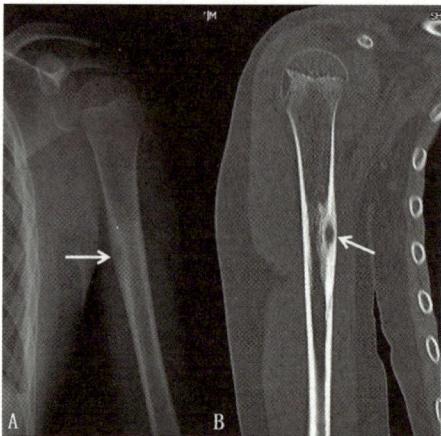

图 7-7　骨样骨瘤 X 线、CT 表现
左侧肱骨上段内侧骨皮质内类圆形边界清楚的低密度区，中心部可见骨化影，瘤巢外周见骨质增生硬化

【影像学表现】

1. X 线表现　大多数瘤巢直径小于 10mm，表现为透亮区，多为单发，偶见多个瘤巢，周围骨质增生硬化。瘤巢可有不同程度的钙化（图 7-7A、图 7-8A）。

2. CT 表现　薄层扫描可明确显示被广泛硬化或正常结构重叠所遮掩的瘤巢。在 CT 横断面图像上，瘤巢表现为圆形、类圆形边界清楚的低密度区，中心部可有钙化或骨化影，瘤巢外周可见不同程度的骨质硬化及广泛皮质增厚的高密度影，瘤巢中心可出现钙斑影，即"巢中带蛋"，此为典型表现（图 7-7B）。

3. MRI 表现　瘤巢在 T_1WI 上呈低到中等信号，T_2WI 根据内部钙化或骨化程度可呈低、中等或高信号，内部钙化或骨化明显者则大部分为低信号（图 7-8B、C）。增强后多数瘤巢强化明显，少数瘤巢可呈环状强化。

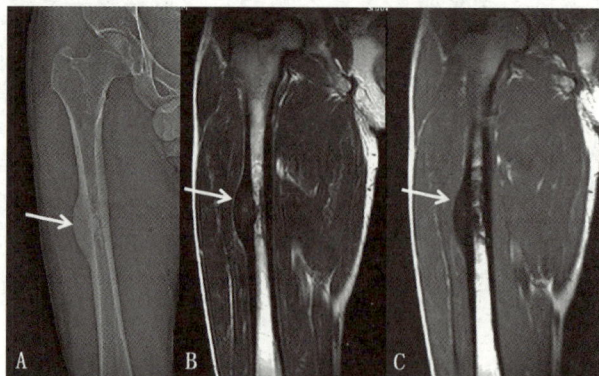

图 7-8　骨样骨瘤 X 线、MRI 表现
图 A 为股骨上中段外侧骨皮质局限性致密、增厚，中央区隐约见透亮区；图 B、C 为瘤巢呈中、高信号，周围增生硬化呈低、中信号

【诊断与鉴别诊断】

根据临床及影像学表现，一般不难诊断。某些病例在特征性的 X 线表现出现前，诊断较为困难。如果青年人或儿童存在不能解释的持续性疼痛，应考虑本病的可能。

三、骨软骨瘤

骨软骨瘤（osteochondroma）是最常见的良性骨肿瘤，病变进展缓慢，有单发及多发两种。

【病理与临床】

1. 病理改变　肿瘤呈宽基底或蒂状与骨干相连的骨性肿块。肿瘤表层有骨膜覆盖，顶端有软骨帽，蒂部有骨质与骨干的皮质相延续。肿瘤的中心为骨松质和骨髓，与骨干的骨松质和骨髓相通。

2. 临床表现　本病多在 10～20 岁发病，单发者多无明显症状，常因外伤或肿瘤生长而发现，多发者可见患处有硬性肿块。一般无疼痛或轻微疼痛，如肿瘤长大或发生骨折，则局部疼痛显著。若发现肿瘤生长迅速，疼痛剧烈，常提示恶变。

【影像学表现】

1. X 线表现　干骺端的骨性突起，背向关节生长，可有广基底及带蒂两型，基底部为骨结构，与正常骨皮质延续至基底部远端，顶部为软骨帽，可伴有斑点状、环状、条带状或菜花状钙化，肿瘤可使邻近骨骼受压、变形、移位，软组织可随肿瘤突起，无肿块形成（图 7-9A）。

2. CT 表现　主要用于 X 线显示不清的肿瘤，CT 可以显示肿瘤内部结构，了解肿瘤基底部是否和骨干的骨松质和骨髓相通、软骨帽的边缘、钙化及周围软组织的情况（图 7-9B）。

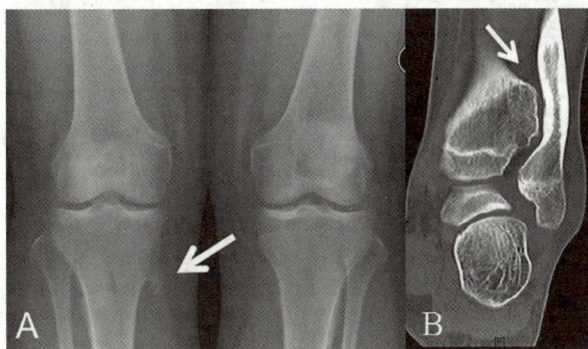

图 7-9　骨软骨瘤 X 线、CT 表现

图 A 为胫骨近侧干骺端内侧宽基底骨性凸起，背向关节生长；图 B 为胫骨远端宽基底骨性凸起，邻近腓骨变形，局部骨皮质增厚

3. MRI 表现　非钙化软骨帽 X 线和 CT 均难以显示，MRI 表现为长 T_1、等 T_2 信号，梯度回波 FS T_2WI 呈明显高信号。骨软骨瘤的恶变与软骨帽的厚度直接相关，当 MRI 显示其厚度超过 2cm 时，应高度怀疑恶变的可能。

【诊断与鉴别诊断】

骨软骨瘤的鉴别诊断除了良恶性鉴别外，主要与下列疾病鉴别：

1. 大肌腱止点处的钙化、骨化　如股骨大粗隆、跟骨结节等。

2. 骨旁骨瘤　常起自一侧皮质骨，同时向骨外生长，产生骨化团块状影像，表面呈不规则分叶状，与骨软骨瘤不同。

3. 骨外膜成骨　多有外伤或临床症状，骨皮质增厚的范围广且完整。

四、软骨瘤

软骨瘤（chondroma）在良性骨肿瘤中较为常见。发生在髓腔内的软骨瘤称为内生性软骨瘤，发生于骨皮质骨或骨膜下者称为外生性软骨瘤。多发软骨瘤合并畸形称为 Ollier 病。

【病理与临床】

1. 病理改变　肿瘤起源于干骺端，短管状骨见骨皮质膨出，变薄呈壳状；长管状骨骨皮质未见膨出，髓腔内有侵蚀性的嵴突和沟纹。骨外膜一般较光滑，表面无新骨沉积。肿瘤组织的透明软骨中含有暗淡的白色软骨和黄色沙粒性组织，为高度钙化或骨化的软骨，长管状骨的内生软骨瘤一般有明显钙化和骨化。

2. 临床表现　软骨瘤常见发病年龄 11 ～ 50 岁。以手足短管状骨最常见，其次四肢长骨。患者早期可无症状。外伤后局部有疼痛和肿胀。部分患者可以有肿胀，但无痛或有微痛。触诊肿胀指骨有坚实感。内生软骨瘤多生长缓慢，若长管状骨的内生软骨瘤无明显的损伤就发生疼痛，则应当考虑恶变的可能。

【影像学表现】

1. X 线表现　骨干内见椭圆形骨质破坏，很少侵及骨骺。病变位于骨干中央时，骨皮质膨胀不明显；若处于一侧，则可使皮质变薄而膨胀。骨破坏区可出现间隔或点状密度增高影（图7-10）。

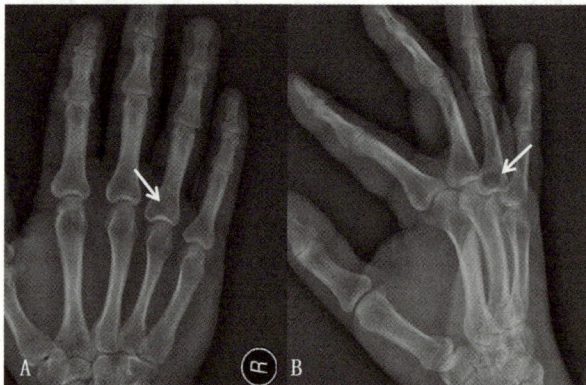

图 7-10　软骨瘤 X 线表现
右手第 4 近节指骨基底部椭圆形骨质破坏，骨皮质膨胀不明显

2. CT 表现　主要用于 X 线平片显示肿瘤内部无明显钙化、对骨皮质的完整性不明确或不规则的进一步估价。

3. MRI 表现　MRI 能显示肿瘤内部的非钙化软骨、病灶范围、骨皮质有无穿破和肿瘤对软组织的侵犯。软骨瘤在 T_1WI 上呈低信号、T_2WI 呈明显高信号。

【诊断与鉴别诊断】

大多数软骨瘤根据影像学表现，结合临床表现，诊断和鉴别诊断并不困难。不典型病变需与下列疾病鉴别：

1. 骨巨细胞瘤　长骨端的内生软骨瘤没有钙化或骨化时易误诊，一般很少出现明显膨胀性骨破坏，病变比较局限。在诊断困难时，需要依靠病理学检查。

2. 皮样囊肿　骨的皮样囊肿更多见于远节指骨，内生性软骨瘤好发于近节指骨。

3. 短管状骨骨结核　又称骨气臌，骨皮质不完整，可见骨膜反应，周围软组织梭形肿胀，破坏区内无钙化为鉴别要点。

五、非骨化性纤维瘤

非骨化性纤维瘤（non-ossifying fibroma，NOF）是一种由纤维组织所构成的良性病变，又称干骺端纤维性骨皮质缺陷病。

【病理与临床】

1. 病理改变 病变呈膨胀性生长，以长管状骨的干骺端皮质处较常见。干骺处纤维性骨皮质缺陷由坚韧的纤维结缔组织所组成。肿瘤周围尚有硬化骨组织的薄壳包围。肿瘤细胞内一般没有成骨现象，这是本病的特征。邻近的骨组织可发生反应性增生。

2. 临床表现 本病好发于 8～20 岁青少年，男女差异不显著，下肢长管状骨多见。无特殊临床症状有助于该病的诊断。病灶发展缓慢、潜在，数年后才会感到局部疼痛和肿胀，主要表现在踝关节和膝关节。

【影像学表现】

1. X 线表现 肿瘤好发于胫骨上端和股骨的下端，病变呈椭圆形或分叶状透光区，偏心生长，界限清晰，长轴多平行于骨干，一般长 4～7cm，病变处皮质可变得很薄，呈膨胀性（图 7-11A）。病变开始离骨骺板较近，随着骨的生长而移向骨干。

2. CT 表现 CT 表现与 X 线表现相似，病灶常偏向骨干一侧，呈单房的透亮区，常有硬化边缘，且硬化边缘靠近髓腔侧，一般长 2～8cm。肿瘤局部骨皮质大多向外膨胀变薄，可部分中断或缺如，其周边有硬化带环绕，但无骨膜反应及软组织肿块，部分病例病变区有骨嵴及点状高密度（图 7-11B）。

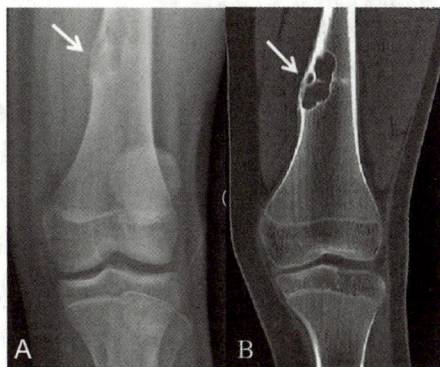

图 7-11 非骨化性纤维瘤 X 线、CT 表现
股骨远段偏心呈分叶状骨质破坏、边缘清晰，有硬化边，内可见骨嵴，局部骨皮质变薄

3. MRI 表现 应用较少。

【诊断与鉴别诊断】

本病主要与下列疾病鉴别：

1. 骨样骨瘤 具有明显的夜间剧烈疼痛，影像学表现为圆形或椭圆形透亮区"瘤巢"，周围有显著的骨质增生硬化。

2. 单骨性骨纤维异常增殖症 多位于四肢长骨近端干骺区，常呈膨胀性单囊状透亮区，其内可见毛玻璃状结构、不规则的骨小梁或钙化，骨干可增粗，病变范围较非骨化性纤维瘤大。

3. 骨巨细胞瘤 发病年龄多在 20～40 岁，以四肢长骨骨端最多见，肿瘤呈偏心、膨胀性、溶骨性骨破坏，其中见皂泡状改变，一般周围无骨硬化。

4. 孤立性骨囊肿 发生于四肢长骨干骺区及骨干，呈中心性透亮区，无骨硬化边缘，极少偏心性生长。

六、骨化性纤维瘤

骨化性纤维瘤（ossific fibroma）是先天性骨结构不良所致，肿瘤由纤维性和骨样物质组成。

【病理与临床】

1. 病理改变　肿瘤位于骨皮质内，骨膜完好，其下的皮质骨非常薄，溶骨区域内纤维样物质的肿瘤致密，质地软，有时有轻微的沙砾感。病变好发于长骨的骨干，胫骨多发，向两端发展，很少侵犯干骺端，有时同侧腓骨可受累，双侧发病罕见。

2. 临床表现　本病大多于 5 岁内发病，好发于男性。一般无疼痛症状，常由于胫骨的肿胀或弯曲而发现。有时可发生病理性骨折。

【影像学表现】

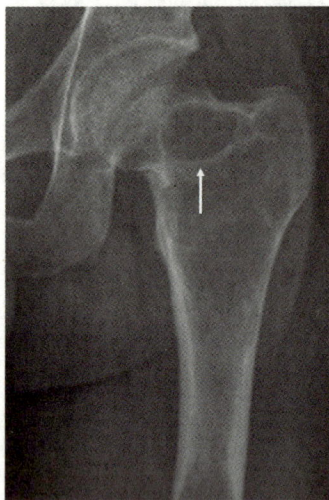

图 7-12　骨化性纤维瘤 X 线表现

股骨上段多发溶骨性的骨质破坏区，内见少量的、稀疏的骨性间隔（箭），累及股骨周径

1. X 线表现　为皮质骨内偏心性的类圆形或不规则形透光区，骨皮质表面膨胀、变薄，骨皮质内侧和髓腔的透光区被骨硬化包绕，边缘清晰，髓腔常变窄（图 7-12），很少骨膜反应。病变可为单发或多发，累及胫骨全周径或整个骨干少见。沿纵轴方向发展，一般不越过骨骺线。骨化程度低者表现为骨破坏区内见少量的、稀疏的骨性间隔；骨化程度高者表现为骨性间隔增粗，数目增多，呈斑片状或致密的骨化影，甚至骨块，一般无死骨和钙化形成。

2. CT 表现　与 X 线平片基本相似，能清楚地显示肿瘤内部的结构及周围的骨质改变。以纤维为主，表现为软组织密度；以骨组织为主，表现为斑片状高密度影。

3. MRI 表现　有助于显示病变内的一些微细结构、轮廓及周围组织结构。

【诊断与鉴别诊断】

本病需与下列疾病鉴别：

1. 单骨型骨纤维结构不良　发生于长骨者可见偏心的溶骨性骨破坏，呈毛玻璃样改变，或其内可见条索状的骨性间隔和致密斑点，钙化少见。

2. 非骨化性纤维瘤　偏心型常发生于长骨干骺端，表现为卵圆形分叶状透亮区，其中可有分隔，边缘清晰，略有硬化，皮质膨胀变薄。

3. 骨巨细胞瘤　多见于 20 ～ 40 岁，表现为长骨端的偏心、膨胀、溶骨性破坏，边缘清楚锐利，无钙化和新骨形成，有时内见少量的骨性间隔。恶性倾向者肿瘤可穿破骨皮质侵犯软组织。

七、骨血管瘤

骨血管瘤（hemangioma of bone）是一种呈瘤样增生的血管组织，掺杂于骨小梁之间，不易将其单独分离。

【病理与临床】

1. 病理改变　骨血管瘤在组织学上分为海绵状血管瘤和毛细血管瘤，前者多见于脊柱和颅骨，后者多见于扁骨和长管骨干骺部。肿瘤组织为灰红色或暗红色，极易出血，肿瘤使骨质膨胀变薄，在肿瘤壁上常见到粗糙而硬化的不规则骨嵴。

2. 临床表现　患者一般疼痛较轻，全身状况良好。因肿瘤发生的部位不同，所产生的症状和体征也不同。患者往往仅有局部轻度不适或轻度疼痛。

【影像学表现】

1. X 线表现

（1）脊椎骨血管瘤　分为椎体型、椎弓型和混合型。①椎体型：病变椎体略膨胀，有典型栅栏状或网状改变，密度减低的阴影中有许多致密而清晰的垂直粗糙的骨小梁。②椎弓型：表现为椎弓根或椎板呈溶骨性改变，其影像模糊或消失，椎体及椎间隙正常。③混合型：病变侵及椎体及椎弓者，除有以上两者的 X 线表现外，亦可有病理性椎体骨折或脱位。

（2）肿瘤内部结构　分为垂直型、日光型和泡沫型。①垂直型：多见于脊柱，部分骨小梁增生和增厚，形成栅栏状或网状，椎体的外形及椎间隙可保持正常。②日光型：多见于颅骨，正面观可见病变区内自中央向四周放射的骨间隔，侧面观骨间隔方向与颅骨表面垂直。③泡沫型：长骨多见，肿瘤呈泡沫状囊肿样，多偏心性生长，患骨局部梭形膨胀，周围骨皮质变薄，一般无骨膜反应。广泛的软组织血管瘤亦可侵犯骨骼，一般呈压迫性骨缺损，外缘凹陷但光滑。软组织内可存在静脉石。

2. CT 表现　CT 扫描在诊断椎体血管瘤上具有高度的特异性，病椎呈"火柴束"样及"栅栏"样断面改变（图 7-13）。

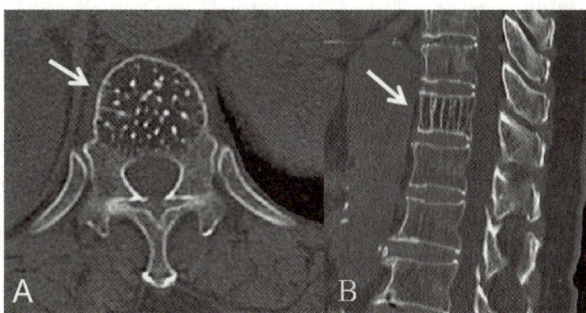

图 7-13　骨血管瘤 CT 表现
图 A 为椎体横轴位：椎体断面呈"火柴束"样改变；图 B 为椎体矢状位：椎体呈"栅栏"样改变

3. MRI 表现　椎体血管瘤在 T_1WI 和 T_2WI 上均呈现信号增强。这些斑点的增强信号与病变的骨成分相对应，而骨外病灶扩展则在 T_1WI 不能显示高强信号。

【诊断与鉴别诊断】

骨血管瘤大都有较典型的影像学表现，一般诊断不难。

第三节　骨巨细胞瘤

骨巨细胞瘤（giant cell tumor of bone）是较常见的骨肿瘤，起源于骨髓结缔组织的间充质细胞，是一种局部侵袭性肿瘤。

【病理与临床】

1. 病理改变　肿瘤富含血管，易出血，有时有囊性变。依据肿瘤组织内单核细胞和多核细胞的数量比例和组织学特点，骨巨细胞瘤可分为 3 级：①Ⅰ级为良性，邻近肿瘤的骨皮质变薄、膨胀，形成菲薄骨壳，肿瘤本身由结缔或骨组织分隔；②Ⅱ级为过渡类型，可穿破骨壳而长入软组织中；③Ⅲ级为恶性，肿瘤组织破坏骨皮质，侵入软组织并形成肿块。

2. 临床表现　多见于 20 ～ 40 岁成人，好发在四肢长骨骨端和骨突部，尤其是股骨远端、胫骨近端和桡骨远端。主要症状是患部疼痛和压痛，骨质膨胀变薄时，压之有捏乒乓球感，或有牛皮纸音。肿瘤穿破骨皮质形成软组织肿块后，皮肤可呈暗红色，表面静脉充盈曲张。当疼痛由间歇转为持续时，需警惕恶变可能。

【影像学表现】

1. X 线表现　肿瘤好发于骨端，多呈膨胀性、多房性、偏心性骨质破坏。骨壳较薄，轮廓一般完整，无硬化边，其内可见纤维骨嵴，构成分房状（图 7-14A）。有的肿瘤膨胀明显，可将关节对侧的另一骨端包绕起来，这是该肿瘤的特征之一。肿瘤常直达骨性关节面下，以至骨性关节面就是肿瘤的部分骨性包壳，此亦为其特征之一。肿瘤有横向膨胀的倾向，其最大径线常与骨干垂直。一般无骨膜反应，或仅在骨破坏区与正常皮质交界处可见少量骨膜新生骨，称为花萼样骨膜反应。

以下几点提示肿瘤为恶性：①有较明显的侵袭性表现，如肿瘤与正常骨交界处模糊，有虫噬状、筛孔样骨破坏，骨性包壳和骨嵴残缺不全；②骨膜新生骨较明显，可有 Codman 三角；③软组织肿块较大，超出骨性包壳的轮廓；④患者年龄较大，疼痛持续加重，肿瘤突然生长迅速并有恶病质。

2. CT 表现　骨壳内面凹凸不平，肿瘤内并无真正的骨性间隔，肿瘤内密度不均，可见低密度的坏死区，有时可见液 - 液平面。肿瘤与骨松质的交界多清楚，无骨质增生硬化。瘤体内无钙化或骨化（图 7-14B、C）。增强扫描可反映病灶内血供，显示液化、坏死区。

3. MRI 表现　瘤体的 MRI 信号无特征性，在 T_1WI 上多呈均匀的低或中等信号，高信号区则提示亚急性、慢性出血；在 T_2WI 呈低、中等或高信号混杂（图 7-14D、E）。增强扫描病灶强化方式各异，可呈轻度强化到明显不规则强化。

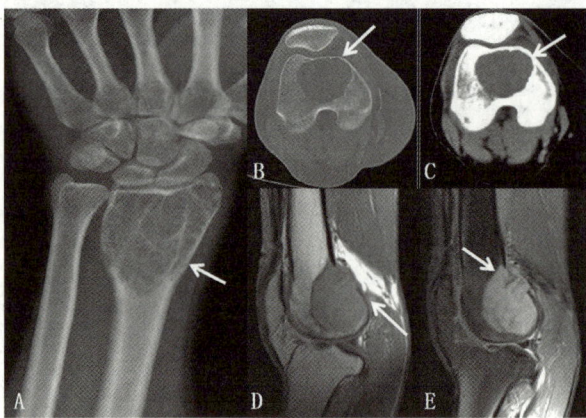

图 7-14　骨巨细胞瘤影像学表现

图 A 为桡骨远端呈明显溶骨性、膨胀性骨质破坏，骨壳较薄，其轮廓尚完整，无硬化边，其内可见多发纤维骨嵴，构成分房状；图 B、C 为股骨下端溶骨性、膨胀性骨破坏，骨壳菲薄，破坏区与正常骨交界清楚，无硬化边，骨质破坏区内呈软组织密度；图 D、E 为股骨下端呈溶骨性骨破坏，T_1WI 低信号、T_2WI 高信号，其内夹杂少许低信号影

【诊断与鉴别诊断】

本病需与下述疾病鉴别：

1. 脊索瘤　多位于骶尾椎中央，溶骨性骨破坏，无骨膜新生骨，内有钙化，伴软组织肿块。

2. 动脉瘤样骨囊肿　发生于长骨者多位于干骺端，常有硬化边。发生于扁骨或不规则骨者与巨细胞瘤鉴别比较困难，前者为含液囊腔，液－液平面较多见，且 CT 可显示囊壁有钙化或骨化影。

3. 软骨母细胞瘤　膝关节周围的病灶可表现为边界较清、溶骨性骨破坏，年龄相似，但内部的钙化及边缘硬化有助于鉴别。

4. 骨囊肿　多在干骺愈合前发生，位于干骺端而不在骨端，骨囊肿沿骨干长轴发展，膨胀改变不如骨巨细胞瘤。

第四节　恶性骨肿瘤

一、骨肉瘤

骨肉瘤（osteosarcoma）亦称成骨肉瘤，是指瘤细胞能直接形成骨样组织或骨质的恶性肿瘤。按其发生部位，分为髓性骨肉瘤和表面骨肉瘤；按瘤骨多少，分为成骨型、溶骨型和混合型。

【病理与临床】

1. 病理改变　肿瘤细胞开始生长在长骨干骺端的骨髓腔内，生成大量的肿瘤性骨样组织与骨质，造成不同程度的骨质破坏。病变可向骨干、关节及外侧发展，引起骨皮质和关节破坏、骨膜新生骨形成，还可侵入软组织形成肿块和肿瘤新生骨。

2. 临床表现　好发年龄为 11 ～ 20 岁，男性多见。骨肉瘤的恶性程度高，进展快，多早期发生于肺转移。临床主要表现为疼痛、局部肿胀、运动障碍和局部温度增高和发热。实验室检查多数有碱性磷酸酶明显升高。

【影像学表现】

1. X 线表现　肿瘤常累及长骨干骺端，尤其是股骨远端和胫骨近端最多见（图 7-15A）。

（1）骨质破坏　多始于干骺端中央或边缘部分。初期，骨松质呈小斑片状骨破坏，骨皮质呈虫噬样、筛孔状破坏，以后骨破坏区融合扩大形成大片的骨缺损。

（2）肿瘤骨　其形态主要有：①云絮状：密度较低，边界模糊；②斑块状：密度较高，边界清晰，多见于髓腔内或肿瘤的中心部；③针状：多数为细长骨化影，大小不一，边界清楚或模糊，彼此平行或呈辐射状，位于骨外软组织肿块内。

（3）软组织肿块　肿块多呈圆形或半圆形，境界多不清楚，肿块内可见瘤骨。

（4）骨膜反应　骨膜反应可呈线状、葱皮状或放射针状，形成 Codman 三角。

（5）病理性骨折　溶骨型骨肉瘤常合并病理性骨折，骨折断端可见骨质破坏的痕迹，有时可出现大量瘤性骨痂，且骨痂非常紊乱。

2. CT 表现　能良好地显示肿瘤在髓腔的蔓延范围及肿瘤与邻近结构的关系，血管神经等结构受侵犯表现为肿瘤组织直接与这些结构相贴或包绕它们，两者之间无脂肪层相隔。增强扫描肿瘤实质部分可有明显强化。

3. MRI 表现　MRI 可以清楚地显示肿瘤与周围正常结构如肌肉、血管、神经等的关系，也能清楚地显示肿瘤在髓腔内及向骨骺和关节腔的蔓延。大多数骨肉瘤在 T_1WI 上呈不均匀的低信号、T_2WI 呈不均匀的高信号，肿块外形不规则，边缘多不清楚，其中瘤骨和瘤软骨钙化及骨膜反应在 T_1WI、T_2WI 上均表现为低信号（图 7-15B、C）。

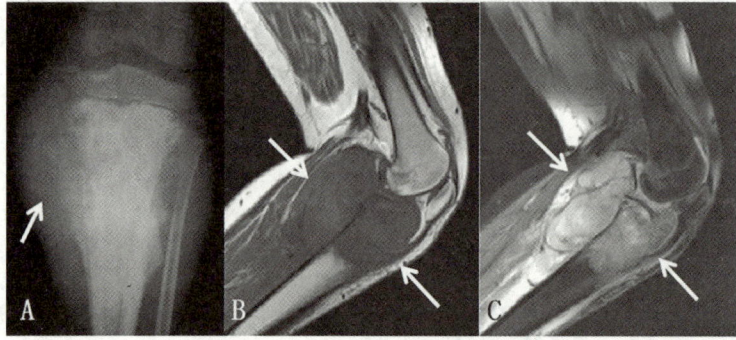

图 7-15　骨肉瘤 X 线、MRI 表现

图 A 为胫骨上段大范围骨质破坏和明显的软组织肿块，骨质破坏区和软组织肿块
内见大量斑片状瘤骨，可见骨膜新生骨和 Codman 三角；图 B、C 为胫骨上段髓
腔内见大量瘤骨、骨外见软组织肿块影，肿瘤 T$_1$WI 呈不均匀低信号、T$_2$WI 呈不
均匀高信号，肿块外形不规则，边界欠清楚（箭）

【诊断与鉴别诊断】

骨肉瘤根据临床及典型影像学表现，较易于诊断。本病需与下列疾病鉴别：

1. 化脓性骨髓炎　两者均有弥漫性骨质破坏、较明显的新生骨和广泛的骨膜反应。化脓性骨髓炎骨破坏的周围有骨质增生，有死骨形成；而骨肉瘤破坏区内无死骨，周围无骨化。

2. 骨转移瘤　发病年龄较大，且有原发病史。好发于躯干骨，常多发。

3. 骨巨细胞瘤　发病年龄多在 20 ～ 40 岁。多见于长骨骨端，呈偏心性膨胀性骨破坏，骨破坏区内无新生骨。

4. 骨纤维肉瘤　多见于 25 ～ 45 岁。好发于骨干，呈溶骨性破坏，其内无肿瘤骨，少见骨质增生和骨膜反应。

二、软骨肉瘤

软骨肉瘤（chondrosarcoma）是起源于软骨或成软骨结缔组织的恶性骨肿瘤。发病率仅次于骨肉瘤。

【病理与临床】

1. 病理改变　软骨肉瘤大体形态与瘤细胞的分化程度密切相关。分化良好者，肿瘤表面有纤维性假包膜，纤维组织伴随血管伸入瘤内，将肿瘤分隔为大小不等之小叶。软骨基质的钙化多沿血管丰富的小叶边缘区进行，故多呈环状。

2. 临床表现　本病多见于 30 岁以上成人，男性多见。好发于四肢长骨和骨盆，尤以股骨和胫骨多见。主要症状是疼痛和肿胀，并可形成质地较坚硬的肿块，肿块局部皮温升高和产生红斑。

【影像学表现】

1. X 线表现　主要表现为髓腔内膨胀性、溶骨性破坏，常伴有特征性的环状、半环状或弧形钙化和骨化，骨皮质增厚，内缘骨吸收呈扇贝样改变（图 7-16A）；晚期骨皮质被破坏形成软组织肿块，其内可见不规则钙化，偶可见骨膜增生。也可表现为骨皮质旁软组织肿块，其中可见散在斑块状瘤骨。继发性软骨肉瘤常由骨软骨瘤恶变，表现为原有病变基础上出现软骨帽增厚和不规则钙化，以及周围出现软组织肿块。

2. CT 表现 CT 上软骨肉瘤的钙化是点状、环形或半环形。肿瘤非钙化部分的密度可不均匀，可见到坏死、囊变等更低密度影。

3. MRI 表现 表现为 T_1WI 上不均匀等、低信号，T_2WI 呈不均匀的高信号。钙化和骨化均呈低信号（图 7-16B、C）。动态增强检查，软骨肉瘤一般在注射对比剂 10 秒内即出现强化，而软骨瘤的强化则发生较晚，可依此进行鉴别。

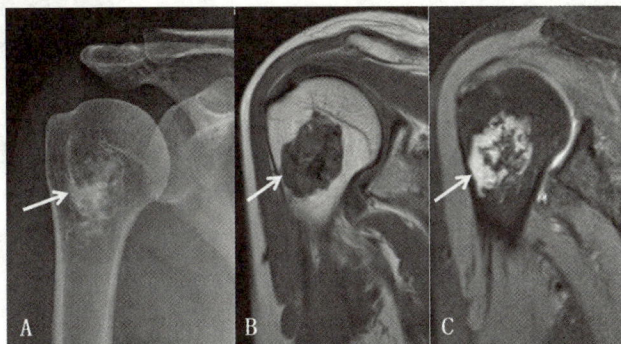

图 7-16 软骨肉瘤 X 线、MRI 表现

内生软骨瘤恶变：图 A 为肱骨上端中心性骨质破坏，内见多发斑点状、斑片状钙化，其边界欠清；图 B、C 为肿瘤在 T_1WI 呈不均匀低信号、T_2WI 呈不均匀高信号，其内见斑片状低信号

【诊断与鉴别诊断】

本病依据典型影像学表现，结合临床，一般不难诊断。需与下列疾病鉴别：

1. 骨软骨瘤 继发于骨软骨瘤的软骨肉瘤需与骨软骨瘤鉴别，若软骨帽增厚大于 2cm 并软组织肿块形成，内见不规则钙化时应考虑恶变。

2. 骨肉瘤 溶骨型骨肉瘤内可见瘤骨、骨膜反应；而软骨肉瘤内可见环状、半环状或弧形特征性钙化。

3. 软骨瘤 软骨瘤内钙化常呈散在沙砾样，且少而小，骨皮质保持完整，无软组织肿块形成。

三、骨纤维肉瘤

骨纤维肉瘤（fibrosarcoma of bone）是起源于骨纤维结缔组织的恶性骨肿瘤，较少见。

【病理与临床】

1. 病理改变 肿瘤主要由成纤维细胞及其所产生的胶原纤维构成，可发生出血、坏死及囊变。肿瘤分为中央型和周围型（骨膜型）。前者多见，起自骨内膜，可穿破骨皮质形成软组织肿块；后者起自骨外膜，环绕骨干向外生长，可直接侵及骨皮质及髓腔。部分肿瘤可继发于畸形性骨炎、骨纤维异常增殖症或慢性感染等。

2. 临床表现 本病发展缓慢，多见于中青年。好发于四肢长骨干骺端，以股骨下端、胫骨上端最多。主要症状为局部疼痛和肿胀，可有病理性骨折。

【影像学表现】

1. X 线、CT 表现

（1）中央型 表现为溶骨性或轻度膨胀性骨破坏区，边缘模糊，呈筛孔样改变，周围伴有明显软组织肿块（图 7-17）。瘤内少有钙化及骨化征象。一般无骨膜新生骨。可发生病理性骨折。

生长缓慢者，破坏区可呈囊状，甚至呈膨胀性骨破坏。

（2）周围型 表现为骨旁软组织肿块和邻近部位的骨皮质毛糙、压迫性缺损或虫噬样破坏，亦可穿破皮质侵入骨髓腔。CT增强扫描肿块呈不均匀强化。

2. MRI 表现 肿瘤在 T_1WI 上多呈低信号，T_2WI 上可呈高信号、低信号或混杂信号。

【诊断与鉴别诊断】

本病需与下列疾病鉴别：

1. 骨膜骨肉瘤 软组织肿块内多有斑片状或针状瘤骨影，表现为起自骨皮质表面的放射状或篝火状骨针，其近基底部浓密，周围部稀淡。

2. 骨膜软骨肉瘤 软组织肿块内多有典型的环状或半环状软骨钙化。

3. 骨恶性淋巴瘤 病变多位于长骨干骺端，可同时累及骨干。表现为进展迅速的骨质破坏和明显的软组织肿块，但患者的全身状态良好。

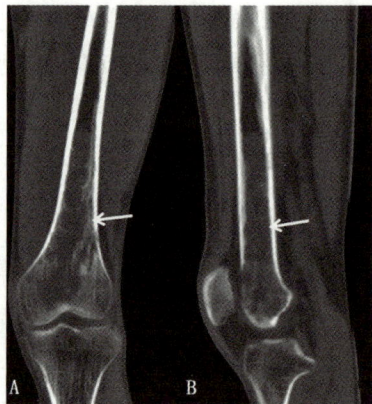

图 7-17 骨纤维肉瘤 CT 表现

股骨下端溶骨性骨破坏区，边缘模糊，呈筛孔样改变

四、骨髓瘤

骨髓瘤（myeloma）是起源于骨髓网织细胞的恶性肿瘤，由于其高分化的瘤细胞类似浆细胞，又称为浆细胞瘤（plasmacytoma）。本病有单发和多发之分，多发者占绝大多数。晚期可广泛转移，但很少出现肺转移。

【病理与临床】

1. 病理改变 本病起源于红骨髓，在髓腔内呈弥漫性或局限性浸润。初期为髓腔内蔓延，骨外形正常，后期可破坏骨皮质，侵入软组织。

2. 临床表现 本病多见于 40 ～ 70 岁，男性多见。好发于富含红骨髓的部位，如颅骨、脊椎、肋骨、骨盆、胸骨、股骨和肱骨近端等。临床表现复杂，主要为全身性骨骼疼痛、病理性骨折、贫血、反复感染和肾功能损害等。实验室检查：高血钙、Bence-Jones（本－周）蛋白尿，骨髓涂片可找到骨髓瘤细胞。

【影像学表现】

1. X 线、CT 表现 不同类型、不同部位其表现各异。主要表现有：

（1）广泛性骨质疏松 以脊柱和肋骨明显。

（2）多发性骨质破坏 生长迅速者，骨质破坏区呈穿凿状、鼠咬状改变，边缘清晰或模糊，无硬化边和骨膜新生骨，多见于颅骨、脊柱和骨盆等，以颅骨最多见和典型（图 7-18A、B）；生长缓慢者，破坏区呈蜂窝状、皂泡状改变，伴有骨膨胀性改变，多发生于长骨、肋骨、胸骨和肩胛骨。骨破坏区可相互融合。

（3）骨质硬化 少见，又称为硬化型骨髓瘤。可为单纯硬化或破坏与硬化并存。

（4）软组织肿块 位于破坏区周围，椎旁软组织肿块很少跨越椎间盘水平至邻近椎旁，肋骨破坏后可形成胸膜下结节或皮下软组织肿块。

（5）病理性骨折 常见于脊柱和肋骨。椎体后缘骨质中断或破坏，为肿瘤侵犯硬膜外的可靠征象。

（6）X 线表现正常 骨质改变尚轻或病灶过小，X 线表现正常。CT 较 X 线平片能更早期显示骨质细微破坏、骨质疏松和骨外侵犯的程度，特别是脊柱、骨盆病变。

2. MRI 表现 MRI 对检出病变、明确范围非常敏感。骨质破坏或骨髓浸润区形态多样，可呈弥漫性、局灶性、不均匀性（颗粒性）浸润等，在 T_1WI 上呈低信号，多位于中轴骨及四肢骨近端。病变呈多发、散在点状或颗粒状浸润时，T_1WI 上呈特征性的"椒盐状"改变。T_2WI 上病灶呈高信号，脂肪抑制 T_2WI 或 STIR 序列上病灶的高信号较 T_2WI 更明显（图 7-18C、D）。

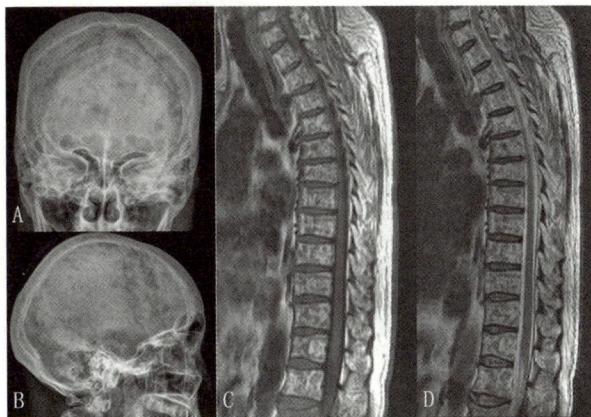

图 7-18 骨髓瘤 X 线、MRI 表现

图 A、B 为颅骨多发鼠咬状、穿凿状骨质破坏，边界欠清；图 C、
D 为胸腰椎弥漫性分布颗粒状长 T_1、长 T_2 信号

【诊断与鉴别诊断】

骨髓瘤影像学表现较有特征性，但诊断主要依靠临床，确诊需骨髓穿刺活检。本病需与下列疾病鉴别：

1. 骨转移瘤 有原发病史，多呈边缘模糊的溶骨性骨质破坏，而非边缘清晰的穿凿样骨质破坏，多不伴有骨质疏松，尿中无 Bence-Jones 蛋白。

2. 骨质疏松 多见于老年人。骨皮质完整，无骨小梁缺损区，无短期内进行性加重趋势。脊柱表现明显而广泛，颅骨一般无异常改变。血、尿化验有助于鉴别。

3. 甲状旁腺功能亢进 好发于青壮年。常有全身性骨质疏松，伴有骨膜下骨吸收和牙槽硬板骨吸收、颅骨囊性变，尿路结石。化验检查有高血钙、低血磷和 PTH 升高，尿中无 Bence-Jones 蛋白。

五、脊索瘤

脊索瘤是少见的起源于胚胎残留脊索组织的低度恶性的骨源性肿瘤。

【病理与临床】

1. 病理改变 肿瘤来源于脊索胚胎残存物或迷走的脊索组织。肿瘤组织质软、呈胶冻状，肿瘤细胞间含大量黏液，其间可见纤维间隔；肿瘤组织一般较大，可有坏死囊变、出血和钙化。

2. 临床表现 本病好发于 40 岁以上成人，男性多见。骶尾部最为常见。临床主要表现为疼痛，可伴有邻近组织、器官不同程度的压迫症状。

【影像学表现】

1. X 线表现 主要表现为骨质破坏、钙化灶及软组织肿块影。

（1）骶尾部脊索瘤 表现为骶尾部膨胀性、溶骨性骨质破坏，范围一般较大，可向臀部或盆腔内扩展，一侧或双侧骶孔扩大，破坏区或软组织内见斑点状、斑片状钙化影。

（2）斜坡脊索瘤　表现为以斜坡为中心的骨质破坏，边界尚清，可向四周伸展，侵犯邻近组织结构。

2. CT 表现　CT 可更早更清楚地显示骨质破坏和软组织肿块的大小、范围，邻近组织结构的受累情况（图 7-19），以及肿瘤内部的囊变、钙化、出血等改变。增强扫描病变呈不均匀强化。

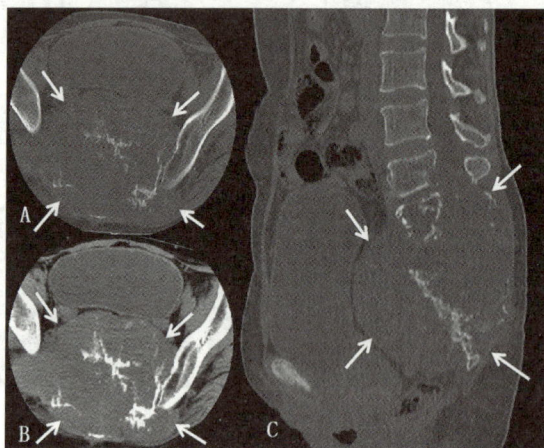

图 7-19　脊索瘤 CT 表现

骶椎中心性溶骨性破坏，边界不清，内可见多发斑点状钙化
及残留骨质，肿瘤向周围形成巨大软组织肿块

3. MRI 表现　MRI 在显示病变范围及邻近组织受累方面更优。病灶主要表现为 T_1WI 呈不均匀的以低信号为主的混杂信号，T_2WI 及压脂序列呈不均匀高信号，部分可见低信号的假包膜及其内放射状的纤维间隔（图 7-20）；增强扫描呈中等强化。

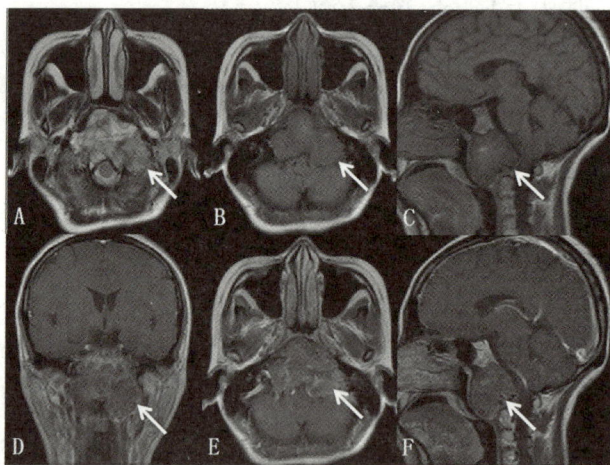

图 7-20　斜坡脊索瘤 MRI 表现

图 A 为肿瘤在 T_2WI 呈不均匀高信号，内见小斑片状低信号；图 B、
C 为肿瘤在 T_1WI 呈不均匀低信号，内见少许斑点状高信号；图 D、
E、F 为增强扫描呈不均匀轻 - 中度强化

【诊断与鉴别诊断】

脊索瘤依据好发部位、典型影像学表现，结合临床，不难做出诊断。需与骶尾部骨转移瘤

鉴别。

骶尾部骨转移瘤　有明确原发病史，病灶多发、无明显膨胀性，软组织肿块较小，其中无明显钙化和残留骨。

六、尤因肉瘤

尤因肉瘤（Ewing sarcoma）亦称尤因瘤（Ewing tumor），是一种起源于骨髓内小圆细胞的高度恶性肿瘤。

【病理与临床】

1. 病理改变　肿瘤起源于髓腔，瘤组织质地柔软，无包膜，常被纤维组织分隔成不规则结节状。瘤内可出血、坏死及囊变。肿瘤易破坏骨皮质向周围浸润扩散，形成骨膜反应及软组织肿块。

2. 临床表现　本病好发于 10 ～ 15 岁，发生部位与年龄及红骨髓的分布有关，20 岁之前好发于长骨骨干和干骺端，20 岁以上好发于扁骨。临床表现主要是局部疼痛和肿胀，可伴有发热、消瘦、贫血和白细胞增多，类似感染症状。

【影像学表现】

1. X 线、CT 表现　按肿瘤发生部位可分为中心型和周围型，以骨干中心型多见且典型。病变区呈弥漫性骨质疏松，斑点状、虫蚀样溶骨性骨质破坏，边界不清（图 7-21A、B），其内常包含有斑片状骨质增生硬化。周围骨皮质呈筛孔样或花边样缺损。骨膜反应可呈葱皮样、放射针状，可形成骨膜三角。病变早期即形成较大软组织肿块，内可有针状瘤骨。CT 增强扫描肿瘤明显强化。

2. MRI 表现　MRI 对确定髓腔内浸润周围软组织的侵犯优于 CT。尤因肉瘤通常呈不均匀 T_1WI 低信号、T_2WI 高信号，皮质信号不规则中断（图 7-21C、D）。软组织肿块呈长 T_1、长 T_2 信号，增强扫描明显强化，瘤内还可见多发性细薄的低信号间隔。髓腔浸润表现为 T_2WI 信号增高。

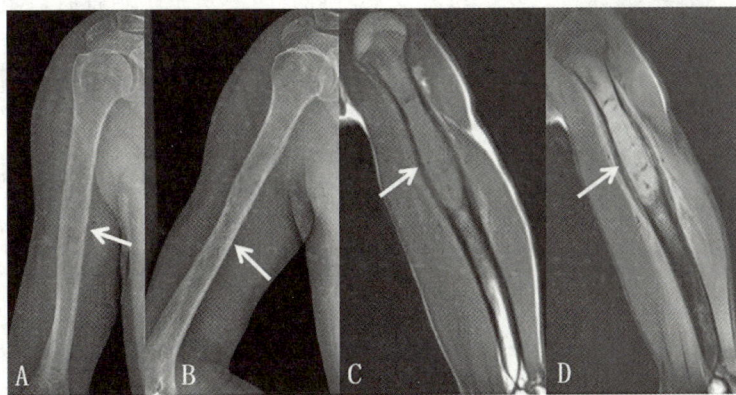

图 7-21　尤因肉瘤 X 线、MRI 表现

图 A、B 为肱骨中上段溶骨性骨质破坏，髓腔增宽，骨皮质中断；图 C、D 为肱骨中上段肿瘤呈不均匀 T_1WI 低信号、T_2WI 高信号，周围骨皮质信号不规则中断，病变两端髓腔内肿瘤浸润区亦呈 T_1WI 低信号、T_2WI 高信号

【诊断与鉴别诊断】

根据 Ewing 肉瘤的发病年龄、类感染症状、发病部位及影像学表现，一般可以做出诊断。

主要需与下列疾病鉴别：

1. 急性化脓性骨髓炎 有明确的急性病史，可见脓腔和死骨，骨质硬化明显，无明显软组织肿块，抗感染治疗有效。

2. 嗜酸性肉芽肿 多呈囊样骨质破坏，边缘清楚，可见增生硬化，软组织肿块少或无，具有自愈性和病变多发的特点。

3. 溶骨型骨肉瘤 临床以疼痛为主要表现，炎症表现轻微，好发于长骨干骺端，在溶骨性骨破坏区和软组织肿块内常见肿瘤骨形成。

七、骨转移瘤

骨转移瘤（metastatic tumor of bone）是指由骨外的恶性肿瘤通过血行、淋巴播散途径或直接蔓延来的继发性骨肿瘤，是最常见的恶性骨肿瘤。

【病理与临床】

1. 病理改变 骨转移瘤可发生于全身任何骨骼，但以骨盆、脊柱、颅骨和肋骨等红骨髓集中的中轴骨最多见。转移途径主要有直接侵犯、血行转移、淋巴转移，以血行转移为主。转移瘤可引起溶骨性破坏、骨质硬化，或破坏与硬化并存的混合改变。

2. 临床表现 骨转移瘤多见于中老年人，以男性为多。临床表现主要是疼痛，多为持续性，夜间加重。有时可出现肿块、病理性骨折和压迫症状等。

【影像学表现】

1. X 线、CT 表现 骨转移瘤的 X 线表现可分为溶骨型、成骨型和混合型，以溶骨型常见。CT 可清楚地显示局部软组织肿块的范围、大小及其与邻近脏器的关系。

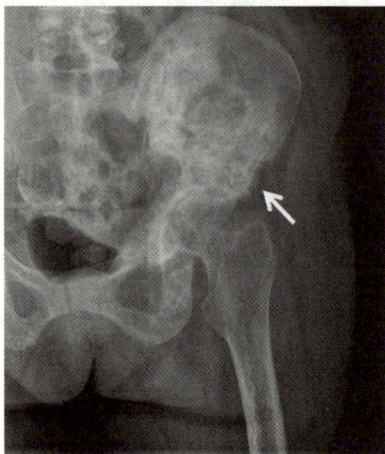

图 7-22 骨转移瘤 X 线表现

左侧髋骨混合型骨转移瘤：多发斑点状、片絮状骨硬化灶及骨质破坏区，边缘模糊

（1）**溶骨型转移瘤** 常为多发。表现为发生于骨干及干骺端的骨松质内虫蚀状、斑片状溶骨性骨质破坏，边缘较清楚、无硬化。病变发展，骨皮质被破坏，形成大片状溶骨性骨质破坏区，一般无骨膜新生骨，可无或有较小的软组织肿块。常并发病理性骨折。发生于扁骨者，多表现为大小不等的骨质破坏区，有融合倾向。发生于脊柱者，椎体广泛性破坏，可压缩、变扁，椎间隙多保持完整。椎弓根受侵蚀、破坏常见。

（2）**成骨型转移瘤** 较少见。常见的原发肿瘤大多是前列腺癌，少数为乳癌、鼻咽癌、肺癌和膀胱癌。成骨型转移常多发，表现为骨松质内斑点状、片状、结节状或棉团状高密度影，边界不清楚，骨皮质多完整，一般无软组织肿块，少有骨膜反应。发生于椎体时，椎体常不被压缩、变扁。

（3）**混合型转移瘤** 溶骨性破坏和成骨性破坏并存（图 7-22）。

2. MRI 表现 溶骨型骨转移瘤在 T_1WI 上呈低信号，在 T_2WI 上呈程度不同的高信号，脂肪抑制序列可以清楚显示（图 7-23）。成骨型转移在 T_1WI 和 T_2WI 上均呈低信号。发生在脊椎的骨转移瘤，具有多椎体、跳跃性分布的特点。

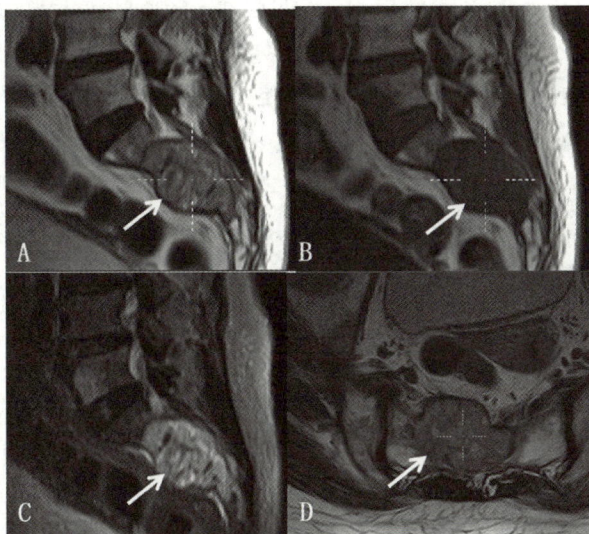

图 7-23 骨转移瘤 MRI 表现

骶骨呈不规则骨质破坏，软组织肿块影形成，肿瘤 T_1WI 呈低信
号、T_2WI 呈不均匀高信号

【诊断与鉴别诊断】

骨转移瘤发病年龄大，有原发肿瘤，影像学表现为多发溶骨性骨质破坏，边缘无硬化，软组织肿块小，发生在脊椎者具有多椎体、跳跃性分布等特点，诊断一般不难。本病需与下述疾病鉴别：

1. 骨髓瘤 呈多发穿凿样骨质破坏，常伴有明显的骨质疏松；患者尿中可出现 Bence-Jones 蛋白。

2. 脊柱结核 相邻椎体骨质破坏，多累及椎间盘，常伴椎旁脓肿形成。

第五节 其他骨肿瘤

一、骨囊肿

单纯性骨囊肿（simple bone cyst）常简称为骨囊肿，是一种原因不明的骨内含液的囊性病变。

【病理与临床】

1. 病理改变 骨囊肿多单发，呈椭圆形囊腔，囊内含黄色或褐色液体，其间可有纤维性间隔，囊肿壁呈壳样变薄，内壁衬以疏松结缔组织，并有半渗透性，致囊内压力不会过高。

2. 临床表现 本病最常见于 20 岁以下青少年，男性多见。好发于长管状骨，尤其是肱骨和股骨上段。发病年龄与部位有密切的联系，长骨病变主要发生于儿童，跟骨和骨盆常见于 20 岁以上患者。临床上通常无明显症状，或仅有隐痛或运动劳累后酸痛。伴发病理性骨折后可有明显症状。

【影像学表现】

1. X 线表现 囊肿一般为单发。最好发于长管状骨干骺端的骨松质或骨干的髓腔内，不跨越骺板。病灶大多为卵圆形，其长径与骨长轴一致，多均居于中心。囊肿呈膨胀性生长，皮质可变薄，外缘光整，并有硬化边，无骨膜增生。膨胀的程度一般不超过干骺端的宽度。一般囊内无明显骨嵴，少数呈多房样。伴发病理性骨折时，骨折碎片可陷入囊腔内，称为"骨片陷落征"。

2. CT 表现　病灶内为均匀的液体密度影，其骨壳完整（图 7-24），但也可因发生骨折而失去连续性。

3. MRI 表现　囊肿内容物在 T_1WI 呈低信号、T_2WI 呈高信号；如果其内有出血或含胶样物质，则 T_1WI、T_2WI 均呈高信号。

【诊断与鉴别诊断】

本病需与下列疾病鉴别：

1. 骨巨细胞瘤　多见于 20 岁以上，好发于骨端，呈横向、偏心性生长，多呈囊状或皂泡状结构，膨胀更明显。

2. 动脉瘤样骨囊肿　多呈偏心性生长，膨胀明显，常呈多房状，有时囊内可见点状钙化或骨化，液 - 液平面常见。

3. 单灶骨纤维异常增殖症　病变范围大，髓腔内可呈多弧状改变，其特征性表现为病灶内呈磨玻璃样改变。

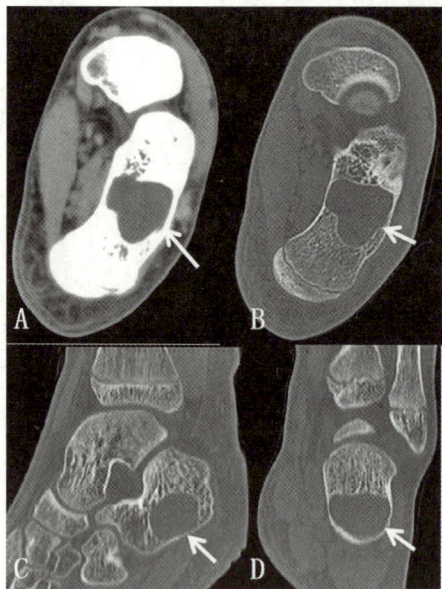

图 7-24　骨囊肿 CT 表现

跟骨内见囊状透亮区，边缘光整，其内为水样密度影，病变周围骨皮质连续

二、骨纤维异常增殖症

骨纤维异常增殖症（fibrous dysplasia of bone）也称为骨纤维性结构不良，是原始间叶组织发育异常，骨骼内的纤维组织异常增殖代替了正常骨组织为特征的骨疾病。可单骨、多骨、单肢或单侧多发。若本病同时并发皮肤色素沉着、性早熟，则称为 Albright 综合征。

【病理与临床】

1. 病理改变　本病为体细胞鸟嘌呤核苷酸结合蛋白 -1 基因突变引起骨骼内纤维组织异常增生而致病。病变主要为纤维结缔组织和新生不成熟的原始骨组织即编织骨取代了正常的骨组织。

2. 临床表现　多见于 15 ～ 30 岁。发病隐匿、进展缓慢。成年后进展更缓慢或基本稳定。如生长加快、疼痛剧烈，应注意恶变。早期常无任何症状，发病越早症状越明显，可引起肢体的延长或缩短，持重骨可弯曲，出现跛行或疼痛。侵犯颅面骨表现为头颅或颜面不对称及突眼等，称为骨性狮面。

【影像学表现】

1. X 线表现　四肢躯干骨以股骨、胫骨、肋骨和肱骨发病多见。颅面骨以下颌骨、颞骨和枕骨好发。长骨病变多始于干骺端或骨干并逐渐向远端扩展，极少累及骨骺。

四肢躯干骨的病变可侵及骨髓腔，也可发生于骨皮质内。X 线表现可分为以下 4 种改变，常数种并存，亦可单独存在（图 7-25A）。

（1）囊状膨胀性改变　分为单囊和多囊，边缘清晰，常有硬化边，皮质变薄，外缘光滑，内缘毛糙呈波浪状。囊内常有散在条索状骨纹和斑点状致密影。

（2）磨玻璃样改变　多见于长管状骨和肋骨，主要是指患骨囊状膨胀性改变中的密度均匀增高如磨玻璃状，是本病特征性改变。

（3）丝瓜瓤状改变　常见于肋骨、股骨和肱骨。患骨膨胀增粗，皮质变薄甚至可以消失。骨小梁粗大扭曲，表现为沿纵轴方向走行的粗大骨纹，颇似丝瓜瓤。

（4）地图样改变　单发或多发的溶骨性破坏，边缘锐利，有时酷似溶骨性转移。

颅骨病变主要表现为内外板和板障的骨质膨大、增厚或（和）囊状改变，最常见的为颅面骨不对称增大，呈极高密度影。

2. CT 表现　CT 能更精确地显示骨内的囊变、破坏、钙化和骨化等（图 7-25B、C ）。

3. MRI 表现　MRI 无特征性。T_1WI 上多呈低或稍低信号，T_2WI 可呈高信号、低信号或混杂信号。

本病可恶变为骨肉瘤、骨纤维肉瘤等。若病灶生长加速，见溶骨性破坏、肿瘤骨形成、明显软组织肿块，则应考虑恶变。

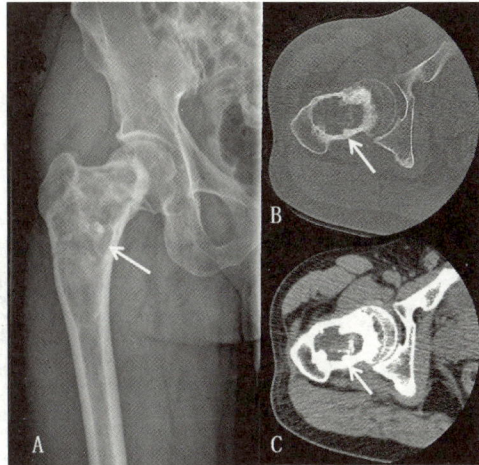

图 7-25　骨纤维异常增殖症 X 线、CT 表现

右股骨颈和粗隆间不规则轻度膨胀性破坏，呈磨玻璃样密度改变，密度不均，其内见斑点状高密度影，病灶周围见高密度影

【诊断与鉴别诊断】

本病主要依靠 X 线平片诊断，CT 和 MRI 对鉴别诊断有帮助，活检或术后病理为确诊依据。本病需与下列疾病鉴别：

1. 骨化性纤维瘤　好发于胫骨前缘骨皮质及颌骨，影像学表现与单骨型骨纤维异常增殖症相似，依靠病理学鉴别。

2. 畸形性骨炎　好发于成年人和老年人。表现为骨骼增粗变形，皮质增厚，骨小梁粗大紊乱。骨质破坏及异常新生骨形成镶嵌状结构。

3. 内生软骨瘤　多见于四肢短管状骨，在膨胀的透亮区内可见斑点状钙化，无磨玻璃样改变。

三、动脉瘤样骨囊肿

动脉瘤样骨囊肿（aneurysmal bone cyst）是一种内含血液的薄壁囊腔性骨疾病。

【病理与临床】

1. 病理改变　病灶主要由单个或多个大小不一的血腔组成，内充满可流动的血液，囊腔间是质韧的灰白色或铁锈色组织，囊壁及间隔中有纤维组织骨化、新生骨小梁及扩张小静脉和毛细血管。

2. 临床表现　本病多见于 10 ~ 20 岁的青少年。临床症状一般较轻，主要为局部肿胀疼痛，呈隐袭性发病。侵犯脊椎可引起相应部位疼痛，压迫神经则引起相应症状。

【影像学表现】

1. X 线表现　本病好发于长骨干骺端，多见于股骨上段、椎体及附件。跟骨、耻骨、锁骨和掌骨皆可发病。长骨的动脉瘤样骨囊肿通常呈偏心性膨胀性改变，边缘菲薄，可有硬化边，囊内有或粗或细的骨小梁状分隔或骨嵴，使病变呈皂泡状。发生在脊椎者，也有长骨病灶的特点，当发生压缩性骨折后则失去特点，如同时发现附件膨胀性病变则有助于诊断。

2. CT 表现　病变多呈囊状膨胀性骨破坏，骨壳菲薄，破坏区内一般可见多个含液囊腔，有

的可见液 – 液平面。囊腔间隔为软组织密度，并可见钙化或 / 和骨化。增强扫描间隔强化而显示更清晰。

3. MRI 表现 一般呈多囊状改变，囊内可有多个液 – 液平面。在 T_2WI 上液平面上层一般为高信号，下层为低信号（图 7–26）。但这种液 – 液平面也偶见于骨巨细胞瘤、骨囊肿和成软骨细胞瘤等。

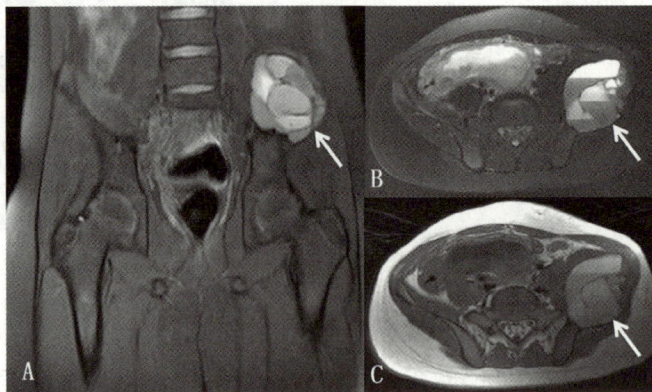

图 7–26 动脉瘤样骨囊肿 MRI 表现
左侧髂骨翼膨胀性骨质破坏，病灶呈多囊状改变，囊内见多发大小不等
液 – 液平面

【诊断与鉴别诊断】

本病需与下列疾病鉴别：

1. 骨巨细胞瘤 好发于骨端，更靠近关节面，与正常骨交界处无骨质增生硬化，病灶内无钙化或骨化。动脉瘤样骨囊肿膨胀更明显。

2. 骨囊肿 好发于长管状骨干骺端，其长径与骨长轴一致，常出现病理性骨折，膨胀改变不如动脉瘤样骨囊肿。

四、嗜伊红细胞肉芽肿

【病理与临床】

1. 病理改变 嗜伊红细胞肉芽肿（eosinophilic granuoma）又称嗜酸性肉芽肿，是组织细胞增生症 X 中最轻的一种类型，以骨骼损害为主，是一种良性、溶骨性的肿瘤样病变。本病病程缓慢，预后多较好。

2. 临床表现 儿童及青少年好发。以颅骨最常见，其次脊柱、长骨和骨盆等部位，可单骨单发、单骨多发或多骨发生。病变局部常轻度疼痛、压痛、肿胀或肿块，可有病理性骨折及畸形，脊柱病变可有行走困难或截瘫。

【影像学表现】

1. 颅骨 呈溶骨性破坏，边界清晰锐利，部分病灶内见斑片状死骨；病变可破坏内板或外板，形成软组织肿块影。

2. 长骨 多发于股骨和肱骨的干骺端，很少累及骨骺。髓腔内类圆形囊状骨质破坏，骨皮质变薄，骨质轻度膨胀，长轴与骨干平行。可有轻度骨膜反应（图 7–27），可合并病理性骨折。

3. 椎体 早期出现透亮区，边界隐约可见；椎体很快被压缩呈楔形，或均匀变扁呈"扁平椎"，密度略增高，其横径和前后径增大，上下椎间隙正常。修复期椎体密度增高，少数可恢复正常椎体大小、形态。

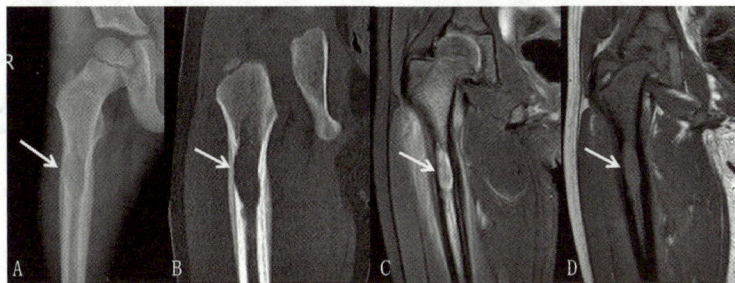

图 7-27　嗜伊红细胞肉芽肿影像学表现
右侧股骨干上段髓腔内类圆形囊性骨质破坏，边界清晰，可见葱皮样骨膜反应

【诊断与鉴别诊断】

本病需与下列等疾病鉴别。

1. 骨囊肿　多发于长骨干骺端的囊状骨破坏，边缘清晰，沿骨干长轴发展，无骨膜反应。

2. 囊状骨结核　多发于体弱小儿。全身中毒症状较重，常为多发病变，可合并寒性脓肿或窦道。

3. 骨纤维异常增殖症　可单骨或多骨发生，且多骨多为单侧性，病变范围大，髓腔内可呈多弧状改变，其特征性表现为病灶内呈磨玻璃样改变。

【复习思考题】

1. 简述良恶性骨肿瘤的鉴别要点。
2. 简述骨化性纤维瘤的鉴别诊断要点。
3. 试述骨巨细胞瘤的影像学表现。
4. 试述骨转移瘤的影像学表现。
5. 试述成骨型骨肉瘤与慢性化脓性骨髓炎的鉴别诊断。

第八章
骨缺血性坏死与骨梗死

目前，多数学者将骨缺血性坏死和骨梗死统称为骨坏死。骨缺血性坏死又称骨软骨炎、骨软骨病等，是发生于骨骺或软骨下骨组织坏死；骨梗死又称骨髓梗死、骨脂肪梗死，是发生于干骺端和骨干的骨细胞及骨髓细胞的坏死。MRI 对早期骨坏死敏感性非常高，是首选的影像学检查方法。

第一节　骨缺血性坏死

一、股骨头缺血性坏死

股骨头缺血性坏死（ischemic necrosis of femoral head）是股骨头血供中断或受损导致股骨头发生坏死。常见的病因为外伤、长期使用类固醇皮质激素和长期大量饮酒等。

【病理与临床】

1. 病理改变　股骨头缺血导致骨内细胞坏死崩解，肉芽组织吸收坏死骨组织并形成新骨，股骨头可发生塌陷和骨折，晚期可继发髋关节退行性改变。

2. 临床表现　本病好发于 30～60 岁男性，最终可双侧受累。主要症状为髋部疼痛、活动受限、跛行，体格检查可见"4"字试验阳性。晚期，除了关节部位症状及活动受限加重外，还可出现肢体短缩、病变侧腿部肌肉萎缩、髋关节屈曲及内收畸形等。

【影像学表现】

1. X 线表现　①早期，股骨头形态正常，局部骨小梁结构模糊，坏死区呈斑片状相对密度增高影，以股骨头前上方多见。②病变发展，病灶周边可出现骨质硬化边，硬化边与病灶之间可有低密度带。③病变继续发展，关节软骨下方可见低密度区，即"新月征"。此征象预示股骨头开始塌陷。④股骨头塌陷后导致股骨头局部密度更高，加速了关节软骨的退变，出现关节面下囊变、关节间隙变窄等（图 8-1A）。

2. CT 表现　①早期表现为股骨头内簇状、条带状和斑片状边缘较模糊的高密度影，病灶内部骨小梁结构模糊或消失，周边多有硬化边。②随病程进展，股骨头前上部病灶周边出现条带状或圆形低密度区，低密度区周围可伴有硬化缘。③随病变进一步发展，可出现股骨头塌陷，表现为股骨头皮质成角、台阶征、双边征、裂隙征和股骨头碎裂。④晚期可出现髋关节退变（图 8-1B、C）。

3. MRI 表现　MRI 敏感性优于 X 线和 CT 检查。①早期病变多位于股骨头前上部，表现为条带状 T_1WI、T_2WI 上均为低信号，或 T_2WI 呈内高外低两条并行信号带，此即为较特异的诊断征象"双线征"，T_2WI 外侧低信号为骨质增生硬化，内侧高信号带为肉芽组织（图 8-1D、E）。②随病变进展，股骨头可出现塌陷，病灶内部可呈高低混杂信号。③晚期病变以低信号为主，提示病变区被纤维组织或骨质增生硬化替代，同时可有髋关节退行性变等表现。

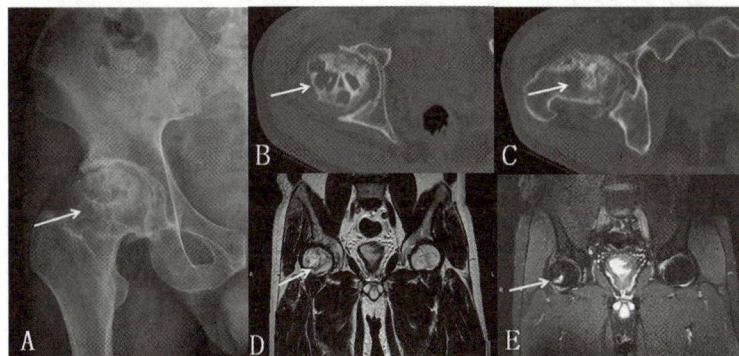

图 8-1　股骨头缺血性坏死影像学表现

图 A 为右髋关节正位：右侧股骨头形态不规则，内见混杂密度影；图 B、C 为
CT 横轴位：右侧股骨头形态不规则，内见囊性变及不规则高密度影；图 D、E 为
MRI 冠状位 T_1WI、T_2WI 图像：右侧股骨头略扁，股骨头内见 T_1WI 条带状低信
号、T_2WI 内高外低两条并行信号带，即"双线征"

【诊断与鉴别诊断】

股骨头出现斑片状密度增高区，周围伴有不规则硬化边、新月征、股骨头变形塌陷是股骨头缺血坏死中晚期的典型 X 线表现。MRI 是早期诊断股骨头缺血坏死最敏感的方法，典型者可见双线征。本病应与下列病变相鉴别：

1. 髋关节退变性囊肿　病灶位于骨性关节面下，形态规整，多无股骨头塌陷，常有关节间隙狭窄。

2. 股骨头一过性骨质疏松　MRI 上呈 T_1WI 低信号、T_2WI 高信号，与骨髓水肿改变相似；但短期随访信号可恢复正常，且没有硬化、股骨头塌陷等表现。

3. 骨岛　多为孤立的高密度影，边缘较光整，周边骨质密度、信号正常。

二、股骨头骨骺缺血性坏死

股骨头骨骺缺血性坏死（ischemic necrosis of femoral head epiphysis）即股骨头骨软骨病，又称 Legg-Perthes 病，是较常见的骨软骨缺血坏死，多与外伤有关。

【病理与临床】

1. 病理改变　股骨头骨骺缺血性坏死的病理过程包括骨质坏死、死骨吸收、新骨形成及股骨头再造等一系列病理变化。

2. 临床表现　本病好发于 3～14 岁的男孩，多单侧受累。本病进展缓慢，主要症状为髋部疼痛、乏力和跛行，可有间歇性缓解，患侧下肢稍短，轻度屈曲或并有内收畸形，外展与内旋稍受限；晚期患肢肌肉轻度萎缩。

【影像学表现】

1. X 线、CT 表现

（1）早期　以骨骺发育迟缓及骨质硬化为主。股骨头骨骺较对侧变小变扁，密度均匀增高，常有关节间隙增宽。

（2）进展期　坏死骨骺内肉芽组织增生为其特点。股骨头骨骺不均匀性密度增高，碎裂成多个小致密骨块，可有多发大小不等的囊样透光区，囊腔周围可形成新生骨。骨骺线不规则增宽，干骺部粗短，关节间隙增宽或正常。

（3）晚期　若临床治疗及时，股骨头骨骺可逐渐恢复正常。如治疗延迟或不当，常可遗留股骨头蕈样或圆帽状畸形，股骨颈粗短，髋内翻和髋关节半脱位（图 8-2A）。CT 较 X 线平片显示清晰而敏感。

2. MRI 表现　MRI 检查可发现关节软骨增厚、滑膜炎、关节积液、骨髓水肿、"双线征"等（图 8-2B、C、D、E）早期征象，敏感性及特异性远较 X 线和 CT 检查为高。

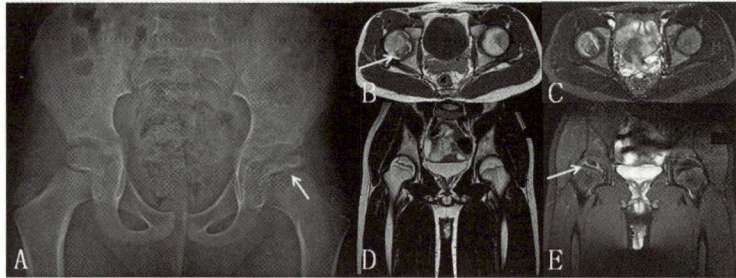

图 8-2　股骨头骨骺缺血性坏死 X 线、MRI 表现

图 A 为骨盆平片：左侧股骨头骨骺变扁且密度不均匀性增高，骨骺线不规则增宽，干骺部粗短；图 B、C 为双髋关节 MRI 横轴位，图 D、E 为 MRI 冠状位：右侧股骨头骨骺形态变扁，内部信号不均匀，关节软骨明显增厚，骨骺骨化中心呈 T_1WI 低信号、T_2WI 高信号改变

【诊断与鉴别诊断】

结合临床表现及股骨头骨骺变小变扁、密度增高、节裂或囊变、关节间隙不变窄等影像学特征，可以做出明确诊断。X 线和 CT 检查主要适用于中晚期病变诊断及随诊复查。MRI 在早期诊断、确定分期和判断预后方面作用很大。本病主要应与髋关节结核相鉴别。

髋关节结核　骨破坏周围较少有硬化带，邻关节骨质疏松广泛，较早即有关节间隙狭窄，无明显骺板和干骺端增宽。

三、胫骨结节缺血性坏死

胫骨结节缺血性坏死（ischemic necrosis of tibial tuberosity）又称 Osgood-Schlatter 病，是因胫骨结节缺血所导致的骨组织死亡及其后续反应性改变。本病亦有自愈性，自愈周期一般约需 2 年。

【病理与临床】

1. 病理改变　胫骨结节缺血性坏死是由于髌韧带及骨骺慢性牵拉导致胫骨结节部分撕脱性，使骨的营养血管中断，胫骨结节缺血坏死，肉芽组织清除坏死组织并增生骨化，晚期胫骨结节常增大。

2. 临床表现　本病好发于 10～13 岁爱运动的青少年，多为单侧发病。临床表现为局部疼痛、肿胀，胫骨结节明显增大突出，髌韧带胫骨结节附着点压痛明显。

【影像学表现】

1. X 线、CT 表现

（1）早期　胫骨结节前方软组织密度增高、向前突出，髌韧带增粗肥厚。

（2）中期　胫骨结节骨骺不规则增大，密度不均，胫骨结节前上方可见一个或数个游离的新生小骨、有节裂，髌韧带内可见钙化或骨化影（图 8-3A、B）。

（3）晚期　新生小骨显示更明显，邻近的胫骨结节也可见增生现象。CT 能更早发现髌韧带增粗肥厚，韧带下骨化及钙化影。

2. MRI 表现　早期可见胫骨结节表面不光滑，局部凹陷，其内示片状长 T_1、长 T_2 异常信号；髌韧带附着点增粗，T_2WI 信号增高；T_1WI 上有时可见低信号骨化影（图 8-3C、D）。

【诊断与鉴别诊断】

正常胫骨结节骨骺变化很大，不能单凭影像学表现做出诊断，必须结合临床。本病需要与以下病变鉴别：

1. 正常发育的胫骨结节骨化中心　可表现为数个骨块，但排列规整，大小与胫骨前方正常骨缺损区范围一致，胫骨结节前无软组织肿胀，结合临床无疼痛可予以鉴别。

2. 胫骨结节撕脱性骨折　有明显的外伤史及疼痛史，游离骨块部分边缘毛糙、锐利并明显移位。

3. 髌韧带附着处骨赘样增生　表现为胫骨前上缘的骨质影，与胫骨结节相连处较宽大，向上逐渐变小；多伴有明显膝关节退变。

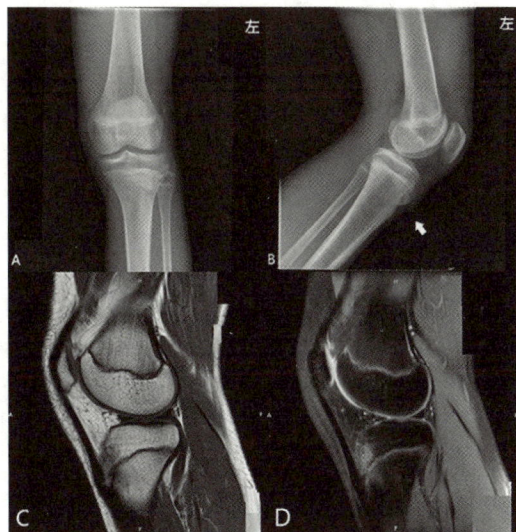

图 8-3　胫骨结节缺血性坏死 X 线、MRI 表现

图 A、B 为膝关节正侧位：胫骨结节骨骺密度不均匀，前方可见节裂的游离骨块；图 C、D 为膝关节 MRI 矢状位 T_1WI、T_2WI 图像：胫骨结节增粗，二次骨化中心部分撕脱，周边可见长 T_2 水肿信号

四、椎体骺板缺血性坏死

椎体骺板缺血性坏死（epiphyseal ischemic necrosis of the vertebral body）又称 Scheuermann 病、青年性脊柱后弯、青年驼背症等，是一种常见的缺血坏死。

【病理与临床】

1. 病理改变　椎体骺板软骨先天性发育薄弱或缺损，以及生后脊椎持重及外伤造成缺血坏死，使椎体楔状变形，继发脊柱后凸，椎间盘髓核疝入相邻椎体形成 Schmorl 结节。

2. 临床表现　好发于 10 ～ 18 岁青少年，男性居多，常累及多个椎体，以胸椎下段和腰椎上段多见。主要症状为腰背疲劳感和疼痛，长久站立可使疼痛加重，卧床休息后好转。本病预后较好，但脊柱畸形常终身存在。

【影像学表现】

1. X 线、CT 表现　多个椎体骨骺出现迟缓，密度增高或不均，形态不规则或呈疏松、分节状。骨骺与椎体之间的均匀透亮线不规则增宽。椎体前部上下缘呈阶梯状变形，整个椎体呈前窄后宽楔形。脊柱呈典型的圆驼状后凸。椎间隙逐渐狭窄，甚至消失。椎体上下缘常可见 Schmorl 结节，多位于椎体前中部，边缘硬化。成年后遗留多个椎体楔形变和脊柱后凸。

2. MRI 表现　MRI 对本病的早期改变很敏感。可见椎体前缘楔形变，上下终板不规则；Schmorl 结节多呈长 T_1、长 T_2 信号改变，亦可为长 T_1、短 T_2 信号；结节周围慢性炎症多呈不规

则长 T_1、长 T_2 信号。

【诊断与鉴别诊断】

本病在影像学上有特征性表现，结合临床查体可以做出诊断。本病应与下列疾患鉴别：

1. 脊柱结核　椎体边缘进行性骨质破坏，椎间隙变窄，常有椎旁软组织脓肿形成。

2. 椎体缺血坏死　胸腰段椎体均可受累，常只累及 1 个椎体，最初椎体呈楔形变，随后塌陷变扁，密度增高，呈板状，严重者扁平呈盘状，相邻椎间隙均匀增宽。

五、腕月骨缺血性坏死

腕月骨缺血性坏死（ischemic necrosis of lunate bone）又称 Kienböck 病、月骨骨软化症等，是腕月骨缺血所致骨组织死亡及其后续反应性改变。为上肢骨中最常见的缺血坏死。

【病理与临床】

1. 病理改变　腕月骨位于近排腕骨中心，活动度、受力大，软骨面多，血运不丰富，易受损而致缺血、坏死、变形。

2. 临床表现　本病好发于 20～30 岁的手工劳动者，亦常见于腕部创伤和月骨骨折脱位后，男性多见，多单侧发病。临床起病缓慢，患肢腕部疼痛、无力，反复发作，逐渐加重，腕屈伸运动障碍。本病可自愈，数年后月骨可恢复正常。

【影像学表现】

1. X 线、CT 表现　Lichtman 将腕月骨缺血坏死分为 4 期：①Ⅰ期为早期，X 线平片可正常，CT 可发现微小骨折、点状囊性变、轻度骨质疏松和骨小梁结构紊乱。②Ⅱ期月骨外形正常，密度可增高、囊变或硬化，正常骨小梁结构模糊或消失，可伴有裂隙样及囊状软组织密度区（图 8-4A、B）。③Ⅲ期为Ⅱ期表现加手舟骨可复性或不可复性半脱位。④Ⅳ期为腕区出现弥漫性退行性骨关节病变，腕关节不稳。

2. MRI 表现　①Ⅰ期月骨内局限或弥漫性 T_1WI 低信号、T_2WI 信号略增高，同时伴有月骨内点状长 T_1、稍长 T_2 信号。②Ⅱ期月骨内点状长 T_1、长 T_2 信号，同时伴有月骨塌陷或节裂，增强后多无强化，若有则说明有新生血管存在。③Ⅲ期冠状面上见月骨塌陷或节裂，Ⅲ$_A$ 期出现手舟骨可复性半脱位，Ⅲ$_B$ 期出现手舟骨不可复性半脱位。④Ⅳ期月骨 T_1WI 和 T_2WI 呈弥漫性低信号，塌陷明显，甚至碎裂（图 8-4C、D）。矢状面上，由于增长的月骨推压屈指肌腱向掌侧移位，可导致腕管综合征。

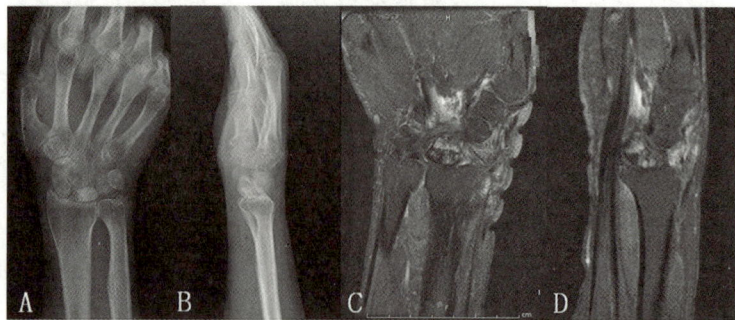

图 8-4　腕月骨缺血性坏死 X 线、MRI 表现

图 A、B 为腕关节正侧位：月骨密度不均匀增高，内可见小囊变，周围见骨质疏松；图 C、D 为腕部 MRI 图像：月骨扁宽而形态不规则，信号不均匀

【诊断与鉴别诊断】

本病依靠临床表现，结合 X 线表现不难做出诊断。CT 检查较 X 线敏感，MRI 更可早期诊断本病，放射性核素 ^{99m}Tc 骨扫描亦是一种有效的诊断方法。本病需要与下列病变进行鉴别：

1. 月骨结核　单纯月骨结核极少见，常同时侵犯其他腕骨并伴有关节间隙变窄。而本病多表现为关节间隙增宽。

2. 单纯月骨骨折　月骨内可见低密度骨折线，相邻骨质早期骨质密度降低，随后常出现高密度硬化。MRI 表现为以骨折线为中心的大片状长 T_1、长 T_2 信号，并随病程进展逐渐消失。但骨折线处仍较长时间呈线样长 T_1、长 T_2 或（和）长 T_1、短 T_2 信号。

3. 二分月骨　为正常变异，多为双侧对称发生，无任何症状，两骨块边缘光滑锐利，并有皮质围绕，密度和信号均正常。

六、剥脱性骨软骨炎

剥脱性骨软骨炎（osteochondritis dissecans）又称骨软骨缺损、Konig 病等，是指关节软骨及其软骨下骨质的局限性缺血性坏死，并以与周围正常骨质分离为特征的关节疾病。

【病理与临床】

1. 病理改变　关节软骨及其下软骨骨质缺血坏死，逐渐被周围的肉芽组织清除及修复，使软骨组织连同部分关节下骨质碎裂剥脱，可完全游离成关节内游离体，也可与骨床相连。

2. 临床表现　本病好发于 15 ～ 40 岁男性。多发于股骨内外侧髁，其次为股骨头、髌骨、肱骨小头、桡骨小头等处。多为单发，也可多发。临床表现不一，与部位、游离体大小和病程长短有关。有些没有任何症状，但当游离体进入关节内，可出现关节疼痛、弹响、绞锁及活动受限、加重。

【影像学表现】

1. X 线、CT 表现　特征性表现为关节软骨下游离的小骨块，长径不等，边缘锐利，骨块周围多伴有环形透明带，其外围可见骨质硬化（图 8-5A、B）。骨块完全剥脱并移位者表现为关节面下凹陷缺损区，周边明显硬化。若游离体为软骨，X 线不显示。

2. MRI 表现　MRI 可发现隐匿病灶，增强扫描可鉴别骨块的存活情况。剥脱的骨软骨片 T_1WI 呈低、混杂或正常骨髓信号，T_2WI 信号不均匀增高或仍与正常骨髓信号相等，周围可见肉芽组织带和（或）骨增生硬化带。外周见条片状长 T_2 骨髓水肿信号（图 8-5C、D）。

【诊断与鉴别诊断】

剥脱性骨软骨炎根据典型的影像学表现，结合临床资料即可诊断。有时本病尚需与下列疾病进行鉴别：

1. 关节结核　骨质破坏区以关节面的边缘部位为主，常同时有关节间隙变窄和关节囊肿胀，不难鉴别。

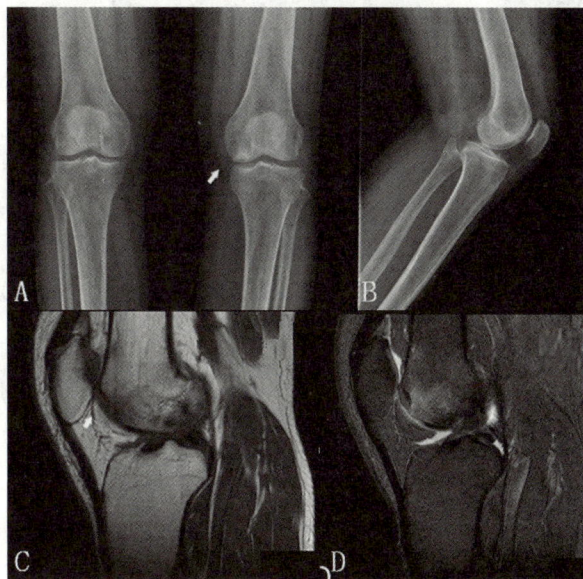

图 8-5　剥脱性骨软骨炎 X 线、MRI 表现

图 A、B 为膝关节平片：左股骨内髁关节面卵圆形高密度小骨块，周围伴有一透明环状影，位于骨性关节面陷窝内；图 C、D 为膝关节 MRI 矢状位：股骨前上方卵圆形混杂信号区、低信号硬化环及周边高信号的水肿区

2. 肱骨小头缺血坏死　多发病于 5 ～ 10 岁。在 T_1WI 上肱骨小头大部信号减低并碎裂。

3. 外伤性游离体　外伤后立即出现。

七、距骨缺血性坏死

距骨缺血性坏死（avascular necrosis of the talus）又称 Diaz 病，是距骨的血供遭到完全破坏而发生缺血性坏死，最终导致距骨体塌陷变形，造成踝关节骨性关节炎。

【病理与临床】

1. 病理改变　距骨缺血性坏死是距骨颈骨折合并距骨脱位的常见并发症。距骨是足部主要负重骨之一，其表面大约 60% 被关节软骨覆盖，且无肌肉起止附着，血管在有限的区域穿行，当其血管供应受到干扰时，易使距骨发生骨坏死。

2. 临床表现　本病好发于 14 ～ 22 岁男性。临床表现早期为踝部疼痛、肿胀、瘀斑、跛行和活动受限，晚期关节僵硬、负重和活动后疼痛，可出现关节绞锁征象，检查时关节不稳定，有骨摩擦感。由于症状不典型，病史可长达数十年，最后发展为骨性关节炎。

【影像学表现】

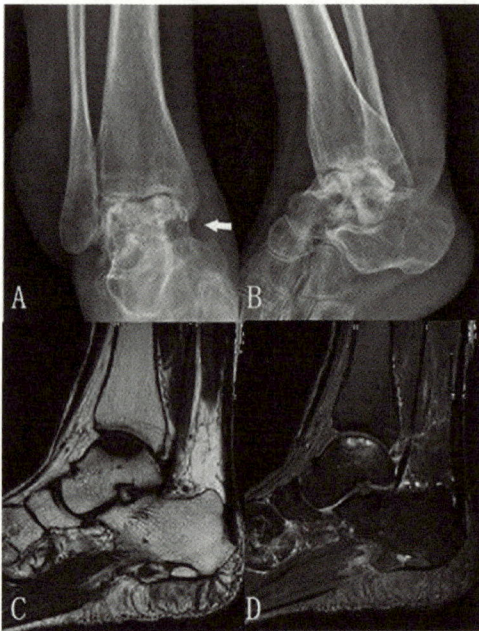

图 8-6　距骨缺血性坏死 X 线、MRI 表现

图 A、B 为踝关节平片：右距骨塌陷扁平、密度增高，关节间隙狭窄；图 C、D 为踝关节 MRI 矢状位：右距骨上方不规则条带状异常信号，T_1WI 呈低信号，T_2WI 呈高信号，伴有骨髓水肿区

1. X 线、CT 表现　病变常单侧累及，早期骨密度与对侧无变化或有轻度骨质疏松；进而距骨体骨密度不均匀增加，其后部常见斜形透亮线；距骨塌陷扁平、密度进一步增高；晚期关节间隙狭窄，两侧宽、中间窄，距骨周围骨质增生，出现骨性关节炎征象，而距骨头始终未受损害（图 8-6A、B）。

2. MRI 表现　MRI 有助于及早发现，是检测距骨缺血性坏死最敏感的检查方法。表现为距骨承重部位或上方呈不规则条带状、裂隙样异常信号，T_1WI 呈低信号，T_2WI 呈高信号，伴有骨髓水肿的坏死病灶、骨破坏或骨碎裂（图 8-6C、D）。

【诊断与鉴别诊断】

根据距骨缺血性坏死的影像学表现，再结合临床资料即可做出诊断。本病需与下列疾病进行鉴别：

1. 踝关节结核　骨质破坏以踝关节边缘为主，常有关节间隙变窄和关节肿胀。

2. 大骨节病　常有地方病区居住史。全身性多关节疾患，累及踝关节者常双侧对称，最突出特点是踝穴破坏，跟骨缩短。

第二节　骨梗死

骨梗死是骨干和干骺端的骨细胞及骨髓细胞因缺血而引起的骨组织坏死。常见于减压病，但很多患者原因不明，常与大量应用激素和免疫抑制剂、酗酒、外伤、胰腺炎等有关。

【病理与临床】

1. 病理改变　骨梗死易累及四肢长骨的松质部分，由于缺血使松质骨发生局灶性坏死，梗死灶及周围骨髓组织出现不同程度的水肿。修复时梗死灶周围纤维肉芽组织不断吸收坏死骨，又形成新骨。纤维肉芽组织和坏死骨髓组织内可发生斑点状钙化。长期慢性或反复缺血可导致骨内外膜增生成骨。

2. 临床表现 急性骨梗死可出现患肢肌肉关节剧痛，活动障碍。慢性骨梗死患肢酸痛、软弱无力，下肢不能抬高并跛行。但也有患者毫无症状。

【影像学表现】

1. X 线、CT 表现 出现征象需要较长时间。骨骼改变主要包括骨端松质骨内囊状及分叶状透光区、硬化斑块影、条带状钙化骨化影、绒毛状骨纹和骨外膜增生。①囊状及分叶状透光区可单发或多发，多围以硬化边。②硬化斑块影呈圆形、椭圆形、星芒状或不规则形，其内骨小梁粗大或显示不清，边缘亦可见硬化边。③骨髓腔内条带状钙化影自干骺端松质骨向骨干延伸，可覆盖骨干大部（图 8-7A、B、C、D）；骨内膜钙化或骨化呈沿皮质内侧平行延伸的条状致密影。④绒毛状骨纹骨小梁稀疏变粗，边缘模糊，颇似粗线毯。⑤骨外膜增生多覆盖长骨骨干，表现为皮质增厚、骨干增粗。

2. MRI 表现 可较早发现病变，梗死灶大小不一，呈典型的地图状，T_2WI 上病灶外缘呈高信号，T_1WI 上有低信号边缘。慢性期（晚期）梗死灶内可出现明显长 T_1、长 T_2 信号区，梗死灶边缘呈 T_1WI 和 T_2WI 均为低信号的条带状，周围异常骨髓水肿信号多消失（图 8-7E、F）。

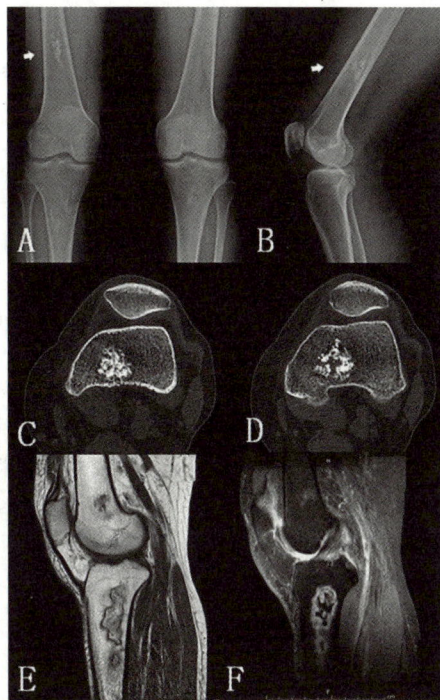

图 8-7 骨梗死影像学表现

图 A、B 为膝关节平片：右侧股骨干下段不规则斑片状密度增高影，边缘清晰；图 C、D 为 CT 横轴位：股骨下端髓腔内不规则形密度增高影，边界模糊；图 E、F 为 MRI 矢状位：股骨下端、胫骨上端骨髓腔内可见纵行地图样异常信号区

【诊断与鉴别诊断】

MRI 是诊断早期骨梗死最理想的方法，晚期依据典型影像学表现诊断不难。骨梗死主要应与发生于髓腔内的软骨肉瘤鉴别，后者主要表现为小环形、斑点状钙化，骨皮质内缘多有骨质破坏征象，如出现骨硬化、骨膜反应，甚至软组织肿块，则鉴别不难。

【复习思考题】

1. 试述股骨头缺血性坏死的影像学表现。

2. 试述股骨头骨骺缺血性坏死的影像学表现及鉴别诊断。

3. 试述骨梗死的影像学表现。

第九章

慢性骨关节病

慢性骨关节病是骨伤科临床常见病，具有发病慢、病程长、逐渐发展、可累及全身关节的特点。本章主要介绍常见的慢性骨关节病。

第一节　退行性骨关节病

退行性骨关节病（degenerative osteoarthritis，DOA）是由于增龄、肥胖、劳损、创伤、关节先天性异常、关节畸形等诸多因素引起的关节软骨退化损伤、关节边缘和软骨下骨反应性或代偿性增生，故也称骨性关节炎、骨关节病、退行性关节炎、老年性关节炎、肥大性关节炎等。

一、四肢退行性骨关节病

【病理与临床】

1. 病理改变　随着年龄的增大，关节结构发生退行性改变，关节的磨损、创伤会加速退变过程。表现为关节软骨的纤维化，关节软骨表面变薄和裸露、粗糙或发皱，逐渐出现不规则的裂缝及大面积的侵蚀、溃疡，关节软骨剥脱和碎裂形成关节内游离体。软骨下骨暴露，软骨和骨中的血管侵入，软骨下骨囊肿形成。关节软骨下骨硬化，关节面增厚、硬化和关节边缘骨赘形成，使骨端变形。可伴有滑膜增厚，关节腔积液。

2. 临床表现　好发于承重关节，发病部位和病变程度与职业、工种、关节发育情况、性别、创伤等因素相关。病变进展缓慢，病程较长。临床表现为病变关节的疼痛、关节活动功能障碍、关节变形等，当出现关节游离体时可发生关节绞锁现象。

【影像学表现】

1. X线表现　①关节间隙对称或不对称性变窄。②滑膜增厚，关节腔积液，关节囊肿胀。③关节面下骨质硬化，局限性骨质增生，骨端边缘骨赘呈唇样或鸟嘴样。④关节软骨下骨内囊变，表现为囊样透亮区，伴硬化边缘。⑤关节内游离体，单个或多个大小不一的致密结节。⑥晚期可出现关节变形、半脱位。见图9-1。

2. CT表现　显示滑膜增厚、关节腔积液情况较X线平片敏感、准确。对结构复杂的关节能清楚显示病变。

3. MRI表现　MRI在了解软骨病变细节方面有独特优势，对评价滑膜增厚和关节腔积液方面优于CT。关节面下囊肿、骨髓水肿T_1WI呈低信号、在T_2WI呈高信号。骨质硬化和骨端边缘骨赘在T_1WI与T_2WI上均为低信号。

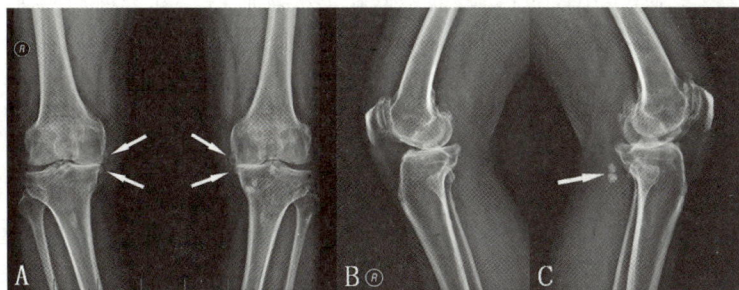

图 9-1　退行性骨关节病 X 线表现

双侧膝关节间隙不对称性变窄，内侧间隙明显变窄，关节面下骨质硬化，骨端边
缘骨赘形成（箭），左膝关节内游离体（箭头）

【诊断与鉴别诊断】

退行性骨关节病根据关节间隙变窄、关节面下骨质硬化、关节边缘骨质增生等影像学表现不难诊断。本病需与以下疾病进行鉴别：

1. 神经病性骨关节病　关节肿胀、变形明显，骨端边缘常无明显骨赘，存在明显的骨碎裂。多数患者对疼痛不敏感或无感觉，可以发现潜在疾病。

2. 痛风性关节炎　多累及四肢小关节，多见于第 1 跖趾关节。关节周围软组织红肿，关节边缘的侵蚀性骨破坏，呈虫咬状或穿凿样，边缘锐利、清楚。临床表现为发作性剧烈疼痛，血清尿酸增高。

二、脊椎退行性骨关节病

详见第十章脊柱病变。

第二节　类风湿关节炎

类风湿关节炎（rheumatoid arthritis，RA）是一种常见的以关节慢性炎症性病变为主要表现的全身性自身免疫病，主要侵犯外周关节。

【病理与临床】

1. 病理改变　关节滑膜炎，滑膜充血、水肿，滑膜组织坏死及纤维素渗出，关节腔内积液，侵蚀早期为骨质疏松。反复发作者滑膜不规则增厚，大量增生的纤维组织、新生血管和炎性细胞形成血管翳，侵蚀关节软骨和其下骨质，关节面毛糙不规则，均匀一致性关节间隙狭窄；滑膜炎性纤维素性渗出、吸收和机化，可造成关节纤维性强直，骨质增生和钙盐沉着，关节呈骨性强直。关节囊纤维化、韧带肌腱松弛、肌肉萎缩挛缩、半脱位等关节畸形。

2. 临床表现　好发于 45 ～ 54 岁女性，多缓慢起病。早期即可出现关节疼痛和肿胀及关节的晨僵现象，常表现为多关节对称受累，晚期关节活动受限并呈现不同程度的畸形。发病时常伴乏力、食欲减退、体重减轻等全身不适，有些患者可有低热。

【影像学表现】

1. X 线表现　以四肢周围滑膜小关节为主的对称性、多关节侵犯为其特点，尤其多见于双手的近端关节，包括双侧腕关节、桡尺下关节，第 2 ～ 5 指的掌指关节和近侧指间关节。早期关节周围软组织梭形肿胀，以手、腕部最常见。骨端骨质疏松；逐渐关节面模糊、中断，关节面下小囊状改变；双侧对称性关节间隙变窄；晚期关节畸形、半脱位、纤维性或骨性强直（图9-2A）。脊柱受累少见，其中以滑膜丰富的第1、2颈椎关节多见，可引起寰枢椎半脱位。

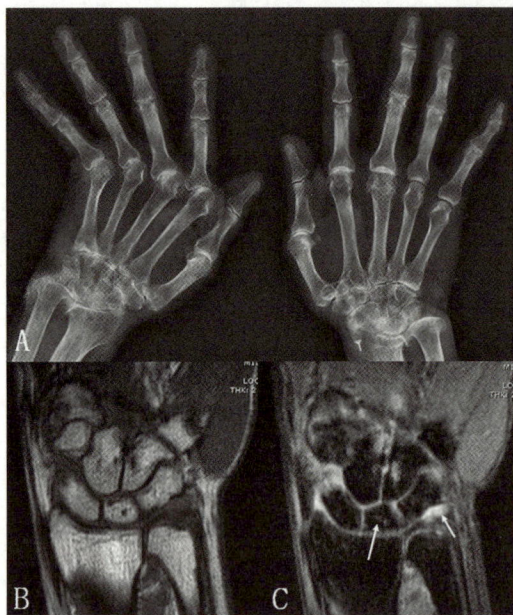

图9-2　类风湿关节炎X线、MRI表现

图A为双手正位：骨质疏松，腕骨破坏，腕关节间隙变窄、骨性强直，左手第2～5掌指关节间隙狭窄、半脱位，右手第1～3掌指关节、第2～5近节指间关节间隙狭窄；图B、C为MRI冠状位T₁WI、PDWI图像：腕骨骨质破坏（长箭）、滑膜炎（短箭）

2. CT表现　CT有助于发现平片未显示的早期骨关节侵蚀、关节积液、关节脱位等，如齿状突骨侵蚀、脊柱受压、髋关节脱位等改变。

3. MRI表现　MRI能早期发现滑膜炎、骨髓水肿、骨侵蚀、血管翳、肌腱炎和肌腱断裂、关节腔积液、关节软骨破坏等，有助于疾病早期诊断。关节囊和周围软组织增厚 T_2WI-FS 信号明显增高，增强后明显强化，而关节积液不强化。关节软骨破坏后，可出现软骨面毛糙和低信号区，骨端软骨下骨缺损显示骨皮质不完整（图9-2B、C）。

附

类风湿关节炎影像学分期　美国风湿病学院根据X线所见，将类风湿关节炎分为以下4期：

Ⅰ期：正常或关节端骨质疏松。

Ⅱ期：关节端骨质疏松，偶有关节软骨下囊样破坏或骨侵蚀改变。

Ⅲ期：明显的关节软骨下囊性破坏、关节间隙狭窄、关节半脱位等畸形。

Ⅳ期：除Ⅱ、Ⅲ期改变外，并有纤维性或骨性强直。

【诊断与鉴别诊断】

类风湿关节炎的诊断要点：多发生于中青年女性，双侧对称发病，关节周围骨质疏松、软组织肿胀，晚期软骨吸收破坏、关节间隙狭窄、软骨下骨结构破坏、关节畸形等。本病主要需与以下疾病鉴别：

1. 退行性骨关节病　骨端边缘常见明显骨赘，关节间隙不对称性狭窄。骨质疏松不明显。

2. 痛风性关节炎　痛风性关节炎多累及四肢小关节，多见于第1跖趾关节，关节边缘的侵蚀性骨破坏，边缘锐利、清楚，呈虫咬状或穿凿样。临床表现为发作性剧烈疼痛，血清尿酸增高。

3. 牛皮癣性关节炎　多有皮肤牛皮癣病病史。好发于手足的远侧指（趾）间关节。以病变不对称和指（趾）骨的肌腱、韧带附着部骨质增生为特征。

第三节　强直性脊柱炎

强直性脊柱炎（ankylosing spondylitis，AS）是一种以中轴关节慢性非特异性炎症为主的全身疾病。

【病理与临床】

1. 病理改变　AS好发于脊柱、骶髂关节和四肢大关节。基本病理改变为原发性、慢性滑膜炎，侵犯脊椎小关节和周围韧带，病变可累及椎间盘纤维环及其附近韧带结缔组织炎症和骨化，形成韧带骨赘和脊柱"竹节样"改变，最终导致关节纤维性和骨性强直、骨质疏松。

2. 临床表现　本病好发于 45 岁以下中青年男性。起病隐匿，早期可无明显临床症状，也可出现轻度的全身症状，如乏力、消瘦、长期或间断低热、厌食、轻度贫血等。早期病变处关节疼痛，伴有关节周围肌肉痉挛，有僵硬感，晨起明显；也可表现为夜间疼，经活动或服止痛剂缓解。随着病情发展，关节疼痛减轻，而各脊柱段及关节活动受限和畸形，晚期全脊柱和下肢变成僵硬的弓形，向前屈曲。强直性脊柱炎患者人类白细胞抗原 B_{27} 位点（HLA-B_{27}）阳性率达 90% 以上。类风湿因子多为阴性，故属于血清学阴性脊椎关节炎。

【影像学表现】

1. X 线表现　骶髂关节炎依病变程度分为 5 级：① 0 级：正常；② Ⅰ 级：可疑，关节间隙模糊，局部骨质疏松，关节间隙正常；③ Ⅱ 级：轻度骶髂关节炎，表现为关节面模糊，微小侵蚀性病变，局限性骨质疏松和硬化，关节间隙改变不明显；④ Ⅲ 级：有中度骶髂关节炎，关节面的侵蚀、硬化明显，可见明显的骨质疏松和囊变，关节间隙增宽或变窄，关节部分强直；⑤ Ⅳ 级：严重异常，关节骨性强直，表现为关节严重骨质破坏，关节大部分或完全融合。

脊椎病变通常是骶髂关节自下而上呈上行性发展，并最终累及全脊柱。早期椎体骨质疏松、脊柱小关节炎、椎体骨炎（方椎形成）、椎旁韧带钙化及骨桥形成等。晚期患者出现严重的骨化性骨桥，自下而上脊柱韧带钙化，椎体四角变尖，形成"竹节椎"，具有特征性（图 9-3A、B）。约 50% 累及髋关节，表现为关节周围骨质疏松、股骨头及髋臼骨质破坏、软骨下囊肿，髋关节间隙狭窄，股骨头移位，骨赘形成，圆韧带钙化、骨化等。其他关节受累的表现与髋关节改变相似。某些部位韧带附着处骨炎是较为特征性的表现，如耻骨联合、股骨大粗隆和坐骨结节糜烂及骨质破坏，表现为骨边缘毛糙，破坏吸收及周围软组织增厚，伴邻近骨质的反应性硬化。

2. CT 表现　对骶髂关节和脊柱关节突关节的骨质侵蚀破坏较 X 线更早发现病变。CT 能充分显示关节面下骨质毛糙、关节面骨质侵蚀破坏伴增生硬化，关节间隙不规则狭窄、消失乃至发生骨性强直等征象（图 9-3C），还能检出各种形态的关节软骨钙化及一些小韧带的骨化，对病变的评价更为全面。

3. MRI 表现　正常骶髂关节由中等信号的关节软骨和低信号的两侧骶髂关节面构成"低信号 – 中等信号 – 低信号"的三层平行线状结构，特点是各层线状影连续、粗细均匀。而病变骶髂关节面下骨质硬化，"三层"结构有不同程度的破坏，表现如下：①滑膜逐渐增厚，T_2WI 信号略高，增强后滑膜可强化；早期关节软骨炎性水肿 T_1WI 呈低信号、T_2WI 呈高信号。②关节积液 T_1WI 呈低信号、T_2WI 呈高信号。③关节软骨破坏 T_1WI 呈低信号、T_2WI 信号可增高（图 9-3D、E），信号强度不均匀。④关节面下脂肪沉积 T_1WI 和 T_2WI 呈带片状高信号。⑤关节骨性强直，增生的骨小梁 T_2WI 信号减低。

【诊断与鉴别诊断】

强直性脊柱炎的诊断要点：青年男性多发。以下腰痛、不适为常见症状，晨起加重，活动后缓解。晚期炎症基本消失，疼痛和晨僵反而减轻，以关节强直和畸形为主，表现为骶髂关节间隙模糊，骨质破坏、密度增高及关节融合。本病主要与以下疾病鉴别：

1. 致密性髂骨炎　患者多为女性。病变多累及髂骨，骶骨正常，关节间隙正常；无骨质破坏征象。

2. 骶髂关节结核　常为一侧发病，而强直性脊柱炎多为双侧，且前者以破坏为主，软骨下硬化不明显。

3. 类风湿关节炎　多发于 20 ~ 40 岁女性。类风湿因子阳性，多表现为对称性侵犯小关节，很少累及骶髂关节和脊柱，骨质稀疏改变比强直性脊柱炎明显。

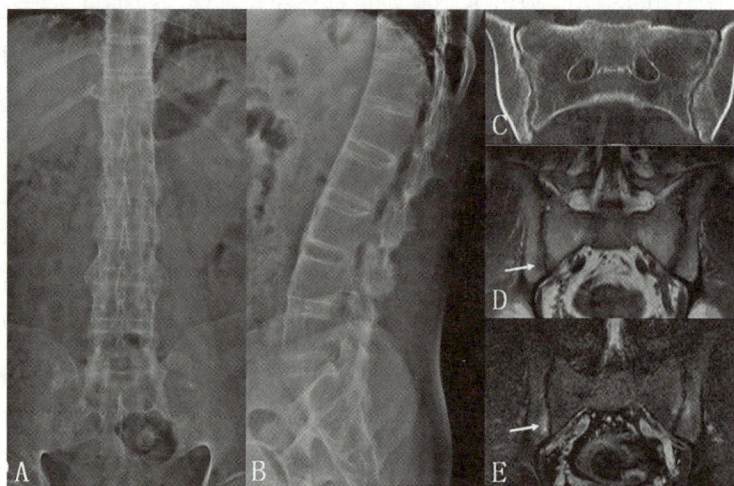

图 9-3　强直性脊柱炎影像学表现

图 A、B 为腰椎平片：椎体旁及关节突间韧带骨化，椎体间骨性连接，脊柱呈"竹节样"改变，双侧骶髂关节骨性融合；图 C 为 CT 冠状位：双侧骶髂关节面轻度模糊；图 D、E 为 MRI 冠状位 T_1WI、T_2WI 脂肪抑制图像：双侧骶髂关节面模糊，髂骨内斑片状病灶（箭）

第四节　髌股关节对合关系异常

髌股关节对合关系异常（patellofemoral malalignment）是由于髌骨或 / 和股骨髁先天发育异常，造成膝关节在屈伸运动过程中髌骨 – 股骨间对合关系异常，长期慢性损伤，继发髌骨 – 股骨关节退行性改变。是膝关节退行性骨关节病的一种特殊类型，伴或不伴股胫关节异常。

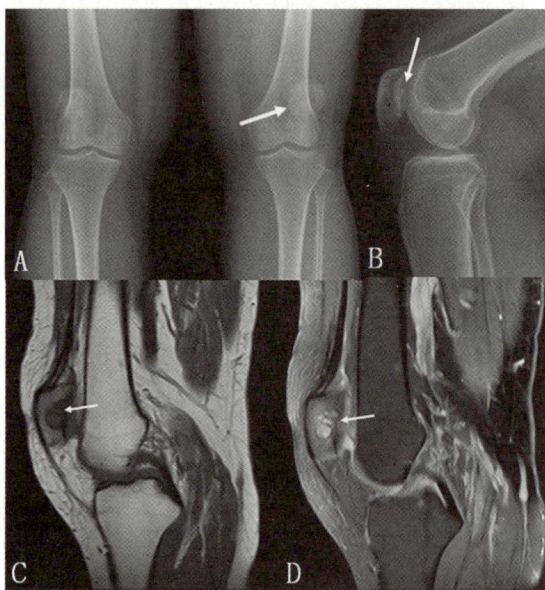

图 9-4　髌股关节对合异常 X 线、MRI 表现

图 A 为双侧膝关节正位：双侧髌骨向外上方移位；图 B 为膝关节侧位：髌骨关节面不光整，关节面下骨硬化、多发小囊变；图 C、D 为矢状位 T_1WI、T_2WI 压脂图像：髌骨关节面下囊肿异常信号（箭）

【病理与临床】

1. 病理改变　髌骨或 / 和股骨髁发育异常，膝关节于屈伸运动过程中髌骨与股骨位置脱离正常轨迹，长期慢性过程导致关节软骨、软骨下骨及周围韧带损伤和退行性改变。关节软骨磨损变薄、碎裂或脱落，软骨下骨暴露、骨质硬化和囊变，髌骨与股骨相对应边缘骨赘形成。

2. 临床表现　在上下坡道或台阶、做下蹲等髌股负荷加重动作时出现疼痛。屈伸过程中关节弹响或摩擦音。髌骨周围压痛，严重时伴关节积液。

【影像学表现】

1. X 线表现　髌骨轴位片可见到髌骨向外移位。关节间隙不对称性变窄，关节软骨下骨密度增高、囊变，关节面不光整，骨边缘骨赘形成（图 9-4A、B）。于 30°、60°、90°髌骨轴位像测量股骨髁间角和髌骨内外侧关节面切线夹角、动态髌骨轴位摄片观察髌骨运动轨迹异常、髌骨脱位。

2. CT 表现　可以清楚地显示髌股关节对合关系，关节面下骨硬化、囊变及边缘骨赘。观察髌骨内外侧支持带厚度。

3. MRI 表现　MRI 是髌股关节对合异常早期诊断的首选方法，对关节软骨病变的显示优于CT，还可以显示关节软骨下的囊变（图 9-4C、D）。

【诊断与鉴别诊断】

膝关节退行性骨关节病以股胫关节改变为主，髌股关节异常程度与其相一致或较轻。当髌股关节退行性改变为主不伴有股胫关节异常时，增加多角度髌骨轴位和 / 或 CT 检查，以了解髌股关节对合关系情况。

第五节　滑膜软骨瘤病

滑膜软骨瘤病（synovial chondromatosis）是良性结节状软骨增生性改变，也称滑膜骨软骨瘤病、滑膜软骨性化生，发生在关节、滑囊或肌腱的滑膜。

【病理与临床】

1. 病理改变　滑膜表面多个发亮的蓝 / 白色卵圆形小体或是滑膜组织内的结节，大小从小于 1mm 至数厘米，数量从数个至数百个不等。结节可以突出于滑膜表面，形成有蒂或无蒂的息肉状结构，也可以完全脱离滑膜形成关节腔内游离体。结节可有钙化和骨化现象，骨小梁间有脂肪性骨髓。

2. 临床表现　滑膜软骨瘤病不常见，常发生于 10岁以上，高发年龄 20 ～ 40 岁，男性发病率为女性的2 倍。病变常累及一个关节，膝关节最多见，其次为髋、肘、腕、踝、肩和颞下颌关节，小关节很少受累。关节外病变可与关节内病变同时发生，也可单独存在。临床主要表现为关节反复疼痛、肿胀、僵硬或关节绞锁等。偶尔表现为关节附近软组织肿物。关节内可出现积液。病程一般较长，发展缓慢，可持续数月至数年不等。

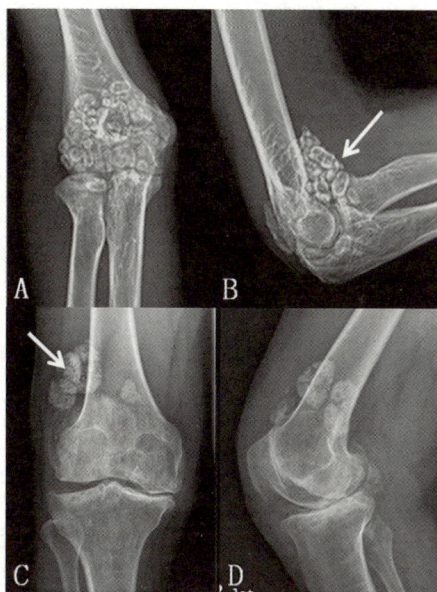

图 9-5　滑膜软骨瘤病 X 线表现

图 A、B 为肘关节正侧位：肘关节周围多发大小不等、"石榴籽" 样致密结节，多位于关节前方（箭）；图 C、D 为膝关节正侧位：股骨髁周围多发大小不等、"石榴籽" 样致密结节（箭）

【影像学表现】

1. X 线表现　软骨结节未钙化或骨化时，平片有时仅能发现关节软组织肿胀。典型表现为受累关节、滑囊内及腱鞘处散在或聚集的大小不等的钙化或骨化的致密结节影，呈 "石榴籽" 样（图 9-5）。游离体数目大小不定，可数粒至数百粒不等。关节滑膜软骨瘤病晚期常继发骨性关节炎。

2. CT 表现　CT 能清楚地显示游离体的形态、位置、分布和数量，以及游离体有无钙化或骨化；并可显示关节腔的少量积液及滑膜的增厚和钙化。

3. MRI 表现　MRI 显示滑膜增厚和关节积液敏感性高于 CT。骨化或钙化的软骨瘤小体 T_1WI 和 T_2WI 上均为低信号，对其细节的显示不如平片和 CT。

【诊断与鉴别诊断】

本病需与下列疾病鉴别：

1. 滑膜软骨肉瘤　此病发生在关节腔者少见。软骨肉瘤结节呈侵袭性生长，多伴有向周围软组织内突出的肿块，肿瘤内表现为斑点状钙化，对诊断有一定价值。肿瘤侵犯临近骨骼可显示骨质破坏和骨膜反应。

2. 退行性骨关节病　此病常为多关节、对称表现，关节游离体数目较少，游离体多没有环形致密的特点，滑膜增厚程度较滑膜软骨瘤病轻，关节间隙变窄、关节面下囊变及骨端边缘骨赘更明显。

3. 色素沉着绒毛结节性滑膜炎　滑膜组织增生和含铁血黄素沉积为其特征性改变，滑膜组织增生呈绒毛状突起，绒毛可融合成团块，滑膜结节可压迫侵蚀临近骨质，滑膜结节无钙化或骨化。MRI 具有特征性表现，由于软组织肿块内含铁血黄素沉积，T_1WI 和 T_2WI 均呈低信号特征性表现。

【复习思考题】

1. 试述四肢退行性骨关节病的影像学表现。
2. 试述强直性关节炎的影像学表现。
3. 试述类风湿关节炎的影像学表现。
4. 滑膜软骨瘤病的病理学特点是什么？影像学表现有哪些？

第十章
脊柱病变

扫一扫，查阅本章数字资源，含PPT、音视频、图片等

脊柱病变包括外伤、炎症、结核、肿瘤、退行性变、先天性发育异常、强直性脊柱炎等众多疾病，本章主要介绍脊柱退行性骨关节病、椎间盘膨出与突出、椎管狭窄。

第一节　脊柱退行性骨关节病

脊柱退行性骨关节病（degenerative spinal osteoarthropathy）也称脊柱退行性变，是椎间盘和椎小关节的关节软骨退行性改变，并累及椎体和椎旁韧带所引起的一种病变。临床常见，好发于活动度较大的中下段颈椎和下腰椎。分为原发和继发两种。前者原因不明，多见于中老年人；后者是继发于炎症、外伤等因素，可发生于各个年龄。主要包括椎间盘膨出、突出、脱出，Schmorl结节（软骨结节形成），椎小关节退行性变，附属各韧带的增厚、钙化，骨性椎管狭窄等。

【病理与临床】

1. 病理改变　脊柱最易和最先发生退变的是椎间盘，由于椎间盘髓核脱水并纤维化、纤维环变性，导致椎间盘突出，椎间隙狭窄；椎体软骨板变性后引起软骨板下骨质增生硬化，甚至骨赘形成。另外，由于椎间盘退变后负重力降低，导致椎小关节发生退变及脊柱周围韧带发生钙化或骨化等改变，并可继发椎间孔和椎管狭窄，或形成退变性椎体滑脱。

2. 临床表现　脊柱相应部位僵硬、疼痛、运动受限；脊髓、神经根、血管受压所引起的一系列症状和体征，如头晕、头痛、上肢、下肢麻木及脊椎相关性疾病表现等。

【影像学表现】

1. X 线表现　①脊柱生理曲度变直、侧弯。②唇样骨赘和骨桥：骨质增生在椎体边缘处最明显，呈唇样、刺状突起，也可相连形成骨桥；椎体后缘骨赘可突入椎间孔或椎管内，压迫脊髓和神经根。③椎间关节间隙变窄，关节面增生硬化。④关节突增生变尖。⑤脊椎不稳，向前滑脱移位、异常旋转等。⑥椎管狭窄，由于后纵韧带、黄韧带和小关节囊的增生肥厚、骨化，可出现椎管狭窄，并压迫脊髓。见图10-1。

2. CT 表现　能全面反映椎间盘、椎体及椎小关节、

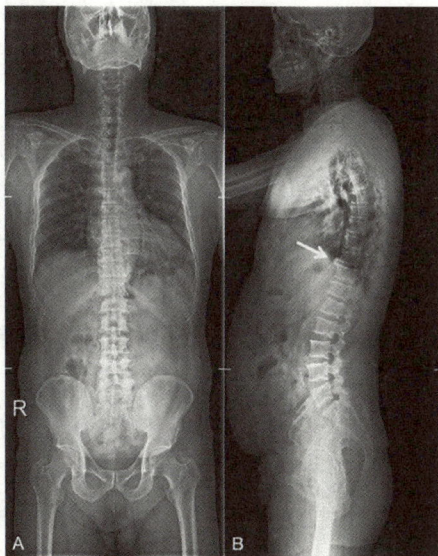

图 10-1　脊柱退变 X 线表现

全脊柱正侧位：椎体边缘增生变尖，关节面增生硬化，胸10、11椎体骨桥形成（箭头），椎间关节间隙变窄

各韧带、骨性椎管退变类型，以及硬膜囊和神经根的受压情况。

（1）椎间盘膨出　椎间盘向四周均匀膨出于椎体边缘，硬膜囊前缘及椎间孔内脂肪弧形受压，脊髓可有或无受压移位；膨出的椎间盘外周可有弧形钙化，有时可显示椎间盘"真空"现象和髓核钙化。

（2）椎体增生、硬化　椎体边缘骨赘和终板硬化，常伴有椎间盘膨出，背侧骨赘可使椎管狭窄。

（3）黄韧带肥厚　黄韧带肥厚是指覆盖椎板、椎间关节前内面的"V"形结构，正常时密度与肌肉相似，其厚度≥5mm时即称为肥厚，常伴有小关节退变。

（4）后纵韧带骨化　表现为沿椎体后缘的纵向节段性骨化，以颈椎好发，可累及椎管和邻近的神经根。

（5）椎间关节退变　表现为椎间关节突肥大、骨赘形成、关节软骨和软骨下骨质碎裂、椎间关节间隙变窄，椎间关节表面的赘生物可引起椎管和侧隐窝狭窄。

3. MRI表现

（1）椎间盘退变　表现为椎间隙变窄，T_1WI上椎间盘呈中低信号，失去正常夹层样结构；椎间盘内积气和钙化，T_1WI、T_2WI均呈低信号或无信号区；椎间盘膨出显示为纤维环低信号影向四周均匀膨隆，硬膜囊前缘和两侧椎间孔脂肪呈光滑、对称弧形压迹，高信号的髓核仍位于纤维环之内。

（2）椎体骨质增生　椎体边缘骨质增生或骨赘表现为椎体终板前后缘骨皮质呈三角形外突的T_1WI、T_2WI低信号。相邻椎体终板变性分三型：①Ⅰ型：T_1WI低信号、T_2WI高信号，病理基础为终板破裂，富血管的肉芽组织侵入邻近的骨髓中，致T_1、T_2时间延长，增强扫描有明显强化；②Ⅱ型：T_1WI高信号、T_2WI稍高信号，病理基础为椎体终板下骨髓内脂肪沉积明显增多；③Ⅲ型：T_1WI、T_2WI均为低信号，代表椎体终板的骨质增生、硬化。

（3）黄韧带、后纵韧带的肥厚、钙化或骨化　表现为T_1WI及T_2WI均为低信号，有时与周围骨结构不易区分。

（4）椎间关节退变　关节间隙变窄，关节面骨质破坏呈高低混杂信号，关节边缘骨质增生多呈长T_1、短T_2信号，关节内"真空征"亦呈低信号。

附

颈椎病的影像学诊断　脊柱退行性变以颈椎和腰椎最为好发，颈椎退行性变也称为颈椎病。颈椎病的影像学表现如下：

（1）X线表现　①颈椎生理曲度变直、前后移位或反弓，甚至后突成角。②椎间隙狭窄，以颈5～6椎间隙多见，其次为颈6～7椎间隙。③椎体前后缘骨质唇样增生，椎体后缘骨质增生比前缘增生更有意义。④椎小关节和钩突关节骨质增生，出现骨赘、骨唇等，椎小关节面模糊或硬化，间隙狭窄。⑤斜位片示椎间孔变小变形，失去正常的椭圆形，而呈哑铃形或不规则形。⑥颈椎椎体滑脱或失稳，是较为广泛的颈椎退行性变引起的。⑦项韧带、前纵韧带及后纵韧带钙化，呈纵行条状、点状、结节状高密度影。见图10-2。

（2）CT表现　①椎体骨质唇样增生。②钩突骨质增生。③颈椎间盘病变，椎间盘膨出、突出、脱出，硬膜囊受压致椎管狭窄，侧隐窝狭窄压迫神经根（彩图10-1）。④颈椎韧带增厚并钙化：黄韧带肥厚、钙化，表现为椎板内侧高密度影，厚度大于3mm，硬膜囊侧后缘受压、移位；后纵韧带肥厚、钙化，表现为椎管前壁椎体后缘的圆形或不规则形高密度影。⑤Schmorl结节：椎体上下缘凹陷性骨缺损、边缘硬化。⑥椎间盘"真空征"：椎间盘区不规则透亮气体影。

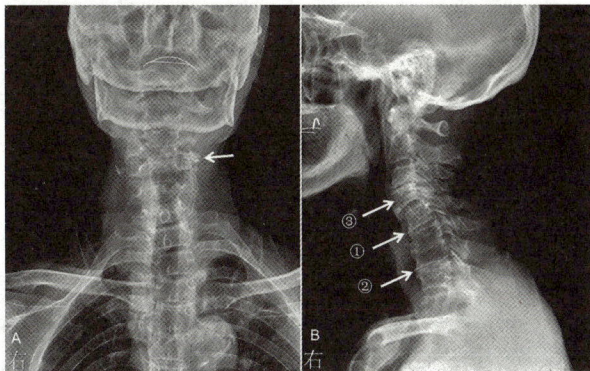

图 10-2 颈椎病 X 线表现

颈椎正侧位：颈椎生理曲度消失，钩椎关节增生、肥大，边缘硬化（箭
头），椎体前缘增生、椎间隙狭窄（箭 1、2），颈 4 椎体向前移位（箭 3）

（3）MRI 表现　MRI 对脊髓和脊神经根受压显示最佳，脊髓水肿在 T_2WI 和 STIR 上表现为局灶性、线条形高信号；椎间盘变性，在 T_1WI 和 T_2WI 上纤维环和髓核均显示为低信号。

【诊断与鉴别诊断】

本病的影像学表现具有典型特征，一般不需与其他疾病鉴别。X 线平片可显示骨质改变，CT 可显示椎间盘、韧带、椎间关节及椎管形态改变，MRI 能清楚显示椎间盘、椎体骨髓、硬膜囊、脊髓及神经根的改变。

第二节　椎间盘膨出与突出

椎间盘膨出与突出（disc herniation and protrusion）可发生于脊柱的任何部位，以活动度较大的部位多见，其中腰椎间盘突出最多见（约占 90%），胸椎间盘突出少见。

【病理与临床】

1. 病理改变　椎间盘退变时纤维环出现网状变性和玻璃样变性，失去原来的层次和韧性，产生裂痕；椎间盘髓核退变多在骨关节和纤维环退变的基础上发生，髓核水分丢失，碎裂。腰椎负荷量加大的时候，椎间盘变性加速，纤维环松弛，椎间盘膨出；当纤维环破裂时，髓核沿着裂隙突出，则形成了椎间盘突出。椎间盘的软骨终板会随年龄的增加而变薄、钙化、囊变和坏死，椎体的软骨板破裂，髓核可经裂隙突入椎体内。

2. 临床表现　椎间盘膨出和突出在脊柱退变中发生率最高。本病多发生于 30～50 岁，男性多见。主要为局部刺激症状及脊髓、神经根压迫症状，临床表现有所不同。多有下腰痛伴腿痛，甚至可出现间歇性跛行及坐骨神经支配区的运动与感觉障碍。

【影像学表现】

1. X 线表现　X 线平片缺乏特异性，有些征象可提示诊断。①椎间隙均匀或不对称狭窄，或是前窄后宽。②椎体后缘唇状骨质增生。③腰椎段脊柱变直或侧弯。④ Schmorl 结节形成。

2. CT 表现　根据椎间盘异常改变，可以分为椎间盘变性、膨出、突出及脱出。

（1）椎间盘变性　CT 不易显示。

（2）椎间盘膨出　表现为椎间盘的边缘均匀地超过相邻椎体终板的边缘，膨出的椎间盘后缘向前微凹、平直或轻度弧形向后突出（图 10-3A）。

（3）椎间盘突出　①直接征象：椎间盘后缘自中央向后突入椎管内或向一侧突出的软组织密度影，以后缘多见，其内可出现钙化；②间接征象：硬膜外脂肪层受压、变形甚至消失，硬膜囊受压和一侧神经根鞘受压（图10-3B）。CT不易显示颈椎间盘突出，MRI检查显示更加清楚。

（4）椎间盘脱出　表现为椎间盘脱出的髓核游离碎片多位于硬膜外，密度高于硬膜囊；椎体上下缘可出现Schmorl结节（图10-3C）。

CT对椎间盘突出显示不如MRI敏感，且不能显示脊髓和椎管内其他病变，但可以良好地显示椎间盘、韧带的钙化及骨质增生。

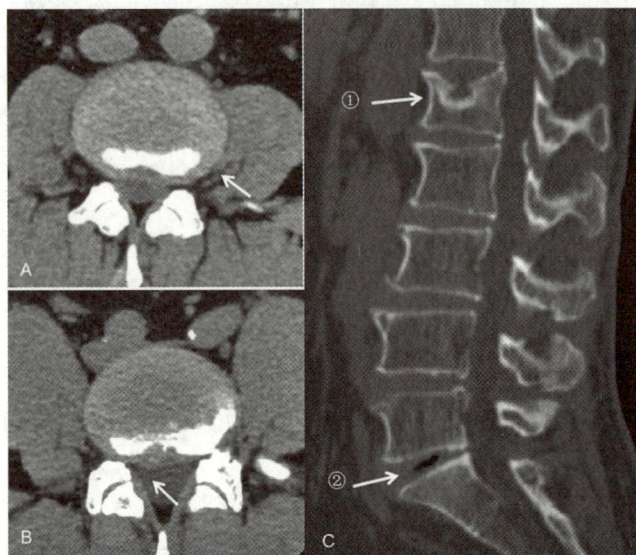

图10-3　椎间盘退变CT表现

图A、B为腰椎横轴位：图A为椎间盘周围呈局限性膨隆，膨隆密度与相应椎间盘一致（箭头）；图B为椎间盘向右后方突出，右侧侧隐窝狭窄（箭头）。图C为腰椎矢状位：Schmorl结节（箭1），椎间盘"真空征"（箭2）

3. MRI表现　MRI是椎间盘病变首选的影像学检查方法，可清楚地显示椎间盘变性、膨出、突出和脱出，也可以清晰地显示脊髓及神经根受压情况。正常椎间盘的髓核和纤维环内侧部在T_1WI上呈等信号、T_2WI上呈高信号，纤维环外侧部和前、后纵韧带T_1WI呈低信号、T_2WI呈低信号。

椎间盘退变的表现如下：

（1）椎间盘变性　T_2WI上椎间盘内高信号消失，矢状面上还可见变性的椎间盘变扁。

（2）椎间盘膨出　椎间盘后缘正常肾形凹陷消失，椎间盘边缘明显向四周均匀一致增宽，超出上下椎体边缘，外形保持椭圆形，可造成硬膜囊受压，椎管狭窄；部分膨出的椎间盘可钙化；MRI可见膨出的间盘在T_2WI上信号减低（图10-4A、C）。

（3）椎间盘突出　矢状面上突出的椎间盘呈球形、舌状向后方或侧后方突出，信号强度与变性椎间盘相同。横断面上为局限性突出于椎体后缘的扁平形、卵圆形、三角形或不规则形，压迫硬膜囊或神经根，硬膜囊与椎间盘之间的脂肪间隙消失。根据髓核突出的方向和部位分为中央型、后外侧型、椎间孔内侧型和椎间孔外侧型。中央型向后方突出呈弧形压迫硬膜囊，严重时可造成椎管狭窄；外侧型突出，造成侧隐窝狭窄，压迫神经根（图10-4B、C）。

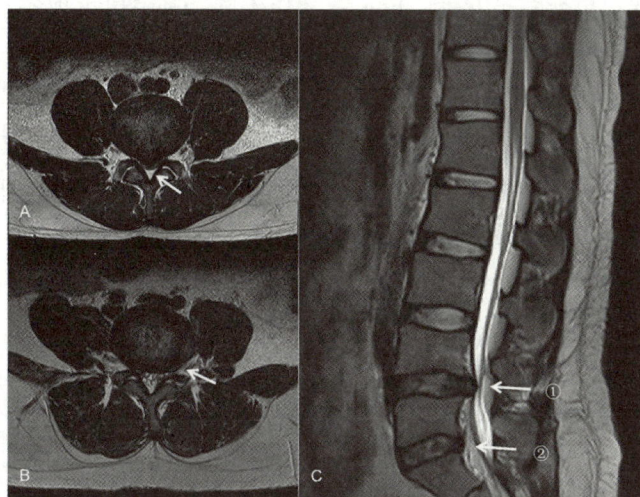

图 10-4 椎间盘膨出 MRI 表现

图 A、B 为腰椎 T_2WI 横轴位：图 A 为腰 4～5 椎间盘向后膨出（箭）；图
B 为腰 4～5 椎间盘向后突出（箭），椎管狭窄。图 C 为腰椎 T_2WI 矢状位：
腰 4～5 椎间盘向后突出（箭 1），腰 5～骶 1 椎间盘向后膨出（箭 2）

（4）椎间盘脱出 为髓核碎片游离到后纵韧带下并进入椎管。MRI 矢状面扫描较 CT 更易发现游离型椎间盘。

【诊断与鉴别诊断】

椎间盘突出、膨出及脱出的临床诊断主要依据 CT 和 MRI 表现。而本病在临床表现及影像学表现方面具有一定的特征性，诊断不难。但不典型的椎间盘病变须与以下病变鉴别：

1. 硬膜外瘢痕 有手术史，位于硬膜囊和手术部位之间。MRI 上信号低于椎间盘，强化较椎间盘明显。

2. 肿瘤 椎管内硬膜外肿瘤如神经纤维瘤、淋巴瘤、转移瘤等可形成类似椎间盘突出或脱出样肿块，增强后呈较明显强化，并多合并椎骨的骨质破坏或椎间孔扩大。MRI 增强检查对椎间盘突出或脱出与肿瘤鉴别价值最高。

第三节 椎管狭窄

椎管狭窄（spinal canal stenosis）是指构成椎管的脊椎、软骨和软组织异常，引起椎管有效容积减少，压迫脊髓、神经和血管等结构而引起一系列的临床症状和体征。

【病理与临床】

1. 病理改变 椎管狭窄分为先天性、获得性和混合性三类，其中以获得性居多。①先天性椎管狭窄：包括伴有其他骨骼发育异常如软骨发育不全、黏多糖病等的椎管狭窄，和不伴有其他骨骼发育异常的特发性狭窄。主要表现为椎弓根增粗、变短，椎板增厚，椎管径线变小。②获得性椎管狭窄：由各种原因包括退行性变、创伤、炎症、肿瘤、肿瘤样病变、手术、后纵韧带骨化及特发性弥漫性骨质增生等引起椎骨肥大增生和软组织增厚所致，其中以脊柱退行性变最多见。③混合性椎管狭窄：是在先天性异常的基础上并有获得性疾患所致，依狭窄部位可分为中心型椎管狭窄、侧隐窝狭窄、神经孔狭窄。

2. 临床表现 本病起病隐匿，发展缓慢，病史长，多数为数月至数年，但呈进行性进展，多在 50 ～ 60 岁出现症状,男性多于女性。依狭窄部位不同,其临床表现各不相同,主要与脊髓、神经根和血管等结构受压有关。

【影像学表现】

1. X 线表现　先天性椎管狭窄表现为椎弓根增粗、变短,椎板增厚,椎管前后径缩短(矢状径,即椎体后缘至棘突前缘之间的距离)和椎弓根间距(双侧椎弓根内缘间的距离)变小。获得性椎管狭窄以脊柱退行性变最为常见。X 线侧位平片椎管矢状径测量对椎管狭窄有一定参考意义。一般颈椎管矢状径正常 > 13mm,< 10mm 为狭窄;腰椎管矢状径正常 > 18mm,< 15mm 为狭窄。

2. CT 表现　①CT 可清晰显示椎弓短小,椎体后缘骨质增生硬化,椎小关节增生,椎间盘膨出与突出,后纵韧带及黄韧带肥厚和钙化。②硬膜外脂肪间隙受压或消失,硬膜囊、脊髓受压。③椎管狭窄、变形,胸段及上腰段椎管多呈三叶状变形。④诊断椎管骨性狭窄多依据 CT 和 MRI 上椎管变形、硬膜囊和脊神经根受压等来判定。常用测量方法有骨性椎管矢状径线(参考值同平片),椎弓根间距 < 20mm 为狭窄,侧隐窝矢状径 < 2mm 为狭窄,椎间孔宽度 < 2mm 为狭窄。Jones-Thompson 公式法为:椎管最大矢状径 × 最大横径 / 同水平椎体最大矢状径 × 最大横径 = 1/2 ～ 1/4.5,若两者比值小于 1/4.5,说明椎管有狭窄。见图 10-5。

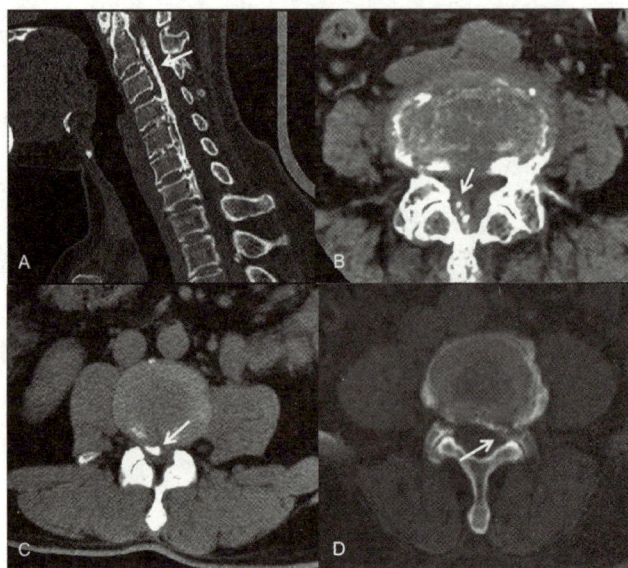

图 10-5　椎管狭窄 CT 表现

图 A 为颈椎矢状位:颈椎生理曲度变直,颈椎后纵韧带广泛钙化,相应颈椎管变窄,颈髓受压。图 B、C、D 为腰椎横轴位:图 B 为黄韧带增厚伴钙化,局部椎管变窄;图 C 为腰椎间盘向后突出,相应硬膜囊受压变形,局部椎管变窄;图 D 为椎体左后缘增生硬化,椎管骨性狭窄

3.MRI 表现　多平面成像显示椎管狭窄更明确,原因在于其能够更清楚地显示:①椎体、椎间关节增生及黄韧带、后纵韧带钙化或骨化,椎间盘膨出或突出。②椎管、椎间孔及侧隐窝狭窄、变形。③硬膜外脂肪受压、变形或消失。④硬膜囊前或侧后缘受压、变形、移位。⑤脊髓受压、移位,重者可出现缺血、坏死、囊变,表现为脊髓内单或多节段等或长 T_1、长 T_2 信号。⑥椎管内占位性病变或邻近结构的病变侵入椎管内,使椎管容积减小。

【诊断与鉴别诊断】

造成椎管狭窄的因素很多，影像学检查能清晰地显示椎管形态与大小、椎体骨质增生及韧带肥厚或钙化、椎间盘膨出或突出、椎间关节退行性变及椎弓根发育异常等表现。上述改变均可引起硬膜囊、脊髓和神经根受压移位等表现，因此结合临床表现不难做出诊断。

【复习思考题】

1. 试述颈椎病的影像学表现。
2. 试述脊柱退行性变的影像学诊断要点。
3. 试述椎间盘膨出、突出、脱出的 CT 及 MRI 表现。
4. 颈椎椎管及腰椎椎管的正常值是多少？试述椎管狭窄的诊断标准。

代谢及营养障碍性骨病

代谢及营养障碍性骨病是指机体因先天或后天性因素破坏或干扰了机体正常骨代谢和生化状态，导致骨生化代谢障碍而发生的一系列骨疾患。主要有骨质疏松症、骨质软化症、佝偻病、肾性骨病、痛风等疾病。

第一节　骨质疏松症

骨质疏松症（osteoporosis）是各种原因引起的单位体积内正常骨组织的含量减少、骨组织的有机成分与无机成分比例正常为特征的代谢性骨病。

【病理与临床】

1. 病理改变　骨骼的单位体积内正常骨组织的含量减少（有机成分与无机成分的比例正常），骨小梁稀少、间隙扩大；骨皮质变薄哈氏管扩大；骨的脆性增加，易骨折。

2. 临床表现　轻者可无症状或轻微疼痛。重者可有肌肉及骨痛、身高变矮、驼背、活动受限、呼吸功能下降等表现，承重骨如椎体、前臂、髋关节等可发生骨折。

【影像学表现】

1. X线平片　①骨质密度普遍减低，严重时与邻近肌肉或椎间盘密度相近。②骨小梁纤细、稀疏，甚至较大范围骨小梁缺失，骨皮质吸收变薄。③椎体骨质疏松可见栅栏状的纵行骨小梁；严重时，椎体双凹变形，可发生压缩性骨折，常呈楔形改变。见图11-1。

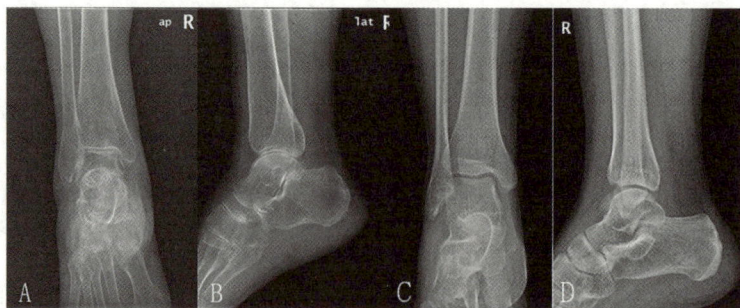

图 11-1　骨质疏松症 X 线表现

右踝关节正侧位：图 A、B 为右踝关节骨质疏松，右踝关节骨质密度减低，骨小梁纤细、稀疏，骨皮质变薄；图 C、D 为正常右踝关节

2. CT 表现　与 X 线平片表现相似。局部骨小梁缺失区 CT 值可以与脂肪密度相当。CT 能反映组织的物理密度，对骨矿含量或骨矿密度测量具有重大价值。

3. MRI 表现　MRI 对骨质疏松合并骨髓水肿、骨挫伤、病理骨折尤为敏感。骨质疏松区域被脂肪和造血组织充填，呈短 T_1、中长 T_2 信号。

【诊断与鉴别诊断】

骨质疏松症根据临床症状与影像学检查容易诊断。本病主要应与脊柱多发性骨髓瘤相鉴别。

脊柱多发性骨髓瘤　常为广泛椎体斑片状或穿凿样骨质破坏，MRI 表现为 T_2WI、脂肪抑制序列病灶数量显著增多并呈等 / 高混杂信号（椒盐征），具有特征性。

第二节　骨质软化症

骨质软化症 (osteomalacia) 是指成骨过程中骨基质即骨样组织的钙盐沉积障碍所造成的骨疾病。维生素 D 缺乏导致骨基质不能钙化，发生在成人期称为骨质软化症。

【病理与临床】

1. 病理改变　维生素 D 缺乏，钙、磷代谢异常，大量骨组织不能及时吸收钙质而正常骨化，骨小梁逐渐变细，表面新生骨样组织堆积，骨质强度逐渐变软，骨骼不同程度变形。

2. 临床表现　临床上可有肌肉无力、行走较困难，全身性骨痛，严重时全身多发骨骼变形甚至身体畸形。骨骼畸形为重要特征，尤以负重部位如骨盆、下肢等明显，膝关节、髋关节、距小腿关节内翻或外翻畸形。血钙降低者出现抽搐。

【影像学表现】

本病 X 线平片检查有价值。①全身骨质密度普遍减低，骨小梁与骨皮质模糊不清。②假骨折线（Looser 带）表现为宽 1～2mm 的规则透明线，与骨皮质垂直，边缘稍致密，好发于耻骨、坐骨、肋骨、胫骨及股骨等部位。③骨骼变形：骨盆三叶状变形，脊柱后凸、侧弯，椎体双凹变形，下肢长骨弯曲畸形等。见图 11-2。

【诊断与鉴别诊断】

骨质软化症依据 X 线平片与临床症状诊断不难。本病主要应与骨质疏松症相鉴别：前者骨小梁、骨皮质模糊，分界不清，持重骨骼易变形；后者骨小梁纤细、清晰，与骨皮质分界清楚，疏松的骨骼易发生骨折。

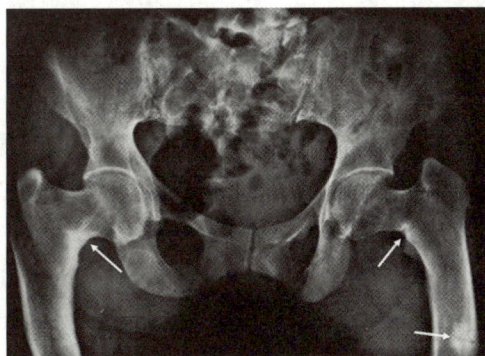

图 11-2　骨质软化症 X 线表现

骨盆正位：骨盆变形，骨皮质、骨小梁结构模糊，双侧股骨干近段弯曲变形，双侧股骨见多处假骨折线（箭）

第三节　维生素 D 缺乏性佝偻病

维生素 D 缺乏性佝偻病（vitamin D deficiency rickets）是指维生素 D 缺乏导致钙、磷代谢障碍，骨基质缺乏钙盐沉着，骨样组织钙化不全的骨疾病。多与饮食性维生素 D 缺乏、日光照射不足有关。

【病理与临床】

1. 病理改变　维生素 D 缺乏引起钙磷代谢紊乱，骨骺与干骺端软骨及骨样组织钙化不足，大量未经钙化的骨样组织堆积，干骺端膨大、平坦、杯口样改变；同时骨质脱钙和骨吸收障碍导致普遍性骨质软化，骨小梁稀疏、骨皮质变薄、模糊等。

2. 临床表现 临床上 2 个月～3 岁幼儿多见，6 个月～1 岁发病率最高。患儿睡眠不安、哭闹、夜惊、多汗等，继而肌肉松弛，肝脾肿大，乳牙萌出迟缓，前囟门闭合延迟，串珠肋，鸡胸，双下肢"O"形、"X"形或弓状弯曲畸形。血钙、血磷降低，血清碱性磷酸酶增高。

【影像学表现】

本病以发育较快的长骨干骺端改变最为典型，尤其是尺桡骨远端、胫骨和肱骨上端、股骨下端、肋骨前端等。X 线平片表现分三期：早期、进展期、愈合期。

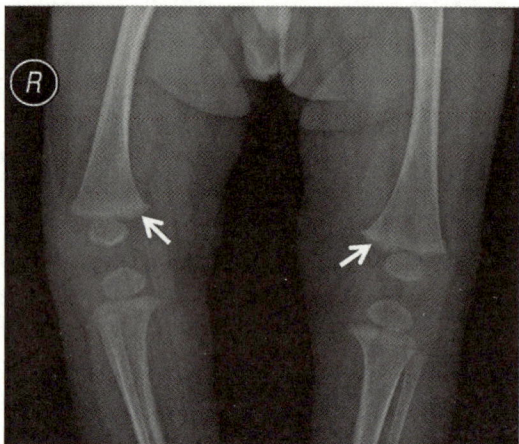

图 11-3 维生素 D 缺乏性佝偻病 X 线表现
双膝关节正位：活动期，干骺端杯口状膨大，临时钙化带不规则、模糊（箭），双膝关节轻度内翻

1. 早期 先期钙化带模糊，骨骺和干骺端距离增宽，干骺端横径增大，骨小梁毛刷状（毛刷征）；骨化中心按时出现或延迟出现，密度减低，边缘模糊；骨干普遍性骨质软化。

2. 进展期 ①长骨临时钙化带变薄甚至消失，干骺端两侧更加增宽，中央杯口样凹陷（杯口征），边缘骨样组织毛刷状。骨化中心模糊、消失或不出现；骨干软化，伴发青枝骨折或假性骨折；下肢弯曲畸形。见图 11-3 ②肋骨前端杯口状内凹，膨大如串珠状。③椎体变扁，脊柱后突或侧弯畸形。④颅骨囟门闭合延迟，方形颅。⑤骨盆扁平，髋臼内陷、髋内翻。⑥肩胛骨下角模糊，毛刷状。

3. 愈合期 干骺端临时钙化带重新出现，杯口征、毛刷征消失，骨端边缘整齐，密度增高；骨骺出现，骨骺板正常；干骺端与骨干距离缩短；骨膜下骨样组织钙化、层状增生与骨皮质融合；下肢畸形缓慢恢复或畸形永存。

【诊断与鉴别诊断】

维生素 D 缺乏性佝偻病依据儿童发病、临床症状及 X 线表现容易诊断。本病主要应与下列疾病鉴别：

1. 抗维生素 D 佝偻病 是一种家族性显性遗传性疾病，患儿较早出现骨质生长障碍与发育异常，弓形腿与长骨变短更加明显，常规剂量的维生素 D 治疗无效。

2. 维生素 C 缺乏病 又称坏血病，干骺端先期钙化带异常增厚，干骺端骨膜下出血具有特征性。

第四节 肾性骨病

肾性骨病（renal osteopathy）又称肾性骨营养不良（renal osteodystrophy），是各种慢性肾脏疾病引起钙、磷代谢障碍等造成骨骼损害的全身骨代谢性疾病。肾性骨病分为肾小球性及肾小管性。

一、肾小球性骨病

肾小球性骨病（glomerular osteopathy）主要见于慢性肾小球功能衰竭、持久存在的尿毒症肾病患者，又称为肾小球尿毒症骨营养不良。

【病理与临床】

1. 病理改变　慢性肾小球功能衰竭，维生素 D 代谢障碍，干扰肠道吸收钙、磷，直接影响骨样组织的钙化，引发佝偻病和骨质软化。钙、磷代谢障碍，肾小球对磷的过滤减少，尿磷减少，高血磷状态，继发甲状旁腺功能亢进，引起纤维囊性骨炎和软组织内钙化。

2. 临床表现　临床上全身症状有水肿（双下肢水肿为主）、少尿、血压增高等，骨骼症状有颅骨软化、腕踝肿大、串珠肋、驼背、鸡胸、膝内翻、膝外翻等，实验室检查血磷增高、血钙正常或偏低、碱性磷酸酶增高等。

【影像学表现】

1. X 线表现

（1）佝偻病表现　见于青少年。骨质密度减低，皮质变薄；干骺端杯口征、毛刷征，先期钙化带模糊，骨骺及干骺端距离增宽；骨骺移位、滑脱或骨折。

（2）骨质软化表现　见于成人。骨质密度减低，骨小梁及骨皮质模糊不清；承重骨变形；椎体呈鱼脊样改变，并侧弯或后突畸形；耻骨、坐骨、肋骨及股骨假骨折线等。

（3）继发性甲状旁腺功能亢进表现　①骨膜下骨的吸收：指骨和颅骨改变明显，指骨皮质边缘虫蚀状吸收；颅骨板障增厚，密度减低，呈骨硬化与骨密度减低的镶嵌状改变。②纤维囊性骨炎即棕色瘤（brown tumor）：骨质稀疏、变少、变形，骨内多发低密度囊肿，可伴病理性骨折。③软骨下骨的吸收：关节边缘开始，在骨膜下或在韧带附着处，可侵及髋关节、肩关节及手骨、髌股关节等。

（4）骨硬化表现　病程较长的患者多见。骨小梁增粗、融合，弥漫性高密度影。全身骨骼均可发生，脊椎、颅底多见，长骨及骨盆次之。脊柱以腰椎最多，椎体上下缘带状硬化呈夹心椎改变（图 11-4A）。颅底骨质硬化如象牙。四肢骨端硬化，对称性的条状、带状致密影。

（5）软组织改变　关节周围、肌腱、韧带附着处钙化（图 11-4D）。

2. CT 表现　CT 表现同 X 线平片（图 11-4B、C）。CT 对早期骨膜下骨的吸收显示较 X 线平片更有优势，对钙化的显示率较平片更高。

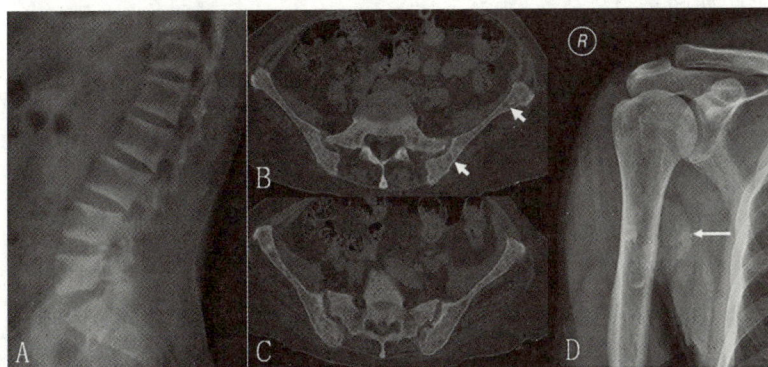

图 11-4　肾小球性骨病 X 线、CT 表现

图 A 为腰椎侧位：椎体上下缘硬化为条带状密度增高影，呈夹心椎改变；图 B、C 为骨盆 CT 横轴位：髂骨内多发囊状骨质破坏区；图 D 为右肩关节正位：肱骨上中段周围软组织内团状高密度异位钙化（箭）

3. MRI 表现　MRI 对骨髓改变、骨硬化敏感，需结合平片诊断。由于胶原纤维及脂肪增加，T_1WI 呈等或稍高信号、T_2WI 中等信号。贫血致脊椎骨造血活跃，T_1WI 信号减低。矿物质增加、骨质硬化，T_1WI、T_2WI 均呈低信号。

【诊断与鉴别诊断】

肾小球性骨病依据临床病史、症状体征、检验指标及影像学检查可以诊断。本病主要应与下列疾病鉴别：

1.原发性骨质疏松症   常见于绝经后女性，以骨质疏松为主，一般无骨质软化。

2.原发性甲状旁腺功能亢进   常有甲状旁腺腺瘤，几乎不伴佝偻病及假骨折线，骨硬化少见，纤维囊性骨炎常多发。

二、肾小管性骨病

肾小管性骨病（renal tubular osteopathy）较肾小球性骨病少见，主要见于先天性肾小管功能异常，包括肾近曲小管和／或远曲小管病变。

【病理与临床】

1.抗维生素 D 型佝偻病   为一种少见的 X 染色体显性遗传疾病，有家族性，多见于儿童，晚发者见于成年人。肾近曲小管对磷再吸收障碍，血磷低下，尿磷增多，一般维生素 D 治疗无效。临床有血磷减低、尿磷增高、骨骼疼痛等表现。

2.抗维生素 D 型佝偻病伴糖尿病   为少见的先天性疾病。肾小管对磷和葡萄糖再吸收障碍，导致低血磷和糖尿病。临床出现糖尿病等表现，骨骼改变主要为骨质软化。

3.Fanconi 综合征   为常染色体隐性遗传疾病。肾近曲小管功能缺陷，对磷、葡萄糖、氨基酸和蛋白质的重吸收障碍。骨骼病变类似佝偻病。

4.肾小管性酸中毒   肾近曲小管对碳酸氢盐的再吸收障碍或远曲小管泌氢障碍，体内酸碱平衡失调，代谢性酸中毒。骨骼病变主要为骨质软化和骨质疏松。

【影像学表现】

本病 X 线平片与肾小球性骨病表现类似，缺乏特异性。①骨骺未闭合时为佝偻病表现，骨骺闭合后为骨质软化症表现。②骨质硬化，密度增高，多见于椎体、髂骨体部和耻骨等部位，呈无结构、均匀性骨质密度增高影。③关节周围骨质增生，表现为肌腱附着处骨化。④肾区钙化，呈斑点状高密度影、尿路结石等。

【诊断与鉴别诊断】

肾小管性骨病根据先天性肾脏疾病病史、临床症状、检验指标及影像学检查可以诊断。本病主要应与肾小球性骨病和原发性甲状旁腺功能亢进相鉴别，肾小球性骨病骨硬化多见，原发性甲状旁腺功能亢进的骨硬化少见。

第五节   痛   风

痛风（gout）是由于嘌呤代谢紊乱、尿酸生成过多或排泄减少所致血尿酸增高的一种全身性疾病。

【病理与临床】

1.病理改变   组织液中高浓度尿酸盐析出，沉积在关节腔内或关节软骨、周围软组织等部位，引起无菌性炎症反应。滑膜增生和血管翳形成，关节软骨变性，软骨和关节面粗糙、缺损、穿凿样破坏等。尿酸盐结晶沉积在软组织可见痛风石。

2.临床表现   临床分 3 期：①无症状期：仅有高尿酸血症，不出现症状。②急性关节炎期：常见于第 1 跖趾关节，突然起病，红、肿、热、痛、活动受限，可经数日或 1 周自行恢复。③痛风石及慢性关节炎期：关节、肌腱和关节周围软组织内痛风石，局部肿胀膨隆、僵硬及畸形。痛风石处皮肤可破溃，有豆渣样物质排出，瘘管不易愈合，但很少继发感染。

【影像学表现】

1. X 线表现 ①早期关节软组织肿胀，多始于第 1 跖趾关节。②痛风石形成，受累关节旁软组织偏心性局限性膨隆，呈结节状密度增高影，其内可见细条状及斑片状钙化。③骨质破坏，关节面毛糙，关节一侧穿凿样及囊状骨质破坏，单发或多发，边缘锐利，有硬化边，多个骨质破坏区相互融合呈蜂窝状改变。④早期关节间隙不变窄，晚期变窄或消失。见图 11-5。

2. CT 表现 CT 表现与 X 线平片相似，痛风结节及钙化显示较平片清晰。

3. MRI 表现 对滑膜增厚、痛风结节、骨髓的显示较平片与 CT 有优势。痛风结节依据钙盐的含量信号多样，多为 T_1WI 低信号、T_2WI 和脂肪抑制序列高信号；关节滑膜增厚，与周围韧带分界不清，T_1WI 低信号、T_2WI 和压脂序列稍高信号。增强扫描几乎所有病灶均匀强化。

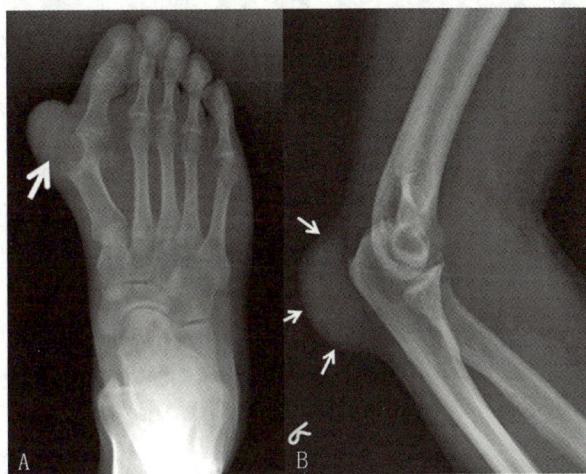

图 11-5 痛风 X 线表现

图 A 为右足正位：痛风结节（箭），第 1 跖骨远端穿凿样骨质破坏，邻近骨质增生硬化，跖趾关节间隙变窄；图 B 为右肘关节侧位：痛风石（箭）

【诊断与鉴别诊断】

痛风结合临床症状、实验室检查、影像学容易诊断。本病主要应与下列疾病鉴别：

1. 滑膜软骨瘤病 常见关节内、关节周围多发游离体，呈"石榴籽"样。

2. 类风湿关节炎 好发于双手近端指间关节和腕关节，软组织呈梭形广泛肿胀。

【复习思考题】

1. 简述骨质疏松症的概念及其 X 线平片表现。

2. 简述维生素 D 缺乏性佝偻病的原因及其 X 线表现。

3. 简述肾小球性骨病的 X 线表现。

4. 简述痛风的影像学表现。

第十二章
内分泌性骨病

内分泌系统由很多的内分泌腺组成，其中垂体、甲状腺、甲状旁腺、肾上腺和性腺等的异常，均可导致骨骼系统病变，此类疾病称为内分泌性骨病。

第一节　糖尿病性骨病

糖尿病（diabetes meilitus，DM）是由于胰岛素绝对或相对不足而引起的以高血糖为主要标志的内分泌 – 代谢病，除具有高血糖及尿糖外，同时伴有蛋白质、脂肪等代谢紊乱。由糖尿病引起的骨关节系统疾病称为糖尿病性骨病。

【病理与临床】

1. 病理改变　由于机体的蛋白质被利用转化为糖，蛋白质的缺乏引起骨基质减少，出现骨质疏松。糖尿病性周围神经炎导致患肢痛觉消失；反复创伤造成神经性关节病（Charcot关节）。糖尿病性周围血管病变常造成骨坏死。由于动脉粥样硬化后血栓形成或溃疡斑块脱落栓塞造成足部坏疽的发生。

2. 临床表现　临床上患者多具有典型的糖尿病症状，多见于足部，肢体感觉异常，走路间歇性跛行。肢端动脉搏动减弱或消失，受累部位红肿，深部溃疡合并感染，足部坏疽或坏死改变。关节受侵可出现Charcot关节的症状。实验室检查：血糖升高，血钙、碱性磷酸酶增高。

【影像学表现】

1. X线表现

（1）骨质改变　糖尿病性骨病多发生于膝关节以下部位，尤其是踝关节和足部。如足趾骨骨质吸收后骨端呈笔尖状改变（图12-1），胫腓骨下段虫蚀样骨质破坏。此外，还可见全身骨骼骨质疏松，以躯干骨明显，椎体可发生压缩性骨折。

（2）关节改变　可以发生于任何关节，主要表现为关节软骨下骨质硬化，新骨增生，形成骨赘，骨赘断裂脱落形成游离体，关节间隙狭窄，关节面不规则，关节脱位或半脱位，关节周围软组织肿胀等。

（3）软组织改变　受累骨与关节局部软组织

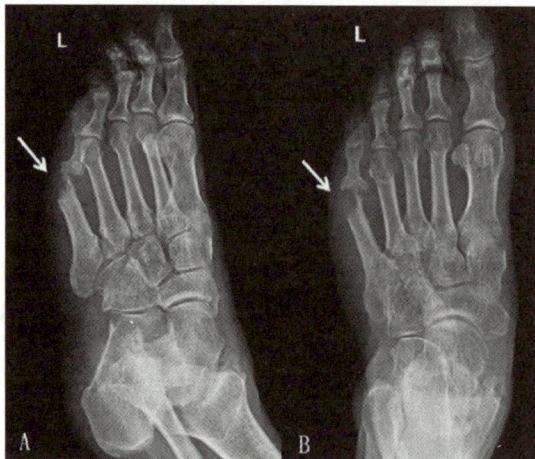

图 12-1　糖尿病性骨病 X 线表现

图 A、B 为跖骨正斜位：第 5 跖骨远端骨质破坏如笔尖，跖趾关节半脱位，关节周围软组织肿胀（箭）

肿胀，层次不清，有时其内可见小碎骨片、钙化及深溃疡的凹陷影。

（4）动脉壁钙化　糖尿病的动脉钙化在下肢较多、明显，多为全层钙化，钙化的血管影呈枯树枝状改变。

2. CT 表现　CT 可显示足部软组织肿胀，跖筋膜腔积液，局限性脓肿形成。糖尿病神经性关节病可见骨端破坏，小关节崩解，关节周围散在碎骨片及钙化。合并骨髓炎时可见骨膜反应，髓腔内可有小的死骨及软组织窦道形成等。

3. MRI 表现　MRI 对糖尿病足的软组织改变及骨髓病变均较 X 线及 CT 敏感。蜂窝织炎、脓肿及窦道，关节及腱鞘积液，在 T_1WI 上呈低信号、T_2WI 呈高信号；脓肿壁、蜂窝织炎和窦道增强可强化，积液区不强化，这些软组织病变多在骨骼病变出现之前出现。当继发骨髓炎时，在 T_1WI 上骨髓信号减低、T_2WI 上骨髓信号增高。慢性神经营养性关节病在各种序列上骨髓均呈低信号，同时可见跖趾骨骨端破坏、缺失及沿应力方向的跗骨崩裂。

【诊断与鉴别诊断】

糖尿病性骨病依据糖尿病病史、相应的临床表现及影像学表现，大多可以诊断。本病应与下列疾病鉴别：

1. 类风湿关节炎　多发在四肢小关节，以双手指最多见，双侧对称，主要是小关节间隙狭窄、变形；而糖尿病性骨病骨质及小关节破坏不一定对称，骨密度减低较明显。

2. 痛风　关节周围可见痛风结节，边缘骨质穿凿样破坏，正常的骨密度不发生改变，与糖尿病引起的广泛骨密度减低不同。临床疼痛明显，血尿酸增高。

3. 急性骨髓炎　病情急，局部红肿、热痛明显，骨质破坏从骨膜开始，且骨膜反应较重；而糖尿病性骨病是慢性病反应过程，病情反应较慢，骨质改变是整个骨密度减低、吸收，骨膜反应不明显，治愈后骨质不留痕迹，也没有慢性骨硬化反应。

第二节　甲状旁腺功能异常

甲状旁腺主要功能为分泌甲状旁腺素（PTH），调节机体内钙、磷代谢。甲状旁腺功能异常包括甲状旁腺功能亢进和甲状旁腺功能减退，二者均引起钙、磷代谢异常，进而引起全身多器官的病变。

一、甲状旁腺功能亢进

甲状旁腺功能亢进（hyperparathyroidism）简称甲旁亢，是甲状旁腺分泌过多的甲状旁腺素，引起体内钙、磷代谢异常所致，具有多种临床表现。

【病理与临床】

1. 病理改变　甲旁亢时，过多的甲状旁腺素刺激破骨细胞活动增强，加速骨吸收，同时伴有新骨形成，但类骨组织钙化不足。骨吸收区内黏液变性和出血，称为纤维囊性骨炎，因其液体呈棕红色，又称为棕色瘤。甲旁亢常伴发维生素 D 缺乏，造成骨质软化。骨膜下或软骨下骨吸收多发生在指骨、长骨及齿槽硬板，发生骨皮质吸收。

2. 临床表现　本病多见于 20 ～ 50 岁，女性多发。骨骼改变主要表现为全身骨关节疼痛、畸形、病理性骨折，棕色瘤形成时局限性隆起。实验室检查：血 PTH、血钙、尿钙升高，血磷减低，碱性磷酸酶升高。

【影像学表现】

1. X 线表现　主要表现为：

（1）广泛性骨质稀疏　常累及全身骨骼。颅骨表现较具特征性，表现为颅骨内外板边缘模糊、密度减低，呈磨玻璃样或伴有颗粒样骨吸收区；椎体变扁或呈双凹改变；长骨表现为骨皮质变薄、骨小梁变细，重度者骨皮质薄如线状，骨小梁部分吸收呈磨玻璃状。

（2）骨膜下骨皮质吸收　为本病的特征性 X 线征象，最先出现于中节指骨桡侧缘，表现为骨皮质边缘密度减低，进而呈鼠咬状缺损或花边状（图 12-2A）；齿槽骨硬板吸收，即齿周白线消失也较常见。

（3）软骨下骨吸收　多发生在锁骨肩峰端及耻骨联合处，形成软骨下骨皮质缺损，皮质不规则、模糊。

（4）局限性囊状骨破坏　纤维囊性骨炎好发于长骨和下颌骨，表现为局限性骨质破坏，大小不一，呈单发或多发囊状透光区，边界清晰，边缘硬化（图 12-2C）；较大者向外膨胀，有时可呈多房皂泡样改变，类似巨细胞瘤，临床又称棕色瘤；较大病灶常伴发病理性骨折。

（5）骨质软化改变　椎体呈双凹状，骨盆可呈三叶状变形，少年患者干骺端可类似于佝偻病改变，下肢弯曲，胸廓可呈鸡胸状，颅底软化使后颅窝变浅。

（6）骨质硬化　脊柱最常见，表现为椎体分层状密度增高，其次可见于骨盆及肋骨。

（7）关节软骨钙化　主要见于原发性甲旁亢，好发于膝关节、耻骨联合及腕部三角骨等透明软骨及纤维软骨处。

（8）软组织钙化　多见于继发性甲旁亢，好发于关节周围。

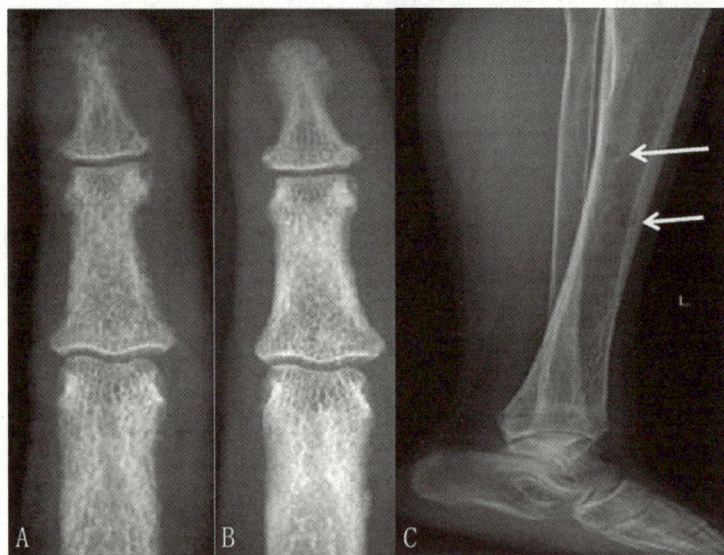

图 12-2　甲状旁腺功能亢进 X 线表现

图 A、B 为指骨正位：图 A 为指骨密度减低，中节指骨骨膜下骨皮质吸收，呈
鼠咬状，末节指骨变尖；图 B 为正常指骨。图 C 为胫腓骨中下段侧位：骨质密
度减低，胫骨内多发囊状骨质吸收破坏，境界清楚，边缘硬化（箭）

2. CT 表现　除显示骨质改变外，尚可发现甲状旁腺腺瘤。CT 平扫可见甲状腺后下方、气管与食管旁沟内有圆形结节状软组织密度影，增强可见明显强化。部分甲状旁腺可异位于纵隔内。

3. MRI 表现　骨骼改变显示不如 X 线及 CT，但显示甲状旁腺腺瘤优于两者。甲状旁腺腺瘤在 T_1WI 上呈稍低信号、T_2WI 呈高信号，增强扫描呈轻 - 中度强化，大部分强化均匀，部分较大病灶可见坏死囊变区无强化。

【诊断与鉴别诊断】

甲状旁腺功能亢进的诊断主要依据 X 线表现，CT 与 MRI 可发现甲状旁腺的病变。本病主要与以下疾病鉴别：

1. 多发性骨髓瘤 多见于老年患者。好发于躯干骨和四肢长骨近端，表现为多发点状或圆形溶骨性破坏，无骨膜下骨吸收。尿中可有本-周蛋白。

2. 骨质软化症 表现为骨质密度普遍减低，骨骼变形及假骨折线等，但无骨膜下骨质吸收、齿槽骨硬板骨吸收及颅骨颗粒状表现，血清钙正常或减低，血磷减少。

3. 骨纤维结构不良 骨病变多较局限，X 线表现为局部扩张，呈囊状变形，皮质变薄。生化检查正常。

4. 畸形性骨炎 本病发病多骨受累。表现为患骨增粗、变形，正常骨小梁由粗疏的骨小梁代替。病变常可累及颅骨，呈进行性增大、增厚，常伴有棉团状骨质增生。血清钙、磷及尿钙、磷均正常。

二、甲状旁腺功能减退

甲状旁腺功能减退（hypoparathyroidism），简称甲旁减，是甲状旁腺素（PTH）分泌减少和（或）功能障碍引起的钙、磷代谢异常疾病。

【病理与临床】

1. 病理改变 由于 PTH 分泌减少，使骨质吸收减低，骨质钙沉积增加；肾小管对磷的重吸收增多，血磷浓度增高并沉积于骨，使骨质硬化，血钙减低。

2. 临床表现 临床特点是手足搐搦、癫痫样发作、低钙血症和高磷血症。长期口服钙剂和维生素 D 制剂可使病情得到控制。

【影像学表现】

1. X 线表现 本病全身大部分骨质多属正常，主要表现为颅骨内外板增厚，髋臼和骶髂关节硬化，长骨干骺端带状密度增高，指骨末节骨质密度增高。部分病例颅骨平片可见颅内异常钙化斑。先天性者骨骺早期愈合和短指（趾），常见掌骨或趾骨发育短，长骨骨骺提前愈合，有时可伴外生骨疣。皮下软组织和韧带可出现钙化。

2. CT 表现 双侧基底节、大脑半球及小脑齿状核的多发高密度钙化，以基底节为著，钙化常对称性，大小不等；内囊不受累，呈"内囊空白征"，病灶无强化；颅骨增厚（图 12-3）。

3. MRI 表现 MRI 对钙化不敏感，较少应用。

【诊断与鉴别诊断】

有手足搐搦病史，血钙 < 2mmol/L，血磷 > 2mmol/L，排除肾功能不全者基本可以诊断，如血清 PTH 明显减低或不能测得则可以确诊。本病主要与以下疾病鉴别：

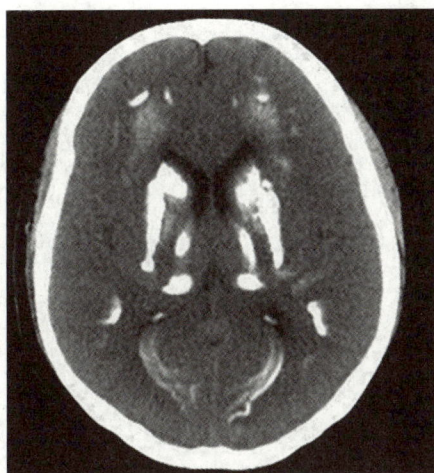

图 12-3 甲状旁腺功能减退 CT 表现
双侧基底节、大脑半球多发对称性高密度钙化；
内囊不受累，呈"内囊空白征"

1. 假性甲状旁腺功能减退症 是一种遗传性疾病。典型患者可伴有发育异常、智力发育迟缓、体态矮胖、脸圆，可见掌骨（跖骨）缩短，特别是对称性第 4 与第 5 掌骨缩短。有甲旁减的症状，但血清 PTH 升高。

2. Fahr 病　又称特发性家族性脑血管亚铁钙沉着症，青少年好发。以基底节、丘脑、小脑齿状核及皮层下对称性钙质沉着为特征，单纯影像学无法鉴别。其血钙、磷在正常范围，无手足和躯体缺陷，可与其他疾病相鉴别。

第三节　巨人症及肢端肥大症

一、巨人症

巨人症（gigantism）是在骨骺闭合之前，腺垂体病变引起生长激素（GH）分泌过量，骨骼纵向生长尚未停止，发展成为巨人症。

【病理与临床】

1. 病理改变　在骨骺闭合前，由于生长激素分泌过量，刺激骺板及骨膜，使骨骼的纵向及横向成比例增生，形成垂体性巨人症。

2. 临床表现　多自幼发病，主要表现为身高臂长，肌肉发达，臂力过人，手足过大，性器官发育较早，以及继发性内分泌症状。

【影像学表现】

1. X 线检查　全身骨骼对称性均匀性增长、变粗，尤以长骨为著，骨骺愈合及二次骨化中心出现延迟，躯干较四肢相对较短，指（趾）骨纤细。如垂体瘤时，蝶鞍扩大，前后床突破坏，鞍底下陷或可见"双边征"。

2. CT 表现　除见骨关节改变外，鞍区 CT 可见垂体瘤表现，如为嗜酸细胞增生，则垂体无占位改变。

3. MRI 表现　骨骼改变一般不用 MRI 检查，但可显示垂体异常，尤其易发现微腺瘤。

二、肢端肥大症

肢端肥大症（acromegaly）是在骨骺闭合后，腺垂体病变引起生长激素分泌过量，骨骼纵向生长已停止，而横行继续生长，发展成为肢端肥大症。

【病理与临床】

1. 病理改变　成年期骨骼已发育完成，当生长激素过多时，因骨骺板已愈合，骨骼纵径不能增大，只能使骨膜下骨质增生和关节软骨进行有限的骨化，使短骨与扁骨过度生长，以颅面骨的突出部分和四肢末端明显。

2. 临床表现　多 20～30 岁发病。主要表现头颅增大，前额、颞部及下颌增大，四肢粗大，尤其是末端，肌肉肥大无力，身材一般不高。皮肤、口唇增厚，舌、鼻、耳增大，言语不清，以及继发性内分泌症状。

【影像学表现】

1. X 线检查　头颅增大、颅板增厚，板障变窄、消失，枕骨粗隆明显增大呈钩状。下颌、眶上裂及颧弓突出。四肢长骨变粗、增大，指骨末节呈丛状增大、变宽，而骨干则相对变细；掌指关节和髋关节关节间隙可增宽。髋关节常见明显的退行性改变；脊柱椎体增大呈方形，椎体及附件骨质增生。肌腱及韧带附着处增生钙化，全身软组织普遍增厚。如垂体肿瘤，可见蝶鞍增大，鞍底下陷，常见"双边征"，鞍背变薄向后移位，前床突上翘。鼻窦过度发育，乳突小房气化明显。见图 12-4。

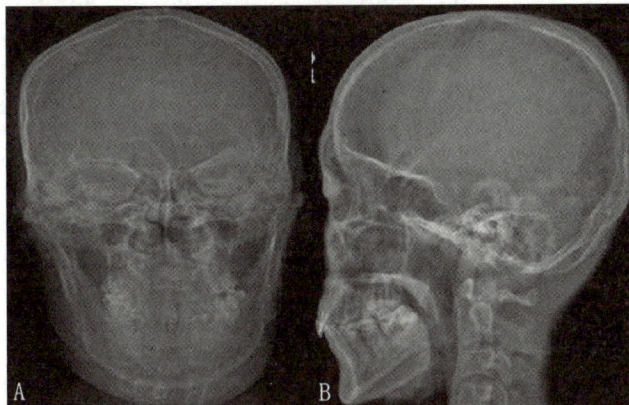

图 12-4 肢端肥大症 X 线表现

图 A 为头颅正位：颅骨板稍增厚，颜面骨增粗、增大，额窦、上颌
窦明显气化，下颌骨突出；图 B 为头颅侧位：蝶鞍扩大，鞍底下陷，
鞍背变薄向后移位，前床突上翘

2. CT 检查 颅脑 CT 检查可发现垂体大腺瘤及部分微腺瘤，还可发现内脏增大及其他病变。

3. MRI 检查 可用于评价垂体的体积、形态与轮廓等。在诊断微腺瘤方面较 CT 有优势。

【诊断与鉴别诊断】

肢端肥大症的影像学表现较具特殊性，但确诊需结合临床表现及生长激素水平测定。本病需与下列疾病鉴别：

1. 类肢端肥大症 为家族性或体质性疾病。自幼有面貌改变，体型高大，外貌类似肢端肥大症，但程度较轻。检查多无异常发现。

2. 无睾巨人症 身材高大，性腺萎缩、功能消失，指间距离超过身长数，骨骺闭合较晚，骨龄延迟。X 线片显示蝶鞍不大，骨骼结构较巨人症及肢端肥大症为小。实验室检查性激素水平异常，GH 水平不高。

3. 手足皮肤骨骼肥厚症 患者多为青年男性。外形类似肢端肥大症，但无肢端肥大症的内分泌生化代谢紊乱表现。血 GH 水平正常，蝶鞍不扩大，骨骼变化不明显。

【复习思考题】

1. 内分泌系统功能异常引起的机体骨质改变主要有哪些特点？

2. 甲状旁腺功能异常引起的骨质异常分别有哪些影像学表现？

3. 巨人症和肢端肥大症的区别与影像学特点是什么？

第十三章
地方性骨病

人类在特定的地质、人文、气候等生态环境中，因生命相关元素的异常，如缺乏、过剩或失衡等因素，造成人体各种骨关节损害，称为地方性骨病。在我国，氟骨症、大骨节病等发病率较高。

第一节　氟骨症

氟骨症（skeletal fluorosis）是人体长期在高氟环境中工作、生活，过量摄入氟化物引起的一种全身性骨慢性疾病。我国流行病区主要分布在东北、华北和西北等地区，发病人群不分性别和年龄，一般女性患者病情较重，儿童的生长发育受到显著影响。

【病理与临床】

1. 病理改变　氟通过消化道或呼吸道进入人体血液循环后，与钙、磷离子结合形成不溶解的氟磷灰石，主要蓄积在骨组织中，引起骨组织增生和硬化，对关节软骨及骨周围组织造成损害，并出现血钙、血磷降低，继发性甲状旁腺功能异常，引起骨质吸收、骨质疏松和骨质软化。

2. 临床表现　临床起病缓慢、病程长，表现为一般中毒症状，复杂且缺乏特点。

【影像学表现】

诊断氟骨症的主要影像学方法是X线检查。其表现极其复杂，通常有六大征象，即骨质硬化，骨质疏松，骨质软化，骨间断性生长痕迹，骨间膜、韧带肌腱附着处骨化和钙化，关节退行性变。各种表现并非全部出现。骨质硬化最常见，表现为骨松质骨小梁交叉点处呈沙砾状、颗粒状密度增高，重者呈象牙质样硬化，髓腔狭窄（图13-1）；骨质疏松与骨质软化表现为骨小梁变细、缺失，出现假骨折线，以及儿童长、短管状骨干骺端毛刷样改变或骨弯曲；骨转换是骨质硬化、骨质疏松与骨质软化的混合，表现为骨皮质软化，骨松质均匀硬化或骨小梁结构模糊、消失，这种骨皮质软化、骨松质硬化加软化征象的混合统称为骨转换征象；晚期可见骨间膜、韧带肌腱附着处骨化和钙化，呈鱼翅状突出或融合，以及关节退行性变。

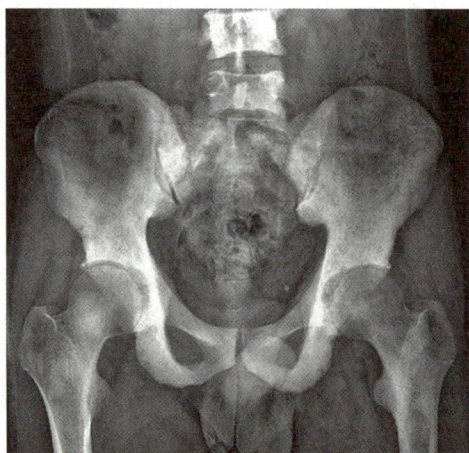

图 13-1　氟骨症 X 线表现

骨盆正位：骨盆、腰椎骨质密度增高，呈象牙质样硬化

【诊断与鉴别诊断】

氟骨症的诊断依赖于流行病学资料和 X 线检查。长期生活于高氟地区，X 线检查有骨质硬化、骨质疏松或骨质软化，骨生长障碍线，肌腱、韧带及骨间膜骨化、钙化和关节退行性变等征象者，均可诊断为氟骨症。氟骨症应与强直性脊柱炎、代谢及营养障碍性骨病等鉴别。

强直性脊柱炎　二者脊柱均可韧带钙化，呈"竹节椎"样改变。但强直性脊柱炎主要以骶髂关节和椎小关节病变为主，椎体骨质疏松；而氟骨症主要以骨质硬化为主，晚期才出现关节的病变。

第二节　大骨节病

大骨节病（osteoarthrosis deforms endemica）是一种以软骨变性坏死为主的地方性、畸形性慢性骨关节病，后期在关节周围出现代偿性骨质增生使关节周径增粗变形，故称为大骨节病。严重者可出现手足短粗、身材矮小、关节活动困难、步态不稳，因此又称柳拐子病、矮人病等。本病最先由卡斯钦（Kashin）和贝克（Beck）发现和记载，因此国际通用名称为卡斯钦 - 贝克病（Kashin-Beck disease，KBD）。该病在我国主要分布在东北、华北、西北等高寒、丘陵地区，至今病因不明，有生态环境、饮水中有机物污染及真菌毒素等学说。

【病理与临床】

1. 病理改变　病变主要以软骨变性、坏死为特征，首先出现于关节软骨深层，导致软骨内成骨的骨骼生长发育障碍，使长骨纵向发育停止，而在坏死灶周围存活的软骨细胞增生形成钙化和骨化，关节边缘的纤维软骨、滑膜与结缔组织增生，引起关节囊肥厚和关节边缘骨化、骨赘形成，造成关节粗大变形。

2. 临床表现　该病多自童年起病，病程长且发展缓慢，无炎症反应。早期表现为四肢关节多发、对称性疼痛，晨起加重，稍事活动后减轻；继而出现关节肿大、变形，关节屈伸活动受限、关节摩擦音，以青春期前后症状较为明显，25 岁以后很少发病，发病年龄越早，病变越重，尤以负重大、活动强的关节受累，表现为短指（趾）、短肢畸形，身材矮小，关节骨端粗大、变形，步态不稳等特点。发病时，实验室检查血清碱性磷酸酶升高。

【影像学表现】

诊断大骨节病首选 X 线检查。由于患者发病年龄、部位、发展阶段及程度不同，X 线表现有所不同。

1. X 线表现　常累及四肢各关节，呈多关节、对称性发病，掌指骨病变出现早，后期以踝、膝关节变化显著。早期表现为干骺端先期钙化带增宽、致密、凹陷，呈波状或齿状，骨骺线闭合早，骨骺密度不均匀，外形不规则，软骨面凹凸不平，关节面下骨质硬化并有囊变，关节间隙宽窄不均（图 13-2）；晚期表现为关节边缘、骨端骨质增生，关节骨端增大呈扁平状，关节内游离体等（图 13-3）。

2. CT 表现　能更清楚地显示关节面硬化、

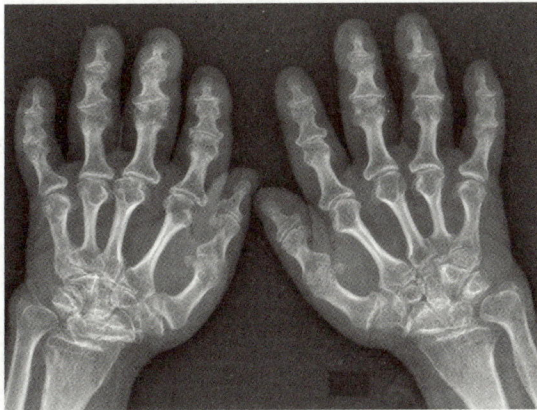

图 13-2　骨端型大骨节病 X 线表现

双手正位：腕及掌指、指间关节骨端肥大、短缩，骨性关节面平直、凹陷，骨质增生硬化，关节间隙狭窄

凹陷及小囊变，以及关节游离体。

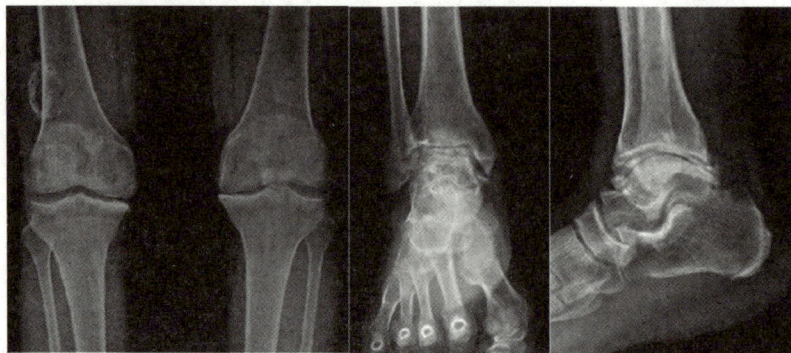

图 13-3　骨关节型大骨节病 X 表现

双膝关节正位及右踝关节正侧位：双膝及右踝关节骨端肥大，骨质增生硬化，
关节面凹陷，关节间隙狭窄，双膝内关节游离体

3. MRI 表现　能较清楚地显示骨骺、关节软骨、关节囊及关节周围组织的改变。

【诊断与鉴别诊断】

根据发病的地区性，临床上身材矮小，关节粗大，多发、对称性关节病变，以及骨关节面、干骺端临时钙化带和骨骺的多发性对称性凹陷、硬化、破坏及变形等 X 线表现特点可诊断大骨节病。本病与佝偻病、退行性骨关节病及软骨发育不全不难鉴别。

【复习思考题】

1. 简述氟骨症的主要 X 线表现，如何与石骨症进行鉴别？
2. 简述大骨节病的 X 线表现。

第十四章
软组织疾病

软组织结构多样，病变复杂。由于软组织间缺乏自然对比，X线检查有一定局限性，CT、MRI 具有明显优势。

第一节　骨化性肌炎

骨化性肌炎（myositis ossificans）是发生于肌肉或其他软组织内的异位骨化或钙盐沉积的疾病。根据发病机制，将其分为局限性骨化性肌炎和进行性骨化性肌炎。

一、局限性骨化性肌炎

局限性骨化性肌炎（localized myositis ossificans）病因不明，根据有无外伤史，可分为外伤性骨化性肌炎和非外伤性骨化性肌炎，其中以外伤性较常见。

【病理与临床】

1. 病理改变　病变早期软组织水肿、变性、坏死，有时伴有出血，血肿机化，内见大量新生血管和成纤维细胞；随后病灶逐渐骨化。

2. 临床表现　好发于青年男性。多位于易受伤部位，初期受伤部位肿胀、疼痛，可触及肿块，邻近关节活动受限。伤后数周至数月，肿块逐渐缩小、变硬。

【影像学表现】

1. X 线表现　典型表现为软组织肿块内见骨结构。早期病灶周缘呈壳状骨性轮廓，其内出现网状分布的密度增高影，随着骨化进展，形成大片骨性致密影，与肌束方向平行；骨化肿块与邻近骨皮质之间有透亮间隙（图 14-1）。

2. CT 表现　CT 对病变定位更准确，可早于 X 线在肿胀的软组织内发现形态不一的高密度钙化、骨化影；典型 CT 表现呈"分区现象"，分三个区域：中心区域为低密度；中间区域为不成熟骨化区，密度介于中心区和外周区之间；外周区为成熟骨化区，密度最高，边缘清楚锐利。随着病灶骨化增多，骨小梁结构显示更清楚，密度更高，形成大片骨性致密影。

3. MRI 表现　受累肌肉软组织肿胀或肿块在 T_1WI 上呈低信号、T_2WI 或 T_2WI 脂肪抑制序列上显示较清楚，呈弥漫高信号；增强扫描呈环形强化；钙化或骨化部分于 T_1WI 及 T_2WI 序列均呈低信号。中期典型 MRI 表现为 T_2WI 或 T_2WI 脂肪抑制序列中央区域呈高信号，病灶周围有低信号环，低信号环在病灶成熟中逐渐清楚。MRI 显示钙化、骨化不如 CT。

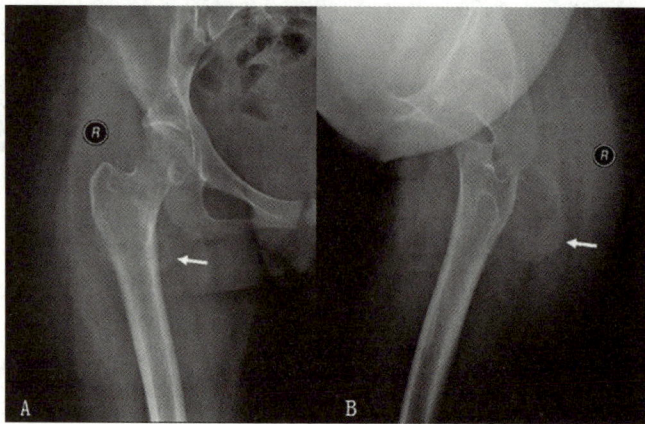

图 14-1　局限性骨化性肌炎 X 线表现

图 A 为正位、图 B 为侧位：右侧股骨上段后方软组织内见条片状高密
度钙化影（箭）

【诊断与鉴别诊断】

软组织肿块内见到有钙化或骨结构，若有外伤史，则易于诊断局限性骨化性肌炎。影像学上主要区别骨化和瘤骨。本病应主要与骨旁型骨肉瘤、骨外软组织内骨肉瘤相鉴别。

二、进行性骨化性肌炎

进行性骨化性肌炎（progressive myositis ossificans）又称进行性骨化性纤维结构不良（fibrodysplasia ossificans progressive），是一种少见的慢性进行性致死性疾病，是常染色体显性遗传病。

【病理与临床】

1. 病理改变　病变由韧带、肌腱、腱膜、肌肉间筋膜发生，而后累及肌肉，呈进行性钙化、骨化。全身肌肉除面肌、膈肌和舌咽肌外都可受累，常以骨骼肌为主。

2. 临床表现　一般婴幼儿发病，约 10% 有家族史。首先侵犯颈、肩、背部，逐渐蔓延到上肢、脊柱旁及下肢等，致受累部位关节活动受限。本病预后不佳，多死于呼吸、进食困难。

【影像学表现】

1. X 线表现　急性期 X 线检查多无阳性征象。数周后受累部位出现斑点、条状或不规则形钙化，逐渐融合成条状或大片状致密影，与肌束、肌腱或韧带走行方向一致。关节周围软组织钙化，可导致关节强直。

2. CT 表现　病变肌群萎缩，其内见点、条状钙化或骨化，与肌束、肌腱或韧带走行方向一致，断面上钙化由中央部开始逐渐向外扩展；最终，全部肌肉或肌群呈板层样骨结构。

3. MRI 表现　受累肌群萎缩，骨化和钙化于 T_1WI 及 T_2WI 序列均呈低信号。

第二节　肩关节周围炎

肩关节周围炎（Scapulohumeral periarthritis）简称肩周炎，又称粘连性肩关节炎，俗称"冻结肩""五十肩"，是多种不明原因致肩关节周围软组织的炎性粘连、僵硬。

【病理与临床】

1. 病理改变　肩关节周围炎的病变主要发生在盂肱关节周围；肩关节周围软组织发生退行性

变及无菌性炎症，引起关节囊和滑囊纤维组织增生、粘连，肌腱和关节囊可出现钙化，晚期可引起骨关节病。

2. 临床表现　好发于中老年人，多见于体力劳动者。主要症状为肩部疼痛和肩关节活动障碍，症状逐渐加重，自然病程较长，达到某种程度后疼痛可逐渐缓解，最后自愈。

【影像学表现】

1. X 线表现　①早期表现肩峰下脂肪线模糊或消失，肩峰下脂肪线是指三角肌下筋膜上的一薄层脂肪组织在 X 线片上的线状投影；当肩关节过度内旋位时，该脂肪组织恰好处于切线位，而显示线状；②肩部软组织内钙化影（肌腱、关节囊内钙化）；③肩关节骨质疏松；④肱骨大结节、肩峰端骨质增生，关节间隙变窄。X 线检查也可以无异常表现。

2. CT 表现　CT 与 X 表现相似，对软组织钙化、肩关节骨质增生、关节间隙变窄等骨关节改变显示得更清楚，但在肌腱、韧带和关节囊等软组织结构方面显示欠佳。

3. MRI 表现　肩关节 MRI 检查在关节囊与滑囊积液、肌肉与骨髓水肿、肌腱损伤等方面具有较高的敏感性，T_2WI 脂肪抑制序列显示更清楚。肩周炎 MRI 表现有以下典型征象：①腋隐窝关节囊增厚、水肿，滑膜增生，T_1WI、T_2WI 呈稍低信号。②喙肱韧带增厚，周围纤维组织增生，T_1WI 呈低信号、T_2WI 呈略高信号，T_2WI 脂肪抑制序列呈稍高信号。③肩关节囊、滑囊积液。但 MRI 显示软组织钙化方面不如 X 线、CT 检查。见图 14-2。

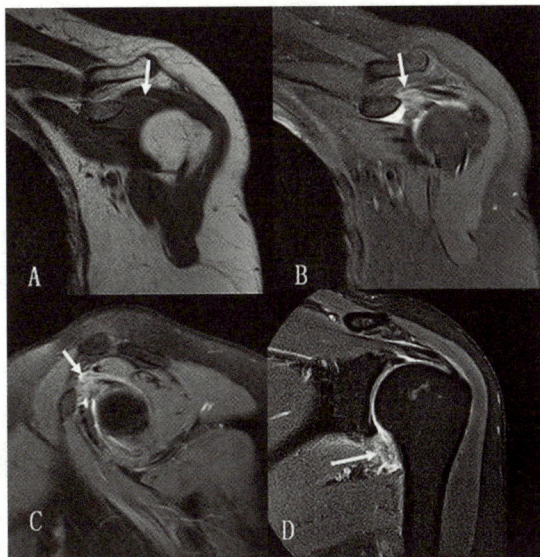

图 14-2　肩关节周围炎 MRI 表现

图 A 为斜冠状 T_1WI，图 B 为斜冠状、图 C 为斜矢状 T_2WI 脂肪抑制序列：左侧喙肱韧带增厚，周围纤维组织增生，T_1WI 呈低信号、T_2WI 脂肪抑制序列呈高信号（箭）；喙突下滑囊积液。图 D 为斜冠状 T_2WI 脂肪抑制序列：左侧腋隐窝关节囊增厚、水肿，滑膜增生，T_2WI 脂肪抑制序列呈稍低信号（箭）；肩关节囊少量积液

【诊断与鉴别诊断】

肩周炎主要依靠肩关节 MRI 检查，结合临床症状、体征，易于诊断。本病需要鉴别的疾病主要有：

1. 肩关节结核　多见于少年和儿童，骨端骨质疏松，关节边缘骨质破坏、关节间隙变窄，且不均匀，晚期周围肌肉萎缩，易于鉴别。

2. 肩关节周围肿瘤　表现为软组织肿块。

第三节　软组织肿瘤

软组织肿瘤种类繁多，X 线平片对软组织肿瘤的诊断价值不大。MRI 对软组织分辨率高，为软组织肿瘤首选的影像学检查方法。

一、脂肪瘤

脂肪瘤（lipoma）是最常见的良性肿瘤，由成熟脂肪细胞构成，可发生于含有脂肪组织的任何部位，以皮下最常见。

【病理与临床】

1. 病理改变　脂肪瘤呈扁平、卵圆形或分叶状，常有一薄层纤维包膜，边缘清楚，质软，瘤内可有纤维分隔。

2. 临床表现　可发生于任何年龄，以 50～70 岁多见。可单发或多发，一般无症状，肿瘤较大者压迫邻近结构出现相应的临床表现。

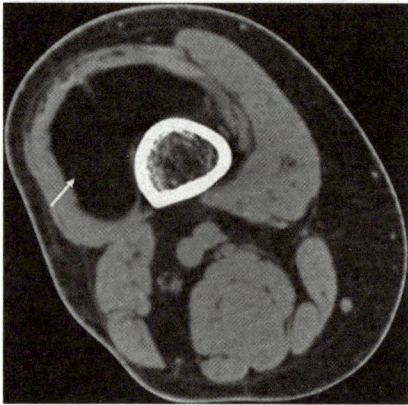

图 14-3　脂肪瘤 CT 表现

横轴位 CT 平扫：股骨前方椭圆形脂肪密度
肿块（箭）

【影像学表现】

1. X 线表现　多呈圆形或卵圆形、大小不等、边缘清楚的低密度区，密度多均匀；较大肿瘤内可见到纤维分隔及血管影，表现为网状、结节状高密度影，可见钙化。

2. CT 表现　软组织内类圆形或卵圆形低密度区，CT 值 -120～-60HU，极具特征性，密度均匀，有包膜，增强后无强化，周围组织受压（图 14-3）。

3. MRI 表现　软组织内类圆形或卵圆形、边界清楚的异常信号区，信号具有特征性，T_1WI、T_2WI 均呈高信号，在所有序列中均与皮下脂肪信号相同，信号强度均匀，部分有低信号分隔，脂肪抑制序列上均呈低信号。增强后无强化（图 14-4）。

【诊断与鉴别诊断】

脂肪瘤 CT 及 MRI 具有特征性。本病需与其他含脂肪组织的病变进行鉴别。

1. 畸胎瘤　含有骨化和脂肪组织的畸胎瘤由 3 个胚层组成，CT 或 MRI 上密度或信号表现不均匀；含有骨骼或牙齿更具特征性。

2. 血肿　MRI 上亚急性期血肿无论 T_1WI 或 T_2WI 均呈高信号，通过脂肪抑制序列扫描可鉴别，血肿仍呈高信号。CT 可根据特征性的 CT 值进行鉴别。

二、血管瘤

血管瘤（hemangioma）为血管组织所形成的良性肿瘤，可出现在人体各部位。

【病理与临床】

1. 病理改变　血管瘤根据血管腔的大小和血管类型，分为毛细血管瘤、海绵状血管瘤、静脉性血管瘤和混合性血管瘤等。

2. 临床表现　多见于婴儿和儿童，一般无明显

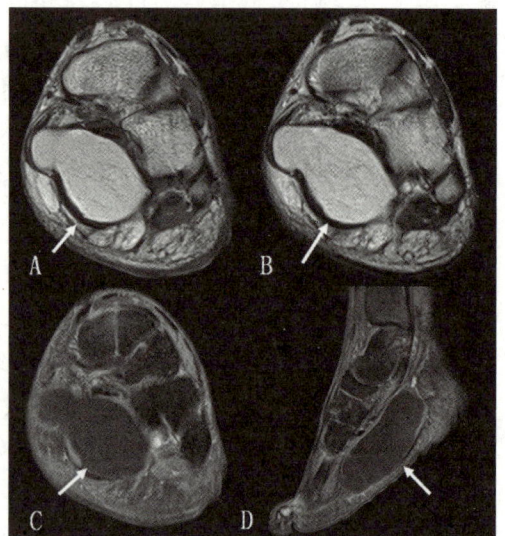

图 14-4 脂肪瘤 MRI 表现

图 A 为横轴位 T_1WI、图 B 为横轴位 T_2WI、图 C 为
横断压脂 T_2WI、图 D 为矢状位压脂 T_2WI：足底皮下
软组织内巨大肿块，T_1WI 呈高信号，T_2WI 呈高信号，
压脂 T_2WI 呈低信号（箭）

自觉症状，可有间歇性疼痛、肿胀。

【影像学表现】

1. X 线表现 血管瘤较小时，X 线平片难以显示。范围较大时可见软组织肿胀或肿块，边界不清。肿块内常多发圆形或椭圆形环状钙化点或同心圆钙化斑，大小不一。

2. CT 表现 软组织肿块形态不规则，边界不清，常见钙化及静脉石，为本病重要诊断依据。动态增强扫描肿块周边强化逐渐向中央扩散，延迟扫描可见明显强化。

3. MRI 表现 海绵状血管瘤因血管瘤充满血液，T_1WI 多呈不均匀低、等信号，T_2WI 呈不均匀高信号，无明显流空现象及占位效应。其内的脂肪组织 T_1WI、T_2WI 均呈散在点状高信号，静脉石及钙化则呈低信号，亚急性慢性反复出血分别表现为 T_1WI、T_2WI 呈不规则斑点、片状高信号及含铁血黄素沉着引起的 T_2WI 低信号环。增强扫描血管成分有明显强化，非血管性成分强化不明显（图 14-5）。

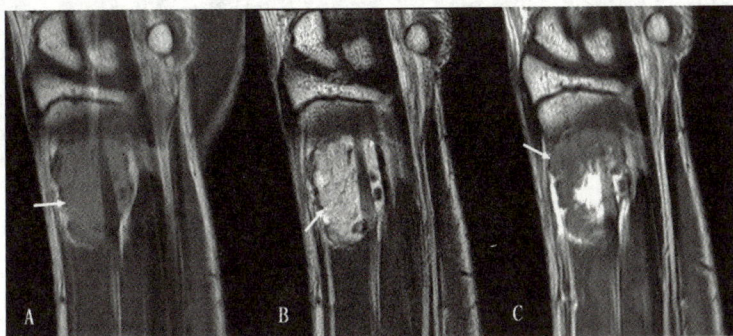

图 14-5 血管瘤 MRI 表现

图 A 为冠状位 T_1WI、图 B 为冠状位 T_2WI、图 C 为冠状位 T_1WI 增强图像：腕部可见软组织肿块，T_1WI 呈等信号，T_2WI 呈高信号，增强扫描病灶中心明显强化（箭）

【诊断与鉴别诊断】

血管瘤常见钙化及静脉石，CT 或 MRI 增强扫描肿块明显强化或延迟明显强化，易于诊断。本病需与血管畸形相鉴别。

血管畸形 CT 增强扫描上表现为弥漫性的病变，完全由血管组成而没有间质显影，密度不均，偶有钙化。MRI 平扫上血管瘤通常没有明显的血管流空现象，而血管畸形多能见到这一现象。

三、周围神经源性肿瘤

周围神经源性肿瘤以良性者多见。常分为神经纤维瘤、神经鞘瘤和神经纤维鞘瘤病，以神经纤维瘤和神经鞘瘤多见。

（一）神经纤维瘤

神经纤维瘤（neurofibroma）为发生于神经干或神经末梢的肿瘤。分布于皮肤或皮下组织，好发于下肢。

【病理与临床】

1. 病理改变 肿块生长较缓慢；质地坚硬，边界清楚；神经纤维瘤由神经内衣、神经束衣和神经鞘细胞组成，含有较丰富的胶原组织。

2. 临床表现 好发年龄为 20 ～ 40 岁。可单发或多发，表现为皮肤或皮下组织肿块，沿神经长轴分布。病灶较小时可无明确症状。

【影像学表现】

1. CT 表现 CT 平扫表现为软组织内类圆形低密度灶，密度均匀，边界清楚。增强后肿瘤可有轻度强化。

2. MRI 表现 软组织内形态规则的类圆形结节或肿块，T_1WI 上呈低或等信号，T_2WI 呈等、高信号改变，中心略低信号，周围高信号，病灶边界清楚。增强后肿瘤中心可轻、中度强化，强化不均。邻近肌肉和血管可受压移位（图 14-6）。

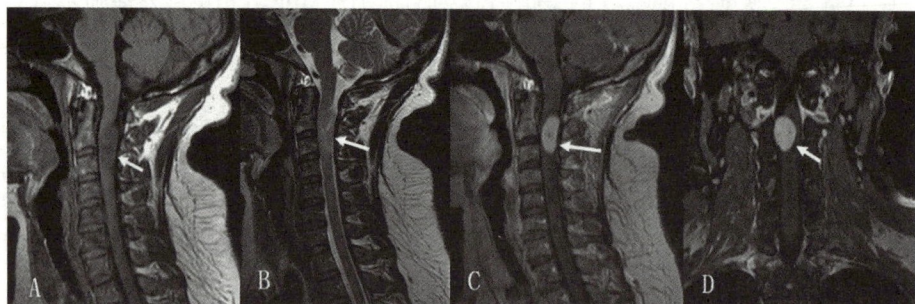

图 14-6 神经纤维瘤 MRI 表现

图 A 为矢状位 T_1WI、图 B 为矢状位 T_2WI、图 C 为矢状位 T_1WI 增强、图 D 为冠状位 T_1WI 增强：颈 2 ～ 3 水平椎管内可见结节，T_1WI 呈低信号，T_2WI 呈稍高信号，增强扫描明显强化（箭）

【诊断与鉴别诊断】

本病需与神经鞘瘤和纤维瘤相鉴别。神经纤维瘤和神经鞘瘤有相似的 CT 和 MRI 表现，影像学上两者较难区分。

纤维瘤 纤维瘤在 CT 上难以与神经纤维瘤鉴别，但在 MRI 上纤维瘤 T_1WI 和 T_2WI 图像均为等、低信号为主，可资鉴别。

（二）神经鞘瘤

神经鞘瘤（schwannoma）又称为 Schwann 细胞瘤，是最常见的外周神经肿瘤。

【病理与临床】

1. 病理改变 受累神经干途径上圆形或椭圆形的实质性肿块，肿瘤生长缓慢，质韧，表面光滑，包膜完整；可伴有出血或囊性变。

2. 临床表现 好发年龄为 20 ～ 50 岁。发生于前庭神经或蜗神经时亦称为听神经瘤，患者多出现耳鸣及听力障碍。生长于脊神经后根者，如肿瘤较大，可发生感觉障碍，特别是在相应的部位发生疼痛与麻木。

【影像学表现】

1. CT 表现 CT 平扫肿瘤为等或稍低密度，密度不均匀。增强后肿瘤明显强化；肿瘤较大可发生囊性退变而呈不均匀强化。

2. MRI 表现 肿瘤 T_1WI 呈均匀低或等信号，T_2WI 与周围肌肉相比呈高信号。增强后肿瘤实质强化显著，出血和囊变区无强化（图 14-7）。

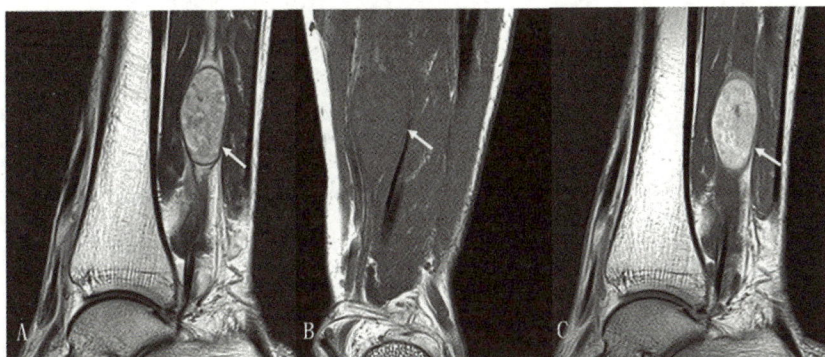

图 14-7 神经鞘瘤 MRI 表现

图 A 为 T_2WI、图 B 为 T_1WI、图 C 为 T_1WI 增强图像：胫骨下段后方肌间隙内见椭圆形肿块影，
T_2WI 呈高信号，T_1WI 呈等信号，增强扫描明显强化，中心小囊变未见明显强化（箭）

【诊断与鉴别诊断】

纤维瘤 纤维瘤在 MRI 图像上 T_1WI 和 T_2WI 均为低信号，可以鉴别。

四、纤维瘤

纤维瘤（fibroma）为来源于纤维结缔组织的良性肿瘤，很少发生恶变。

【病理与临床】

1. 病理改变 纤维瘤生长缓慢，肿瘤大小不等，表面光滑；肿瘤含有丰富的胶原纤维，无包膜。若混有其他成分，则成为纤维肌瘤、纤维腺瘤、纤维脂肪瘤等。

2. 临床表现 多发于 20～40 岁女性。以腹壁多见，为质韧、无痛的肿物，切除后易复发，且可恶变。

【影像学表现】

1. CT 表现 表现为软组织肿块。

2. MRI 表现 平扫表现为边界清晰的圆形或不规则形软组织肿块，信号可不均匀，T_1WI 呈与骨骼肌相似的低信号，若富含黏液则呈高信号；T_2WI 信号介于骨骼肌与脂肪之间，并随胶原含量的多少而减低或增高；增强扫描呈轻、中度强化，可强化不均匀（图 14-8）。

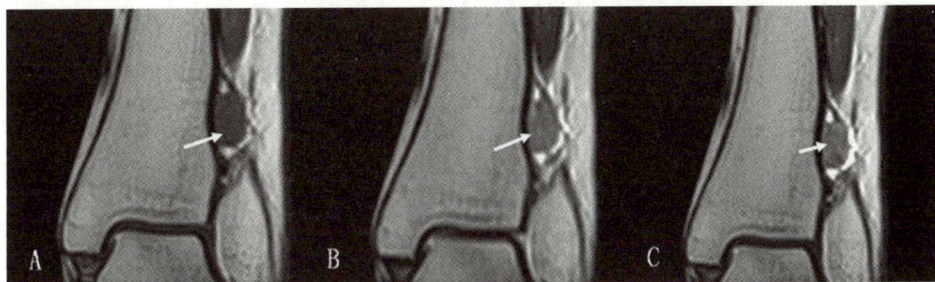

图 14-8 纤维瘤 MRI 表现

图 A 为 T_1WI、图 B 为 T_2WI、图 C 为增强扫描：胫骨下段外侧软组织内见结节影，T_1WI 呈低信号，
T_2WI 呈略高信号，增强扫描轻度强化（箭）

【诊断与鉴别诊断】

软组织肿块在 MRI 表现为 T_1WI、T_2WI 低信号，增强扫描呈轻、中度强化可以考虑诊断，但不具特征性。

【复习思考题】

1. 骨化性肌炎的影像学表现特征有哪些?
2. 肩关节周围炎的 MRI 特征性影像学表现有哪些?
3. 脂肪瘤的 CT、MRI 表现特征分别有哪些?
4. 试述血管瘤的 MRI 影像学表现。

肌肉骨骼系统的超声诊断与超声介入

随着超声医学的发展和诊断技术的不断创新,超声检查已较广泛地应用于肌肉骨骼系统。超声检查对软组织分辨率高,能够动态观察肌肉、肌腱的运动情况,提供其他影像学检查所无法获得的信息。超声检查一般选用 5 ~ 15MHz 高频线阵探头,特殊时需要采用 3 ~ 5MHz 凸阵探头。检查时,应采取多平面、多角度扫查,注意识别各种超声伪像,常需与对侧比较,进行动态评估。

第一节　肌肉、骨骼疾病的超声诊断

一、正常超声表现

(一)软组织

1.皮肤　表皮层位于最体表,超声声像图上表现为厚约 1mm 的线样强回声;真皮层为厚 1 ~ 3mm 的均匀中等回声;皮下脂肪组织多表现为低回声,其内可见分布不均匀的线样高回声(图 15-1)。彩色多普勒超声检查表皮层无血流信号,真皮层可见星点状血流信号,皮下组织可见稀疏分布的短条状血流。

2.肌肉　肌束是超声可显示的最小肌肉单位,呈均匀的低回声,而肌束膜、肌外膜、肌间隔、深筋膜均为强回声。长轴切面,肌肉整体呈梭形或束带状,内部表现为多条束带状强回声,中间隔以细线样低回声,二者相间平行排列、分布规则。由于肌束与肌外膜成一定角度,肌肉长轴切面呈现出羽状或树叶状纹理(图 15-1)。短轴切面,肌肉呈圆形或椭圆形,内部为低回声,可见均匀分布的点状或细线状强回声。彩色多普勒超声检查肌肉内可见稀疏血流信号,运动后血流信号增多。

3.肌腱、腱鞘、滑囊

(1)肌腱　①肌腱长轴切面呈条索样,内部为平行排列的强回声线,间隔以细线样低回声,结构均匀;②肌腱短轴切面声像图呈偏扁平、椭圆或圆形,内部为网状,回声强弱相间、分布均匀;③肌腱末端常呈鸟嘴样止于骨骼,呈均匀低回声,边界清晰(图 15-2)。

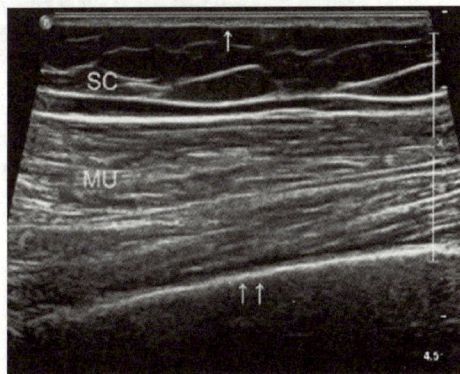

图 15-1　正常皮肤、皮下及肌肉声像图

大腿下 1/3 长轴断面:皮肤(箭),皮下脂肪组织(SC),肌肉(MU),骨皮质(双箭)

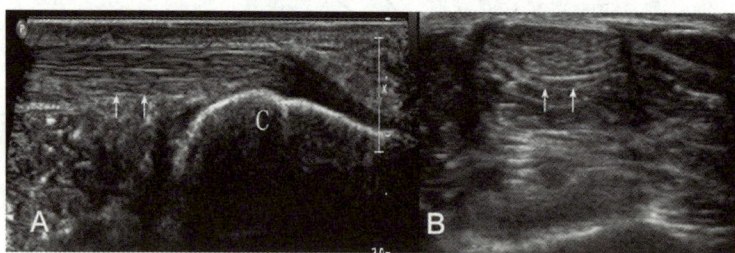

图 15-2　正常跟腱声像图

图 A 为纵切面、图 B 为横切面：跟腱（白箭），跟骨皮质（C）

（2）腱鞘　腱鞘多不显示，但少部分肌腱，如肱二头肌长头腱腱鞘内可存在少量液体，显示为薄层无回声，包绕在肌腱周围，厚度不超过 2mm。

（3）滑囊　滑囊为潜在的间隙，超声不能显示，或仅显示为薄层低回声裂隙，厚度不超过 2mm；若超声显示液体增多或滑膜增厚时，多为病变所致。

彩色多普勒超声检查：肌腱、腱鞘和滑囊内无血流信号；若发现丰富血流，提示炎性、损伤等病变。

（二）骨骼、软骨、关节

1. 骨骼　超声不能穿透正常的骨骼，仅能显示光滑、连续的线状强回声的骨皮质表面轮廓，其后方伴声影（图 15-3）。

2. 软骨　透明软骨表现为表面光滑的薄层均匀低回声，与深方骨皮质强回声分界清晰。纤维软骨表现为均匀的中等或中高回声。

3. 关节　关节腔内可有极少量无回声的关节液。关节盘和关节唇为中等回声的纤维软骨，多呈薄片状或三角形。关节窝和关节腔内可有高回声的脂肪组织。关节囊分为两层：内层为极薄的滑膜层，超声不显示；外层为致密的纤维层，呈带状高回声。关节韧带也呈带状高回声，局部可与关节囊相融合。多数关节囊外周还有相应的肌腱加强，二者也可相互融合（图 15-3）。

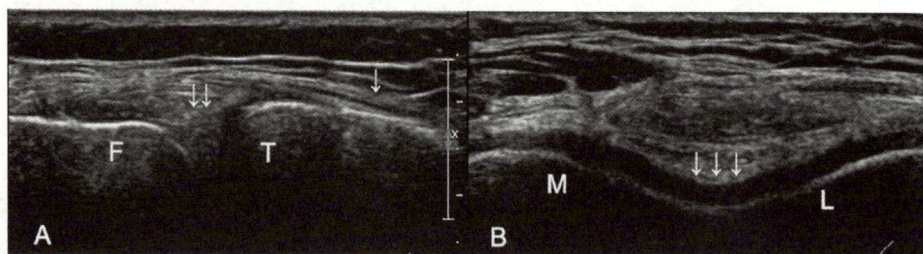

图 15-3　正常膝关节声像图

图 A 为膝关节内侧纵切面：股骨内侧髁（F），胫骨内侧髁（T），膝内侧副韧带（箭），半月板（双箭）；图 B 为股骨内外侧髁横切面：软骨（三箭），股骨内侧髁（M），股骨外侧髁（L）

二、常见疾病超声诊断

（一）肌肉损伤和血肿

【病理与临床】

肌肉损伤按病因可分为直接损伤和间接损伤。直接损伤是指外力直接作用于肌肉造成损伤。

间接损伤指由于肌肉过负荷运动造成损伤，也可由非运动原因造成，如凝血功能异常导致肌肉内血肿。

肌肉损伤按损伤时间可分为急性期和慢性期。急性期：损伤可导致肌纤维水肿、出血，甚至断裂、坏死。慢性期：轻度损伤可以逐渐愈合，重度损伤可导致纤维组织增生和瘢痕形成，部分可发展为骨化性肌炎。

【超声表现】

1. 急性期　肌肉损伤表现为肌肉局部回声减低，肌纹理模糊，或肌肉连续性部分或完全中断，断端之间出现低回声裂隙，肌肉内、筋膜下出现无回声，严重时可扩散至肌筋膜外（图 15-4）。肌肉内血肿表现为低回声肿块，在数小时至数天内逐渐液化，呈无回声。

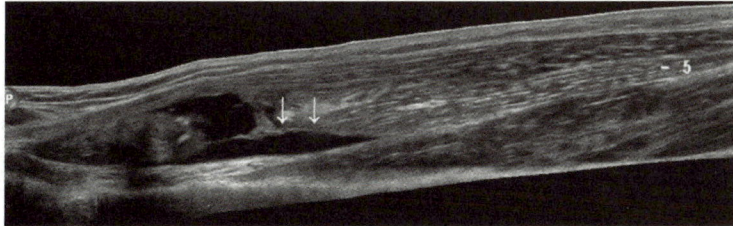

图 15-4　肱二头肌损伤声像图
肱二头肌长轴切面：肌肉撕裂处（箭）

2. 慢性期　轻度损伤可逐渐恢复，超声检查无异常。中重度肌肉损伤，可出现肌肉断端回声增强，肌肉挛缩，局部可形成不规则低回声的瘢痕。骨化性肌炎表现为肌肉内不均匀低回声或中等回声肿块，边界清晰，肿块周边和内部见钙化强回声。

【诊断与鉴别诊断】

软组织感染　好发于皮下脂肪组织，可累及肌肉。超声表现为组织弥漫性增厚、回声不均匀、边界不清。可形成无回声或混合回声的脓肿，囊腔内出现大量分隔，呈蜂窝样改变。肌肉损伤和血肿也可有上述声像图特征，但一般局限在肌肉及其筋膜内，常可发现肌纤维的断端。鉴别困难者，可行超声引导下抽吸活检。

（二）跟腱损伤

【病理与临床】

跟腱损伤多由运动引起，也可发生于慢性跟腱炎的基础上。按损伤时间可分为急性损伤和陈旧性损伤；按损伤程度可分为不完全断裂和完全性断裂。急性期跟腱充血水肿；慢性期跟腱及腱周组织增生、跟腱纤维脂肪变性或玻璃样变性，腱内可有钙质沉积。

【超声表现】

1. 急性不完全断裂　跟腱连续性部分中断，断端回声减低、肿大，腱周可见积液。彩色多普勒超声显示断端血流信号丰富。

2. 急性完全断裂　跟腱全层断裂，断端回缩。断端间隙内无回声填充，或为中强回声脂肪组织充填。腱周可见积液。动态试验断端无活动，或活动异常（图 15-5）。

3. 陈旧性损伤　跟腱断裂处局部变薄，回声不均匀增强。局部有肉芽组织形成时，可见低回声肿块，边界不清，嵌插于断端之间。跟腱内可见钙化强回声。

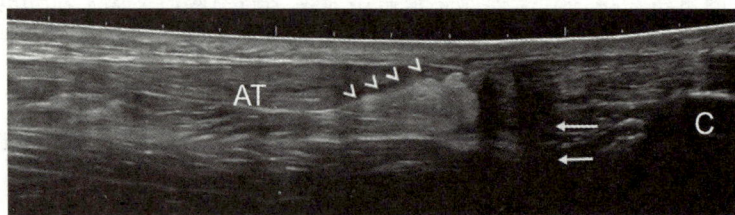

图 15-5 跟腱完全断裂声像图

跟腱长轴切面：跟腱（AT），跟腱断端声影（箭），嵌入脂肪组织（三角箭头），跟骨（C）

【诊断与鉴别诊断】

跟腱炎 也可有上述声像图特征，但跟腱无连续性中断。

（三）三角肌 – 肩峰下滑囊炎

【病理与临床】

三角肌 – 肩峰下滑囊位于三角肌深方、冈上肌浅方。三角肌 – 肩峰下滑囊炎可以由肩部外伤直接引起，但更多是慢性炎症或退变引起。

【超声表现】

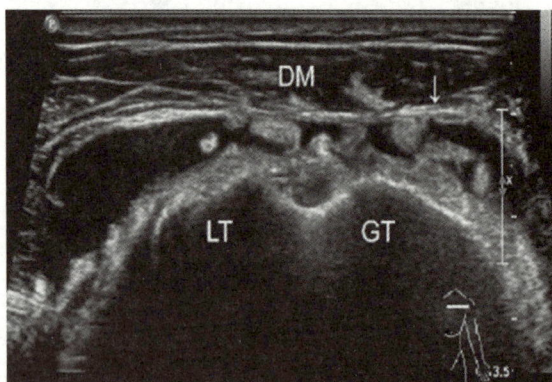

图 15-6 三角肌 – 肩峰下滑囊炎声像图

肱骨大结节横切面：三角肌（DM），肱骨大结节（GT），肱骨小结节（LT），滑囊（箭）内积液、滑膜结节样增生，冈上肌完全断裂

1. 急性期 囊壁多光滑，囊腔内出现无回声积液。囊液内出现中、高回声团块或细点状回声时，应注意有无出血或感染。

2. 慢性期 囊壁增厚、粗糙，内壁可出现绒毛样、结节样隆起（图 15-6）。

【诊断与鉴别诊断】

1. 冈上肌腱炎 多为慢性病变，表现为肌腱肿胀、回声不均匀减低，肌腱内可见钙化强回声，后方伴或不伴声影。

2. 冈上肌腱撕裂 部分撕裂者，肌腱内部出现不规则裂隙样低 – 无回声。完全撕裂者，肌腱全层断裂，三角肌与肱骨结节直接相接触。需注意的是，三角肌 – 肩峰下滑囊炎、冈上肌腱炎与冈上肌腱撕裂可同时存在。

（四）膝内侧副韧带损伤

【病理与临床】

膝关节内侧副韧带分深浅两层，深层与关节囊及半月板紧密结合。其损伤分为部分断裂和全层断裂，可合并交叉韧带损伤、关节内软骨损伤或半月板撕裂。

【超声表现】

1. 部分断裂 表现为韧带肿胀、增厚，回声减低，浅层或深层连续性中断，周围软组织肿胀或血肿。

2. 全层断裂 表现为韧带明显肿胀、增厚，回声减低，浅层和深层连续性均中断，结构不清。注意是否合并半月板损伤或撕脱性骨折。

【诊断与鉴别诊断】

半月板损伤　超声显示内部裂隙样低回声，边缘和关节囊分离。可合并副韧带损伤。

（五）腘窝囊肿

【病理与临床】

腘窝囊肿是腘窝部位滑膜囊肿的总称，常与关节腔相通，以腓肠肌内侧头－半膜肌腱囊肿最为常见，后者又称 Baker's 囊肿。后天性腘窝囊肿多继发于膝关节疾病，如骨性关节炎、类风湿关节炎和关节创伤等，其主要病理表现为滑膜炎和渗出。

【超声表现】

腘窝的囊性病变，以腓肠肌内侧头－半膜肌腱之间最为常见，呈逗号型，边界清晰，囊壁多光滑（图 15-7），囊性结构与关节腔相通。长期慢性炎症时囊壁增厚，可出现绒毛状、结节状突起；囊液内亦可出现碎片状或絮状低回声。腘窝囊肿破裂时，形状不规则，囊液可向腓肠肌、比目鱼肌间隙扩散，内部多呈中等－无回声的混杂回声，此时应和静脉血栓鉴别。

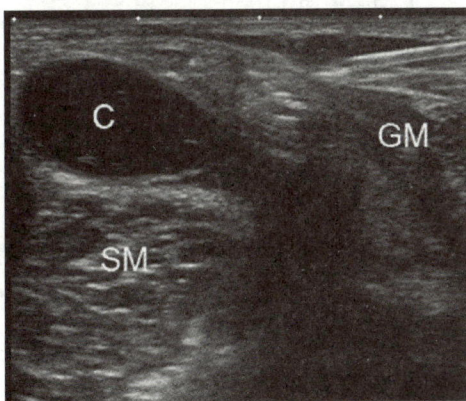

图 15-7　腘窝囊肿声像图

腘窝内侧纵断面：囊肿（C），半膜肌腱（SM），腓肠肌内侧头（GM）

【诊断与鉴别诊断】

下肢静脉血栓　多起自肌间静脉，横断面呈较规则的圆形或椭圆形，连续观察，和近心端的较大静脉相延续。

（六）骨折

【病理与临床】

超声可发现部分骨折，如表浅的管状骨骨折、肋骨骨折及撕脱性骨折等。但超声无法穿透骨骼，且受骨折方位、角度影响，对大多数骨折很难做出精确的诊断。

【超声表现】

表现为骨皮质连续性中断、分离或错位（图 15-8）。断端周围软组织肿胀，回声减低，边界模糊。断端周围、骨膜下和软组织内可有低或无回声的血肿。

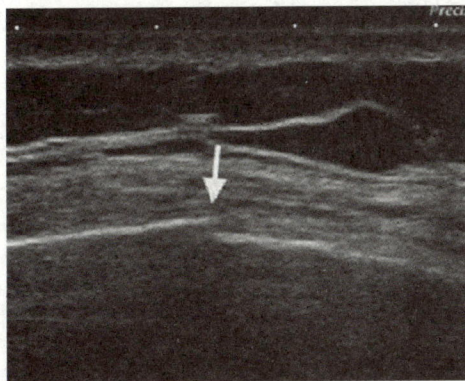

图 15-8　肋骨骨折声像图

肋骨骨折处纵切面：骨皮质连续性中断（箭）

【诊断与鉴别诊断】

病理性骨折　骨皮质不规则、破坏，有时可发现肿瘤导致的占位性病变。建议采用 X 线或 CT 成像检查。

（七）类风湿关节炎

【病理与临床】

类风湿关节炎可累积全身关节，最常出现的部位为腕关节、掌指关节及近端指间关节。主要病理改变包括滑膜增生、慢性炎症和血管翳形成、软骨破坏和骨侵蚀、类风湿结节等。

【超声表现】

1.滑膜炎　表现为滑膜不规则增厚，甚至呈绒毛状或结节状突起。增厚的滑膜表现为低回声（彩图15-1）。炎症活跃时，可见滑膜内血流信号丰富。

2.软骨破坏　表现为早期软骨回声增强，之后软骨表面不规则、变薄，严重者软骨回声消失。

3.骨侵蚀　表现为骨皮质不光滑、中断。在疾病晚期，关节发生强直，超声表现为关节间隙变窄。继发骨关节炎时，可见骨皮质表面强回声突起，为骨赘形成。

4.关节积液　表现为关节间隙内的无回声，无回声内可见不均匀的低、中等或强回声团块，为坏死组织或炎性碎片。

5.关节周围软组织改变　肌腱和韧带肿胀、回声减低、结构不清。腱鞘增厚，呈结节样凸起，内可见积液。腱周软组织肿胀，回声增强或减低。可见上述组织内血流信号丰富。

6.类风湿结节　表现为软组织内的中等或低回声结节，边界清晰。

【诊断与鉴别诊断】

痛风性关节炎　若发现关节软骨的双轨征、滑膜和软组织内尿酸盐结晶、痛风石，对该病的诊断具有提示作用。

第二节　四肢血管与周围神经疾病的超声诊断

高频超声探头的应用使四肢血管、外周神经能够清晰地显示，为临床提供了可靠的诊断依据。高频超声在耗时少、费用低、空间分辨率高和动态观察及对比研究等方面比其他影像检查更具优势。

一、正常超声表现

（一）四肢动脉

1.二维图像　肢体动脉内－中膜光滑、连续性好，纵切显示前后管壁呈两条近似平行的强回声；横切面呈圆形，有搏动性（彩图15-2A）。

2.彩色多普勒　动脉彩色血流显示收缩期色彩明亮，舒张期色彩暗淡，在每一心动周期中表现为"红—蓝—红"或"蓝—红—蓝"三相血流，其意义与频谱多普勒所示三相血流是一致的（彩图15-2B）。

3.频谱多普勒　正常肢体动脉多普勒，频谱呈三相波形，第1个波为陡直的收缩期尖峰，随之是舒张早期反向血流，第3个波为舒张中晚期正向血流。频带较窄，为层流频谱（彩图15-2C）。

（二）四肢静脉

1. 二维图像　正常四肢深静脉管壁薄，膨大处的管腔内可见静脉瓣开启、关闭，内径可随呼吸而改变。吸气屏气或 Valsalva 试验后，深静脉管径增宽，纵切显示同动脉，横切显示管腔呈椭圆形，探头加压后其管腔可被压扁（彩图 15-3A）。

2. 彩色多普勒　静脉彩色血流显示与伴行动脉血流方向相反，Valsalva 试验可观察到短暂的彩色血流信号中断或反向，加压远端肢体近端静脉彩色血流出现明显混叠（彩图 15-3B）。

3. 频谱多普勒　静脉随呼吸呈周期性改变的血流频谱，Valsalva 试验静脉内可见短暂反向血流，随后该血流消失，呼气后正向血流突然增加（彩图 15-3C）。

（三）周围神经

周围神经二维图像：①长轴方向表现为多发的相互平行的低回声束，被不连续的强回声线所分隔。②短轴方向表现为多发小圆形低回声束，被强回声线包绕形成网状结构（图 15-9）。探头频率越高，其束状结构越清晰；但当探头频率降低、神经受挤压、神经位置深在或神经较纤细时，这种束状结构可变得模糊不清，甚至仅表现为带状低回声。

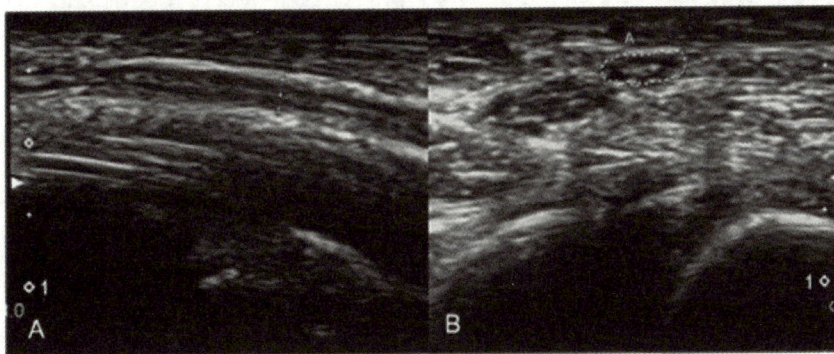

图 15-9　正常腕管正中神经切面图

图 A 纵切面：呈束状结构，内可见多条低回声带（神经束）；图 B 横断面：呈筛孔样结构

二、常见疾病超声诊断

（一）四肢动脉粥样硬化闭塞症

四肢动脉粥样硬化闭塞症（arteriosclerosis obliterans，ASO）是全身动脉粥样硬化在肢体局部的慢性闭塞性表现，是动脉硬化病变进一步发展的结果。超声检查可确定病变严重程度及随访疗效，是一种简便、无创的首选检查方法。

【病理与临床】

1. 病理改变　早期动脉内膜因血浆脂蛋白渗透，血浆浸润、沉积产生脂肪条纹，内膜广泛增生，出现粥样斑块。后期硬化斑块钙化，质地坚硬，体积增大，继发血栓形成，可致动脉完全闭塞。粥样斑块溃破脱落，碎片可造成远端动脉栓塞，附壁血栓可上下蔓延，加重动脉硬化闭塞程度。晚期粥样斑块机化，动脉中层弹力纤维退行性变，肌层变薄失去弹性，受血流冲击易形成动脉瘤。

2. 临床表现　病变常累及大、中动脉，以动脉分叉及弯曲的凸面为好发部位。临床上可引起肢体发冷、麻木、间歇性跛行、静息痛以至肢端溃疡或坏疽。下肢动脉病变远比上肢动脉病变多见。

【超声表现】

1. 二维超声

（1）内 - 中膜增厚 动脉内膜和中层增厚（≥ 1.0mm、< 1.5mm），凸向管腔。

（2）斑块形成 当内 - 中膜厚度≥ 1.5mm，即可认为动脉粥样硬化斑块形成。斑块可为局限性，也可为弥漫性。斑块因其成分不同而有不同的超声表现：钙化斑呈强回声，后伴声影（图 15-10）；动脉内壁或斑块表面出现附壁血栓呈低回声；混合型斑块内因为存在不同的成分而具有不同的回声，其内存在低回声区域时常提示斑块内出血。

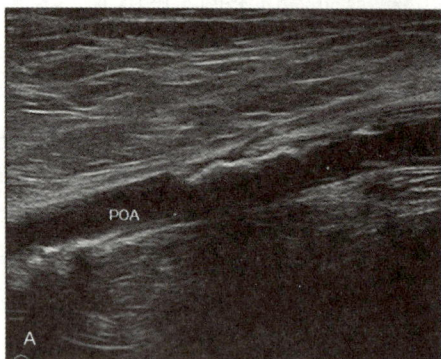

图 15-10 动脉硬化闭塞症声像图

腘动脉内 - 中膜增厚，前壁可见强回声斑块

2. 彩色多普勒

（1）病变引起血管狭窄时，彩色血流形态不规则，可见充盈缺损，且与对侧或正常动脉比较血流束变细（彩图 15-4）。

（2）狭窄即后段（紧接狭窄段之后 3cm 以内）出现湍流，即"五彩镶嵌样"血流（彩图 15-4A）。

（3）动脉闭塞时，病变段管腔内无血流信号显示。

3. 脉冲多普勒 通过测定和观察频谱的收缩期最大血流速度，舒张期最大反向血流速度，血管外周阻力，加速时间，以及频谱形态、灰度、频窗的大小，可以了解病变部位及其近端和远端动脉内血流动力学改变情况。当病变较轻时，病变部位及其远端动脉血流频谱无明显改变。当病变严重时，病变部位及其远端动脉血流频谱可有相应的表现，如狭窄严重完全阻塞血管时，频谱为单相、血流速度明显减低，甚至无血流频谱信号。

【诊断与鉴别诊断】

1. 诊断要点 ①动脉内膜增厚，管壁斑块形成。②动脉狭窄处彩色血流充盈缺损，出现湍流或无血流信号。③狭窄处血流速度增快，频谱形态异常，三相波消失。

2. 鉴别诊断

血栓闭塞性脉管炎 该病为一种独立的血管疾病，病变开始早，多见于青壮年男性。动脉病变主要累及肢体中、小动脉，病变多呈节段性，病变之间动脉段相对正常。发病早期可反复出现游走性血栓性浅静脉炎。

（二）四肢深静脉血栓形成

四肢深静脉血栓形成（deep vein thrombosis，DVT）包括完全或不完全血栓性闭塞，是深静脉系统最常见、最严重的疾病，引起肺动脉栓塞和一系列继发性改变，特别是慢性静脉瓣功能不全等慢性血栓后综合征，对患者肢体功能影响较大。以下重点介绍最为常见的下肢深静脉血栓。

【病理与临床】

1. 病理变化 静脉血栓形成系多因素组合，公认的三大因素为静脉血流滞缓、静脉壁损伤及血液高凝状态。所形成的静脉血栓多位于较深部的静脉，可以逆行和（或）顺行蔓延而累及整个深静脉，血栓与管壁间粘连轻，静脉回流障碍。

2.临床表现　根据血栓发生的部位和静脉管腔阻塞程度的不同，可从无症状至整个下肢急性肿胀并有发绀，常见的表现为：血栓水平以下的肢体持续肿胀，站立时加重，平卧可缓解；患肢钝性疼痛和压痛，皮温升高；浅静脉迂曲扩张；"股青肿"至坏疽；血栓脱落可引起肺栓塞。

【超声表现】

1.二维超声

（1）急性期血栓　指2周以内的血栓。超声特点：①血栓处静脉管径明显扩张；②血栓形成后数小时至几天之内表现为无回声，1周后回声逐渐增强，呈低回声，边界渐清楚；③探头加压静脉管腔不能被压瘪；④急性血栓的近心端往往未附着于静脉壁，自由漂浮在血管中。

（2）亚急性血栓　指发生在2周到6个月之间的血栓。超声特点：①血栓回声较急性期逐渐增强；②血栓逐渐溶解和收缩，体积变小，静脉内径回缩至正常；③静脉管腔不能完全被压瘪；④血栓附着于静脉壁、位置固定（彩图15-5A）。

（3）慢性期血栓　指发生在6个月以上的血栓，栓塞静脉逐渐再通，又可发生新血栓。超声特点：①管壁不规则增厚；②静脉瓣增厚、回声增强。

2.多普勒超声

（1）急性期血栓　血栓段静脉内完全无血流信号，或探及少量血流信号。当血栓使静脉完全闭塞时，血栓近端静脉血流信号消失或减弱，而血栓远端静脉频谱变为连续性，失去周期性幅度变化，Valsalva试验减弱甚至消失。

（2）亚急性血栓　血栓再通后，静脉腔内血流信号及频谱信号增多（彩图15-5B）；侧支循环形成。

（3）慢性期血栓　Valsalva试验或挤压远端，静脉瓣远侧反流，频谱显示反流持续时间明显延长；侧支循环形成。

【诊断与鉴别诊断】

1.诊断要点　①直接征象：病变部位的管腔内显示弱回声、低－中等回声血栓。②间接征象：病变部位静脉内径扩张，不能压瘪，Valsalva试验管腔无变化。

2.鉴别诊断

下肢静脉瓣功能不全　临床表现为下肢水肿、疼痛、浅静脉曲张、足靴区皮肤出现营养不良性变化（色素沉着、湿疹和溃疡）。超声检查可见静脉管腔正常或增宽，探头加压后管腔能完全闭合。

（三）神经卡压综合征

在人体的一些特殊解剖部位，多种原因对周围神经产生机械性压迫，导致神经卡压性损伤而出现的临床症状，称为周围神经卡压综合征。常发生的位置是神经走行通路上较狭窄的解剖位置——骨纤维管，如腕管（正中神经）、肘管（尺神经）、踝管（胫神经）等。

【病理与临床】

骨纤维管道内有神经、血管、肌腱走行。各种原因导致管内容物与管容积不相称时，管内压力增加，神经对压迫最为敏感，首先表现出相应的神经受压症状。神经局部受压后引起神经内的静脉回流受阻，静脉淤滞，进而动脉供血受阻，神经出现缺氧，组织间隙水肿，导致神经传导功能异常，长时间压迫可致功能永久性丧失。

【超声表现】

1.受压神经局部变薄、扁平。

2.受压部位近侧和（或）远端神经肿胀增粗、回声减低，神经束状结构模糊（图 15-11A）。

3.彩色多普勒：局部神经内血流信号增加。

4.可显示神经受压的原因，如局部腱鞘囊肿、腱鞘炎、滑膜增生等。

【诊断与鉴别诊断】

1.诊断要点　受压神经局部变扁平，近端变肿胀。

2.鉴别诊断

旋前圆肌综合征　为正中神经次常见的卡压综合征，卡压部位为肘部旋前圆肌两头之间和指浅屈肌腱纤维弓，超声探查该段神经明显变细，而腕部无卡压征象。患者除桡侧手指麻木外，还有前臂近端或肘前在抗阻力旋前时疼痛明显。

（四）神经鞘瘤（schwannoma）

神经鞘瘤是由周围神经的 Schwann 鞘所形成的肿瘤，为良性肿瘤。好发部位为脊神经根及大的周围神经，以头颈部及四肢屈侧最多见。

【病理与临床】

神经鞘瘤常有包膜，柔软或可有波动感，刚切除的肿瘤呈淡红、黄或珍珠样灰白色，切面常可见变性所引起的囊肿，其中有液体或血性液体。缓慢生长的无痛性肿物，如其内出血，则可突然增大。部分患者可有 tinel 征，即叩诊肿物时引起神经远端支配区域的疼痛、麻木感。

【超声表现】

1.类圆形低回声，包膜光滑，边界清楚，后方回声增强。

2.内部回声不均匀，部分可伴囊性变。

3.低回声一端或两端与神经相连续，呈"鼠尾征"（图 15-11B）。

4.彩色多普勒：低回声内有少许血流信号。

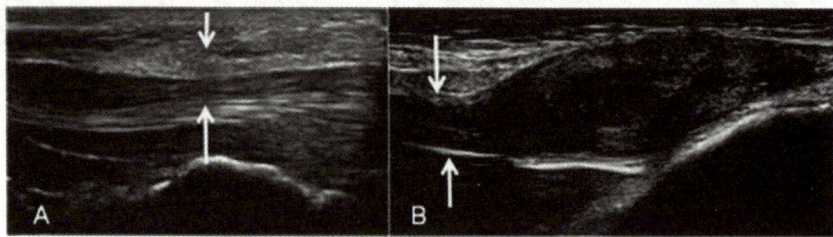

图 15-11　神经卡压、神经鞘瘤声像图

图 A 为腕管正中神经纵切面：神经局部明显变细，箭头所示处腕横韧带明显增厚，挤压后方
正中神经；图 B 为神经鞘瘤呈低回声结节，两端与神经相延续（箭头所示），后方回声增强

【诊断与鉴别诊断】

1.诊断要点　肿物沿神经长轴生长，神经在肿物两端可有轻度增粗。

2.鉴别诊断

脂肪瘤　为最常见的良性软组织肿瘤，一般形态较扁，回声偏高，内可见平行于皮肤的条索状高回声，探头加压后肿块较柔软。不与神经相连。

第三节　肌肉骨骼系统的超声介入

一、概述

介入性超声诊断和治疗应用于腹部器官的历史已经很长，在现代微创临床实践中发挥了重要作用。其在肌肉骨骼系统中的应用，尤其对四肢软组织内病灶的引导介入效果更为显著，因其病变位置比较表浅，超声容易扫查，可清晰显示穿刺针尖的位置、病变及其周围结构，进针方向的选择及操控灵活，不仅可以准确进行局部注药治疗、获取最有价值的组织标本，而且医生能更准确地识别目标结构，避开重要结构和器官，精准地抽吸或注射，显著减少并发症，降低治疗成本，增加安全性，提高介入治疗的准确率和有效率。

二、临床应用

肌肉骨骼系统病变的超声引导介入治疗与超声诊断不能截然分开，很多病变都是经超声检查明确后进行介入治疗。临床上主要用于：

1. 诊断　肌肉骨骼系统病灶的细针抽吸、组织活检等。

2. 治疗　某些微创治疗的引导定位和肌肉骨骼系统积液的抽吸，以及治疗性药物注射、肌腱穿刺、神经卡压松解神经组织等。

临床上大多数活检可以在局麻下进行，医生易于掌握，患者易于接受。这些技术不仅能够明显缩短诊断时间，而且还能结合现代病理学、免疫细胞学、分子生物学等技术为肌肉骨骼系统多种疾病的诊断提供丰富的信息。同时介入超声也为多种疾病提供全新的微创治疗手段，显著提高了临床治疗水平。

【复习思考题】

1. 试述跟腱损伤的超声表现。
2. 试述风湿性关节炎的超声表现。
3. 试述糖尿病患者下肢动脉的超声表现。
4. 某患者，女，28 岁，剖宫产术后 5 天，左下肢压痛，膝关节以下持续肿胀，皮温升高。试述超声检查下肢血管的诊断思路及诊断要点。

第一节　骨骼肌肉系统介入放射学概述

一、介入放射学概念

介入放射学是在医学影像设备的引导下，利用穿刺针、导管及其他介入器材，对疾病进行诊断和治疗的学科。介入放射学具有微创、安全、有效等优势。随着介入放射学的发展和骨伤科专业人员的积极参与，骨伤科介入在骨伤科的应用领域不断得到拓展。

二、骨骼肌肉系统介入放射学临床应用

介入放射学按其临床应用技术和解剖部位，可分为血管介入技术和非血管介入技术。骨骼肌肉系统的血管介入技术包括出血性损伤的栓塞治疗、良恶性肿瘤的灌注化疗栓塞治疗等；非血管性介入技术有经皮椎体活检术、经皮椎体成形术、椎间盘臭氧髓核消融术及椎间孔镜技术等。

骨伤科疾病常见的介入诊疗项目包括：

1. 椎间盘的介入治疗　经皮椎间盘臭氧髓核消融术、经皮椎间孔镜下髓核摘除术、椎间盘低温等离子（或射频、激光）消融术、胶原酶溶解术等。

2. 骨和软组织挫伤性疾病　创伤所致出血，特别是血管破裂所致的大出血，动脉栓塞已成为重要止血手段。

3. 骨肿瘤血管造影及栓塞技术　对判定骨肿瘤病变的性质，外科术前、术后辅助治疗及肿瘤姑息治疗发挥重要作用。

4. 椎体病变骨水泥成形强化治疗　对良恶性椎体病变不仅可以达到止痛的目的，一定程度上还具有杀死肿瘤细胞的作用。

第二节　骨骼肌肉系统疾病的常见介入诊疗技术

一、椎间盘突出症

椎间盘突出症是椎间盘发生退变后，在外力作用下纤维环部分或者全部破裂，单独或者连同髓核、软骨终板向外突出，刺激或压迫脊神经引起的以局部疼痛或神经病变为主要症状的一种病变，多见于颈椎和腰椎。

椎间盘突出症的介入治疗方式主要包括椎间盘髓核臭氧消融术、椎间盘低温等离子（或射频）消融术、经皮椎间孔镜下髓核摘除术等。

（一）椎间盘髓核臭氧消融术

臭氧治疗椎间盘突出症是将臭氧经皮穿刺注射椎间盘内，使髓核组织氧化脱水萎缩，达到使椎间盘减压的目的，同时臭氧具有消炎、镇痛作用。

1. 适应证 ①腰椎间盘突出症有明显的临床症状，如腰痛合并神经根性下肢痛，呈典型的坐骨神经分布区域。②有脊神经受压的阳性体征。③ CT、MRI 表现为椎间盘突出或髓核变性患者。

2. 优点 臭氧注射创伤极小，仅用细针穿刺（图 16-1），并具有并发症少、操作简单、住院时间短、年龄适应范围广、可重复性治疗等特点。

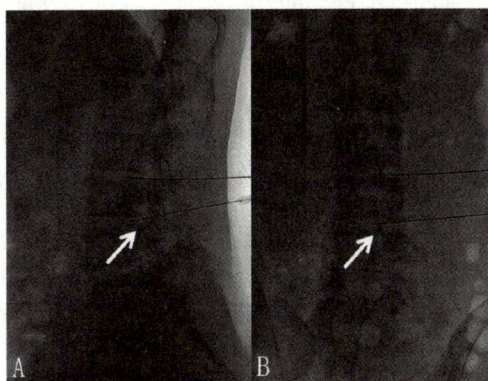

图 16-1 腰椎间盘臭氧消融术

图 A 为穿刺针侧位位置及进针深度（箭）；图 B 为穿刺针正位位置及进针深度（箭）

（二）低温等离子射频消融术

低温等离子射频消融术通常称为等离子消融髓核成形术，主要通过等离子刀头低温射频能量重塑椎间盘内髓核组织，使髓核及胶原纤维气化、收缩、固化，缩小椎间盘总体积而使椎间盘内压力降低，进而缓解临床症状。

1. 适应证 ①保守治疗 6 个月以上临床效果仍不理想者；②以肢体疼痛和麻木的根性症状为主要表现者；③术前经 MRI 检查发现椎间盘相应节段突出、神经根受压。

2. 优点 低温等离子射频消融术对椎间盘突出症的治疗具有创伤小、并发症少、恢复快等优点，可以取得较好疗效。尤其对于部分临床表现与影像学表现不符的患者，可以进行诊断性治疗。

（三）经皮椎间孔镜下髓核摘除术

椎间孔镜技术是采用经皮穿刺置入工作套管于椎间盘突出部位，并置入内窥镜，在内镜直视下，摘除突出的髓核组织、去除增生骨质，修复破损纤维环，解除神经压迫，松解神经根粘连的技术。

1. 适应证 ①各种类型的椎间盘突出症。②椎间孔狭窄，小关节增生、内聚，外侧黄韧带肥厚下陷。③椎体后缘骨刺。

2. 优点 经皮椎间孔镜技术是治疗椎间盘突出症的一项新的微创治疗方法，具有创伤小、恢复快、疗效确切等优点，减少了传统开放性手术对正常组织的损伤，又维持了脊柱的稳定性。

二、椎体成形术

（一）经皮椎体成形术

经皮椎体成形术（percutaneous vertebroplasty，PVP）是经皮通过椎弓根等部位穿刺椎体并向椎体内注入骨水泥，增加椎体稳定性的一种微创脊椎介入技术。

1. 适应证 ①骨质疏松性椎体压缩性骨折；②椎体转移瘤；③椎体血管瘤；④椎体骨髓

瘤等。

2. 优点　PVP 手术创伤小，操作简便，向椎体内注入骨水泥，增加了椎体强度和稳定性，防止椎体塌陷甚至部分恢复椎体高度，并能缓解疼痛，解除患者的痛苦。

（二）经皮椎体后凸成形术

经皮椎体后凸成形术（percutaneous kyphoplasty，PKP）是在 PVP 基础上发展的新技术，与 PVP 相比，它除了能够减少疼痛和强化椎体的效果外，还可恢复已经被压缩的椎体高度，改善和预防矫正后凸畸形。

1. 适应证　①老年性骨质疏松引起的椎体压缩性骨折，尤其是经过保守治疗后无效或者疼痛进行性加重者；②陈旧性压缩性骨折所引起的后凸畸形；③骨肿瘤所致的压缩性骨折。

2. 优点　PKP 手术创伤小，操作简便、快捷，机械性膨胀，可控性强，安全性高。PKP 是在 PVP 基础上发展而来，除具有 PVP 止痛和强化椎体的效果外，能明显恢复被压缩的椎体高度，纠正后凸畸形。同时球囊扩张形成容受性空腔，使骨水泥渗漏的风险明显降低。见图 16-2。

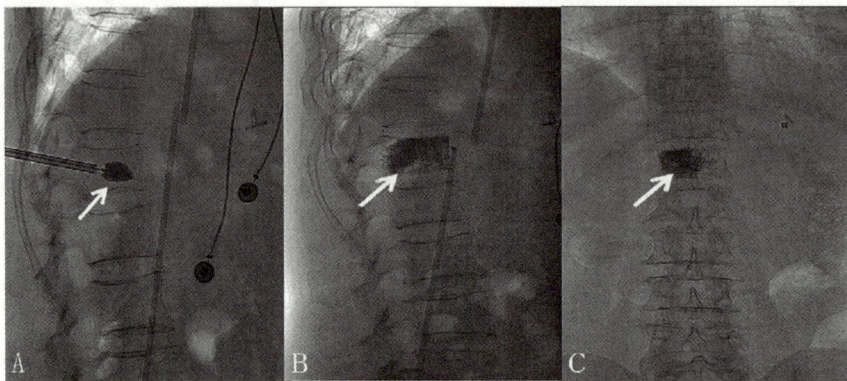

图 16-2　腰 1 椎体行 PKP 术
图 A 为透视下行椎体球囊扩张（白箭）；图 B 为侧位下骨水泥分布（箭）；
图 C 为正位下骨水泥分布（箭）

三、骨肿瘤介入诊疗

（一）骨肿瘤介入诊断

1. 穿刺活检　经皮骨活检术主要用于常规影像学检查难以诊断的骨骼系统疾病（转移性骨肿瘤、原发性骨肿瘤的良恶性鉴别）。影像引导下骨骼肌肉系统穿刺活检术损伤小、并发症少、痛苦少，诊断准确率为 70%～90%，是确定骨骼肌肉系统占位性病变性质的理想方法，并可在此基础上进行介入治疗。缺点是由于骨骼肌肉系统疾病在病理上具有其特殊性，有时很难通过活检得到的少量标本作出最后诊断，因此必须紧密结合临床。

2. 血管造影　骨肿瘤的血管造影不仅可以判断肿瘤性质、恶性程度，还可明确血供类型和侵犯范围，为手术和介入治疗提供客观依据。

（1）适应证　①骨与软组织肿瘤行经肿瘤供血动脉药物灌注或栓塞化疗术者；②骨肿瘤特别是富血供骨肿瘤拟行手术治疗者；③骨肿瘤性质和恶性程度的判断。

（2）优点　血管造影是显示血管的最佳手段，是骨和软组织肿瘤外科术前非常有价值的参考资料。肿瘤介入治疗时的血管造影能够起到进一步确定诊断、指明治疗路径、校正治疗方案、减少或避免误栓塞及术中判断效果等作用。

（二）骨肿瘤介入治疗

1. 灌注化疗　动脉灌注化疗通过动脉内插管至骨肿瘤的供血动脉，进行造影以全面了解肿瘤的血供情况，然后进行动脉内灌注化疗药物，有效提高局部药物浓度，增强治疗效果。

（1）适应证　适用于不宜手术治疗的原发性恶性骨与软组织肿瘤及转移性肿瘤的治疗。可作为化疗栓塞的一部分，或单独应用，也可作为外科手术前或术后的辅助治疗。

（2）优点　动脉灌注化疗能使肿瘤中的药物浓度成倍增高，明显提高疗效；有利于实施保肢手术，改善生存质量。

2. 栓塞治疗

骨肿瘤的动脉内栓塞治疗是通过超选择性血管插管，同时向骨肿瘤的供血动脉内注射栓塞剂，以栓塞肿瘤血管，从而达到肿瘤缺血坏死、缩小的目的。

（1）适用证　①恶性肿瘤，特别是富血供的恶性肿瘤；②外科手术前，配合应用经导管栓塞术，可使肿瘤缩小、界限清晰，能有效地减少术中出血和术后转移的发生率；③作为恶性肿瘤晚期的姑息治疗手段，能抑制肿瘤生长、减轻疼痛、提高生活质量、延长生存期。

（2）优点　动脉内灌注化疗结合动脉栓塞的方法治疗恶性骨肿瘤可以使肿瘤降期，辅助外科治疗，也能单独应用达到姑息治疗的目的。

四、骨关节创伤合并血管损伤的介入诊疗

骨骼及软组织是创伤的好发部位，创伤所致的出血，特别是血管破裂所致的大出血，介入治疗已成为首选的治疗手段。

1. 适应证　①骨折合并血管损伤出血，骨盆骨折合并大出血，病情危急、死亡率高，外科止血难度大，是介入治疗的最佳适应证。②其他部位外伤性出血在局部止血困难时，亦适于介入治疗。

2. 优点　对于骨与软组织创伤出血，介入治疗既能及时快速地发现血管损伤部位，又能经导管立即行栓塞治疗（图 16-3），为后续的治疗提供有利条件；对于造影发现不能栓塞的患者也可为外科手术指明路径。

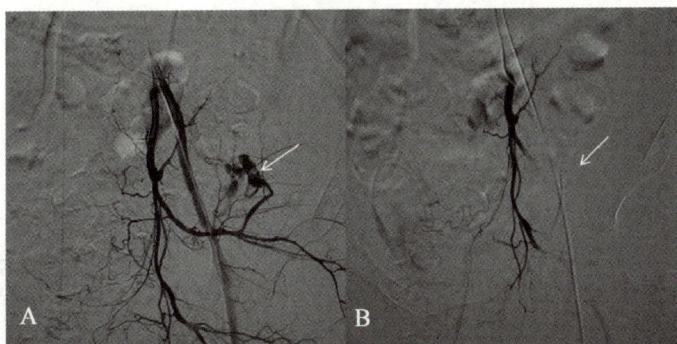

图 16-3　骨软组织创伤出血栓塞治疗

图 A 为经导管造影示：明确股骨出血部位（箭）；图 B 为经导管栓塞止血后出血动脉完全栓塞（箭）

【复习思考题】

1. 骨伤科疾病中常见的介入诊疗项目有哪些应用?
2. 椎间盘突出症的介入治疗有哪些技术方法?
3. 骨肿瘤的动脉内栓塞治疗的适应证是什么?
4. 经皮椎体成形术和经皮椎体后凸成形术的区别有哪些?

主要参考书目

1. 韩萍，于春水 . 医学影像诊断学 .4 版 . 北京：人民卫生出版社，2017.

2. 白人驹，徐克 . 医学影像诊断学 .7 版 . 北京：人民卫生出版社，2013.

3. 梁碧玲 . 骨与关节疾病影像诊断学 . 北京：人民卫生出版社，2006.

4. 李欣，张彦 . 骨伤科 X 线诊断学 . 北京：人民卫生出版社，2003.

5. 王云钊，梁碧玲 . 中华影像医学 · 骨肌系统卷 .2 版 . 北京：人民卫生出版社，2012.

6. 张闽光 . 医学影像学 . 北京：科学出版社，2012.

7. 王芳军 . 影像学 . 北京：人民卫生出版社，2012.

8. 尹志伟 . 骨伤科影像学 . 北京：人民卫生出版社，2012.

9. 许茂盛 . 医学影像学 . 北京：清华大学出版社，2012.

10. 吴绪平，张东友 . 针刀影像诊断学 . 北京：中国中医药出版社，2012.

11. 侯键 . 医学影像学 . 北京：中国中医药出版社，2013.

12. 尹志伟，侯键 . 骨伤科影像学 . 北京：中国中医药出版社，2016.

13. 姜玉新，冉海涛 . 医学超声影像学 .2 版 . 北京：人民卫生出版社，2016.

14. 岳林先 . 实用浅表器官和软组织超声诊断学 .2 版 . 北京：人民卫生出版社，2017.

15. 卢漫，崔立刚，郑元义 . 超声引导下肌骨介入治疗 . 北京：科学出版社，2016.

16. 吕国荣，李拾林 . 神经肌肉超声 . 北京：北京大学医学出版社，2017.

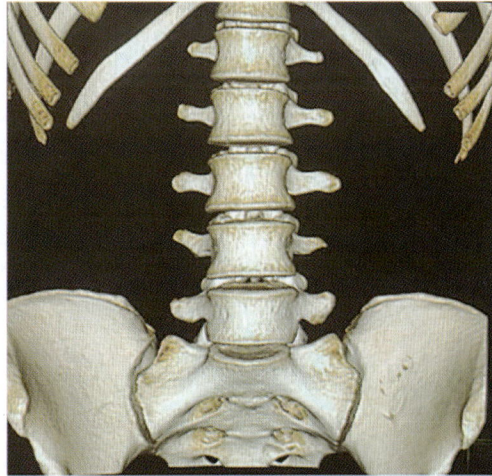

彩图 1-1 腰椎 VRT 图像

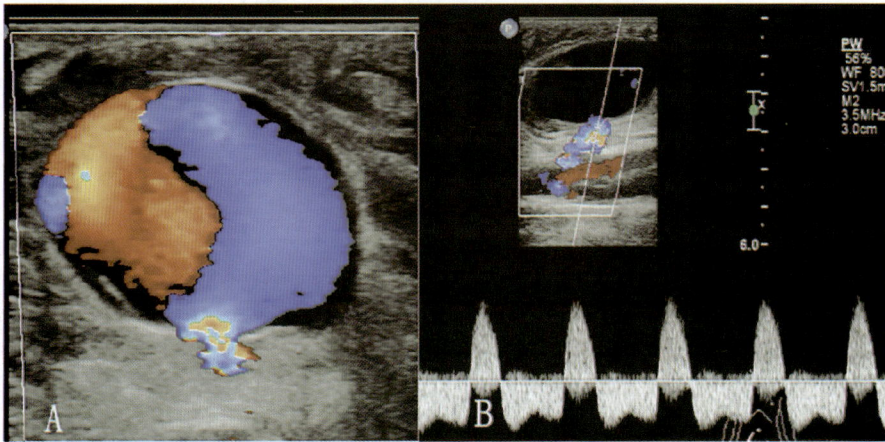

彩图 1-2 股动脉假性动脉瘤声像图

股动脉假性动脉瘤：图 A 彩色血流成像；图 B 多普勒频谱

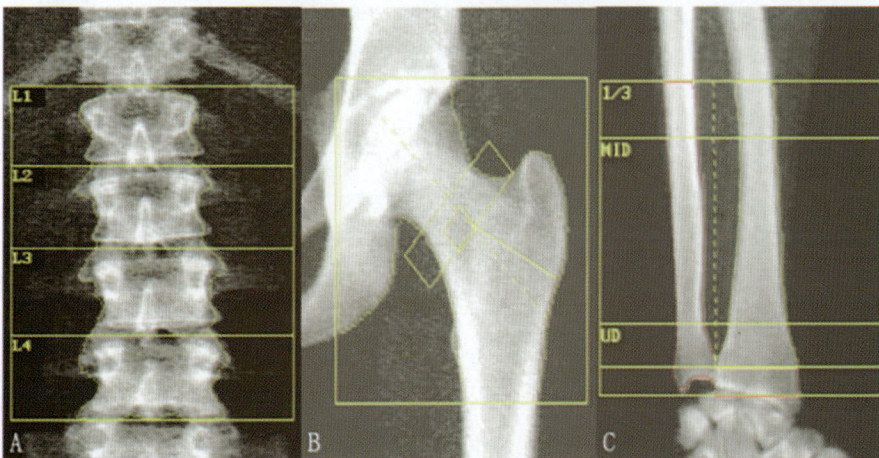

彩图 1-3 双能 X 线吸收测量法骨密度测量部位

DXA 常规扫描部位：图 A 腰椎；图 B 髋关节；图 C 前臂

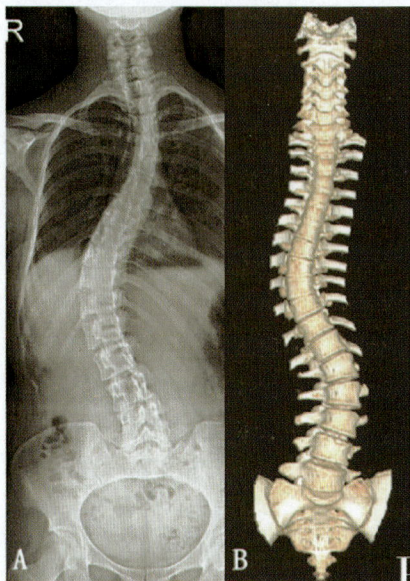

彩图 2-1 脊柱弯曲畸形 X 线、CT 表现

图 A 为全脊柱正位、图 B 为全脊柱 CT 三维重建图像：脊
柱呈"S"形弯曲，伴有脊柱扭转

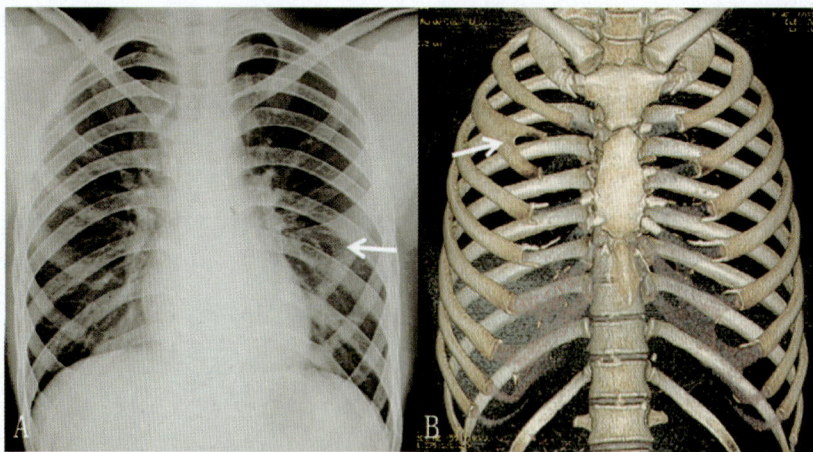

彩图 2-2 叉状肋畸形 X 线、CT 表现

图 A 为胸部正位：左侧第 4 前肋呈分叉状；图 B 为 CT 三维重建：右侧第 3 前肋呈分叉状

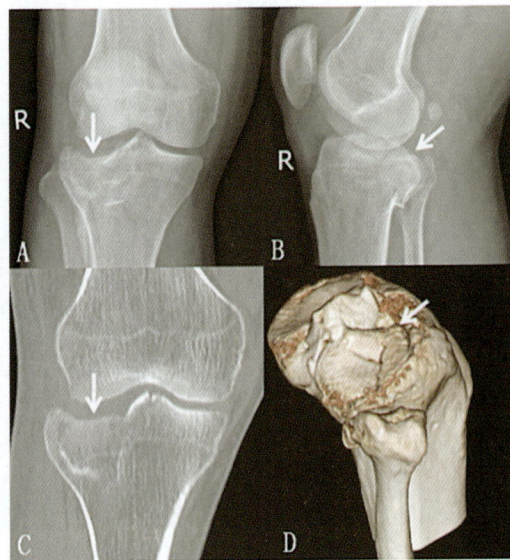

彩图 4-1 骨折 X 线、CT 表现

图 A 为正位、图 B 为侧位、图 C 为 CT 冠状位 MPR 图像、图 D 为 CT
三维图像：胫骨外侧髁骨折、塌陷变形（箭）

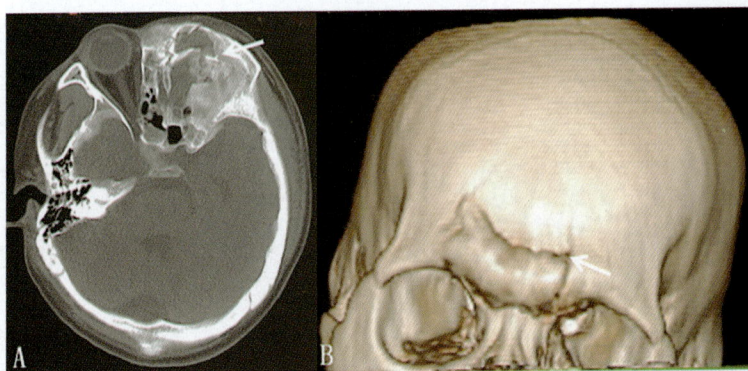

彩图 4-2 颅骨骨折 CT 表现

图 A 为 CT 横轴位、图 B 为 CT 三维重建图像：额骨粉碎性骨折、凹陷变形（箭）

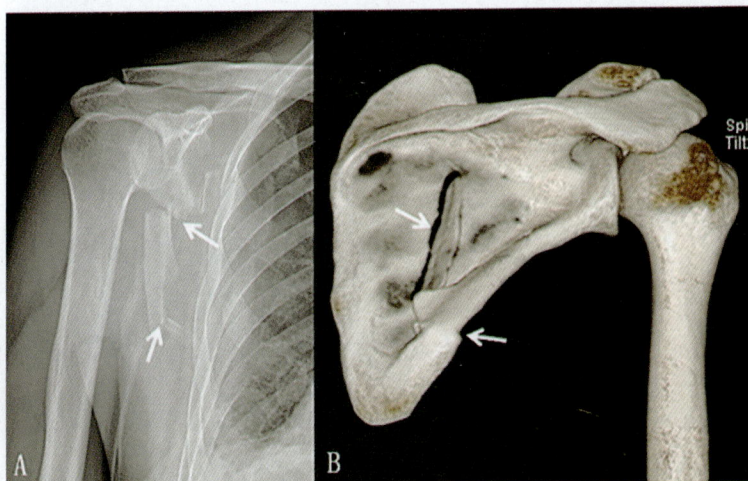

彩图 4-3 肩胛骨骨折 X 线、CT 表现

图 A 为 X 线正位、图 B 为 CT 三维重建图像：肩胛骨体部粉碎性骨折（箭）

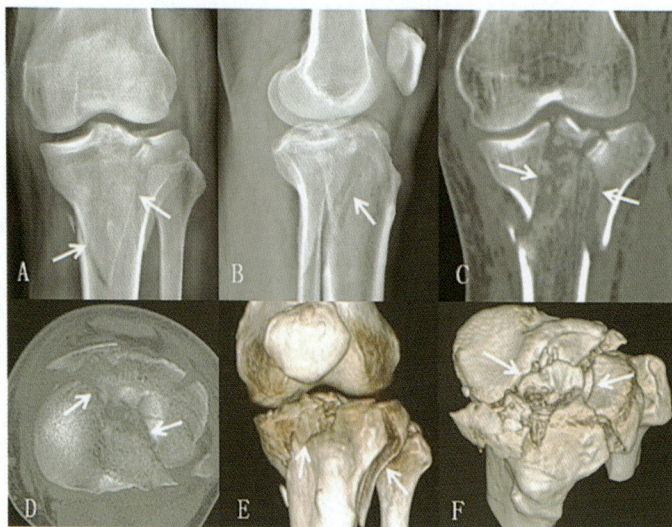

彩图 4-4 胫骨髁间骨折 X 线、CT 表现

图 A 为正位，图 B 为侧位，图 C 为 CT 冠状位，图 D 为 CT 横轴位，图 E、F 为
CT 三维重建图像：胫骨髁间骨折，骨折线呈倒 Y 形，外侧髁塌陷变形（箭）

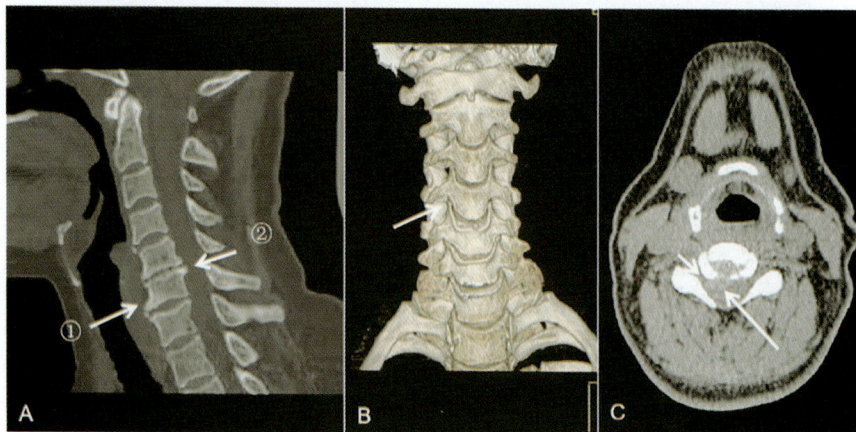

彩图 10-1 颈椎病 CT 表现

图 A 为颈椎矢状位：椎体前缘、后缘增生（箭 1、2），椎间隙狭窄；图 B 为颈椎三维重建图像：
钩椎关节增生变尖（箭）；图 C 颈椎间盘横轴位：颈椎间盘突出（长箭），硬膜囊受压致椎管狭
窄，侧隐窝狭窄压迫神经根（短箭）

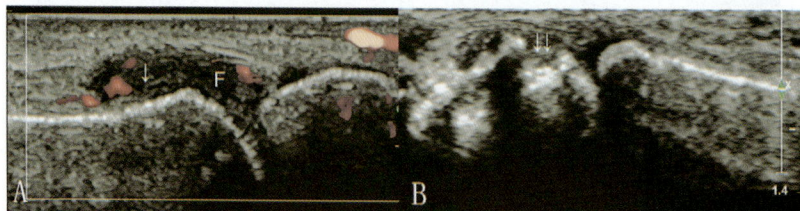

彩图 15-1 类风湿关节炎声像图

第 2 掌指关节长轴断面：图 A 为彩色血流图，滑膜内中等量血流信号，关节积液（F），
滑膜增厚（箭）；图 B 为二维声像图，骨皮质侵蚀（双箭）

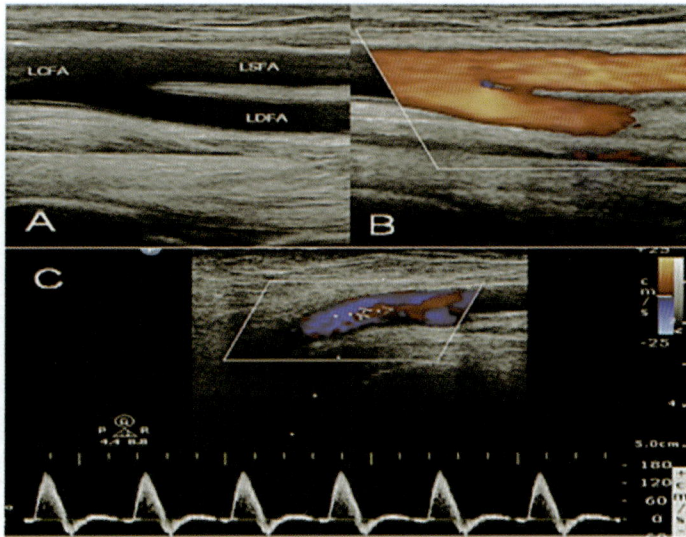

彩图 15-2　正常下肢动脉纵切声像图

图 A 为动脉二维灰阶，图 B 为动脉彩色多普勒，图 C 为动脉频谱多普勒

CFA 为股总动脉；SFA 为股浅动脉；DFA 为股深动脉

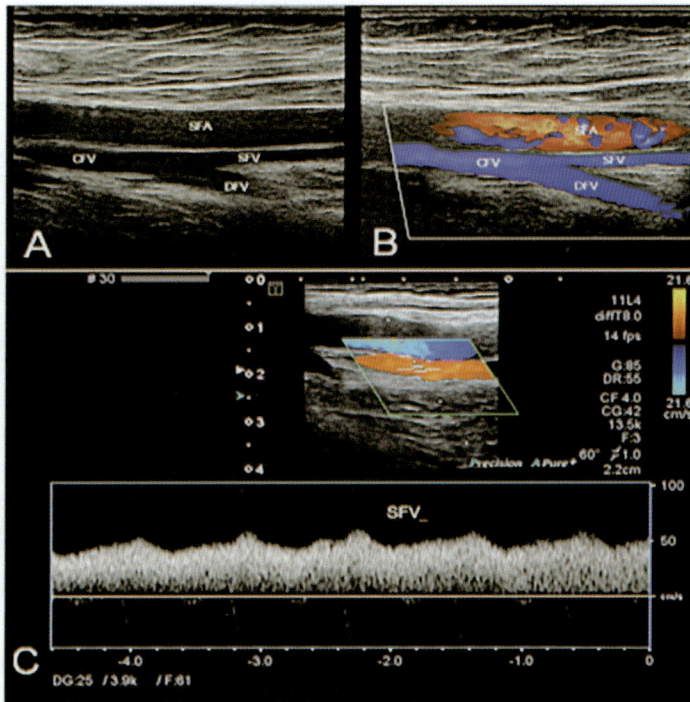

彩图 15-3　正常下肢深静脉纵切声像图

图 A 为静脉二维灰阶、图 B 为静脉彩色多普勒、图 C 为静脉频谱多普勒

CFV 为股总静脉；SFV 为股浅静脉；DFV 为股深静脉

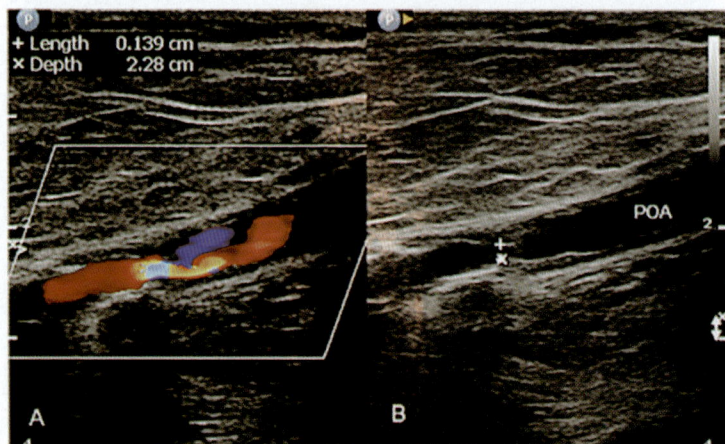

彩图 15-4 动脉硬化闭塞症声像图

图 A 为腘动脉彩色血流充盈缺损，狭窄处可见"五彩镶嵌样"血流；图 B 为腘动脉节段性狭窄

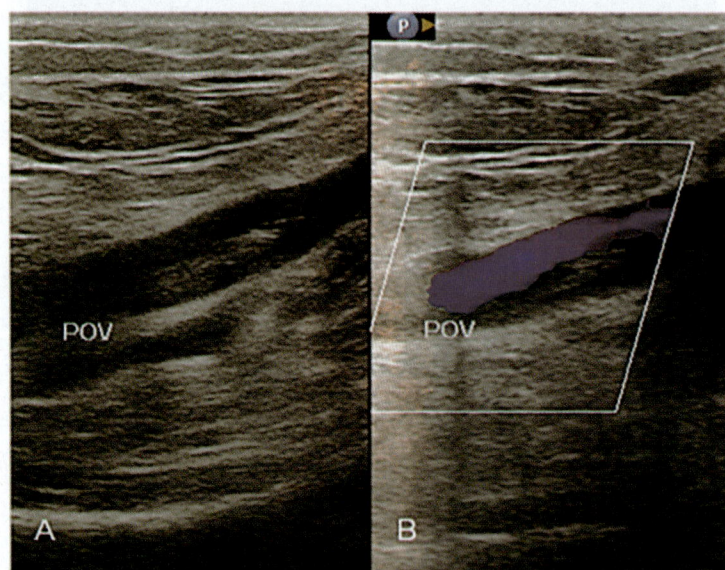

彩图 15-5 下肢深静脉血栓声像图

图 A 为腘静脉内稍高回声（血栓）；图 B 为腘静脉内血流信号，沿血栓与血管前壁间走行

全国中医药行业高等教育"十四五"规划教材

全国高等中医药院校规划教材（第十一版）

教材目录（第一批）

注：凡标☆号者为"核心示范教材"。

（一）中医学类专业

序号	书 名	主 编		主编所在单位	
1	中国医学史	郭宏伟	徐江雁	黑龙江中医药大学	河南中医药大学
2	医古文	王育林	李亚军	北京中医药大学	陕西中医药大学
3	大学语文	黄作阵		北京中医药大学	
4	中医基础理论☆	郑洪新	杨 柱	辽宁中医药大学	贵州中医药大学
5	中医诊断学☆	李灿东	方朝义	福建中医药大学	河北中医学院
6	中药学☆	钟赣生	杨柏灿	北京中医药大学	上海中医药大学
7	方剂学☆	李 冀	左铮云	黑龙江中医药大学	江西中医药大学
8	内经选读☆	翟双庆	黎敬波	北京中医药大学	广州中医药大学
9	伤寒论选读☆	王庆国	周春祥	北京中医药大学	南京中医药大学
10	金匮要略☆	范永升	姜德友	浙江中医药大学	黑龙江中医药大学
11	温病学☆	谷晓红	马 健	北京中医药大学	南京中医药大学
12	中医内科学☆	吴勉华	石 岩	南京中医药大学	辽宁中医药大学
13	中医外科学☆	陈红风		上海中医药大学	
14	中医妇科学☆	冯晓玲	张婷婷	黑龙江中医药大学	上海中医药大学
15	中医儿科学☆	赵 霞	李新民	南京中医药大学	天津中医药大学
16	中医骨伤科学☆	黄桂成	王拥军	南京中医药大学	上海中医药大学
17	中医眼科学	彭清华		湖南中医药大学	
18	中医耳鼻咽喉科学	刘 蓬		广州中医药大学	
19	中医急诊学☆	刘清泉	方邦江	首都医科大学	上海中医药大学
20	中医各家学说☆	尚 力	戴 铭	上海中医药大学	广西中医药大学
21	针灸学☆	梁繁荣	王 华	成都中医药大学	湖北中医药大学
22	推拿学☆	房 敏	王金贵	上海中医药大学	天津中医药大学
23	中医养生学	马烈光	章德林	成都中医药大学	江西中医药大学
24	中医药膳学	谢梦洲	朱天民	湖南中医药大学	成都中医药大学
25	中医食疗学	施洪飞	方 泓	南京中医药大学	上海中医药大学
26	中医气功学	章文春	魏玉龙	江西中医药大学	北京中医药大学
27	细胞生物学	赵宗江	高碧珍	北京中医药大学	福建中医药大学

序号	书名	主编		主编所在单位	
28	人体解剖学	邵水金		上海中医药大学	
29	组织学与胚胎学	周忠光	汪涛	黑龙江中医药大学	天津中医药大学
30	生物化学	唐炳华		北京中医药大学	
31	生理学	赵铁建	朱大诚	广西中医药大学	江西中医药大学
32	病理学	刘春英	高维娟	辽宁中医药大学	河北中医学院
33	免疫学基础与病原生物学	袁嘉丽	刘永琦	云南中医药大学	甘肃中医药大学
34	预防医学	史周华		山东中医药大学	
35	药理学	张硕峰	方晓艳	北京中医药大学	河南中医药大学
36	诊断学	詹华奎		成都中医药大学	
37	医学影像学	侯键	许茂盛	成都中医药大学	浙江中医药大学
38	内科学	潘涛	戴爱国	南京中医药大学	湖南中医药大学
39	外科学	谢建兴		广州中医药大学	
40	中西医文献检索	林丹红	孙玲	福建中医药大学	湖北中医药大学
41	中医疫病学	张伯礼	吕文亮	天津中医药大学	湖北中医药大学
42	中医文化学	张其成	臧守虎	北京中医药大学	山东中医药大学

（二）针灸推拿学专业

序号	书名	主编		主编所在单位	
43	局部解剖学	姜国华	李义凯	黑龙江中医药大学	南方医科大学
44	经络腧穴学☆	沈雪勇	刘存志	上海中医药大学	北京中医药大学
45	刺法灸法学☆	王富春	岳增辉	长春中医药大学	湖南中医药大学
46	针灸治疗学☆	高树中	冀来喜	山东中医药大学	山西中医药大学
47	各家针灸学说	高希言	王威	河南中医药大学	辽宁中医药大学
48	针灸医籍选读	常小荣	张建斌	湖南中医药大学	南京中医药大学
49	实验针灸学	郭义		天津中医药大学	
50	推拿手法学☆	周运峰		河南中医药大学	
51	推拿功法学☆	吕立江		浙江中医药大学	
52	推拿治疗学☆	井夫杰	杨永刚	山东中医药大学	长春中医药大学
53	小儿推拿学	刘明军	邰先桃	长春中医药大学	云南中医药大学

（三）中西医临床医学专业

序号	书名	主编		主编所在单位	
54	中外医学史	王振国	徐建云	山东中医药大学	南京中医药大学
55	中西医结合内科学	陈志强	杨文明	河北中医学院	安徽中医药大学
56	中西医结合外科学	何清湖		湖南中医药大学	
57	中西医结合妇产科学	杜惠兰		河北中医学院	
58	中西医结合儿科学	王雪峰	郑健	辽宁中医药大学	福建中医药大学
59	中西医结合骨伤科学	詹红生	刘军	上海中医药大学	广州中医药大学
60	中西医结合眼科学	段俊国	毕宏生	成都中医药大学	山东中医药大学
61	中西医结合耳鼻咽喉科学	张勤修	陈文勇	成都中医药大学	广州中医药大学
62	中西医结合口腔科学	谭劲		湖南中医药大学	

（四）中药学类专业

序号	书 名	主 编		主编所在单位	
63	中医学基础	陈 晶	程海波	黑龙江中医药大学	南京中医药大学
64	高等数学	李秀昌	邵建华	长春中医药大学	上海中医药大学
65	中医药统计学	何 雁		江西中医药大学	
66	物理学	章新友	侯俊玲	江西中医药大学	北京中医药大学
67	无机化学	杨怀霞	吴培云	河南中医药大学	安徽中医药大学
68	有机化学	林 辉		广州中医药大学	
69	分析化学（上）（化学分析）	张 凌		江西中医药大学	
70	分析化学（下）（仪器分析）	王淑美		广东药科大学	
71	物理化学	刘 雄	王颖莉	甘肃中医药大学	山西中医药大学
72	临床中药学☆	周祯祥	唐德才	湖北中医药大学	南京中医药大学
73	方剂学	贾 波	许二平	成都中医药大学	河南中医药大学
74	中药药剂学☆	杨 明		江西中医药大学	
75	中药鉴定学☆	康廷国	闫永红	辽宁中医药大学	北京中医药大学
76	中药药理学☆	彭 成		成都中医药大学	
77	中药拉丁语	李 峰	马 琳	山东中医药大学	天津中医药大学
78	药用植物学☆	刘春生	谷 巍	北京中医药大学	南京中医药大学
79	中药炮制学☆	钟凌云		江西中医药大学	
80	中药分析学☆	梁生旺	张 彤	广东药科大学	上海中医药大学
81	中药化学☆	匡海学	冯卫生	黑龙江中医药大学	河南中医药大学
82	中药制药工程原理与设备	周长征		山东中医药大学	
83	药事管理学☆	刘红宁		江西中医药大学	
84	本草典籍选读	彭代银	陈仁寿	安徽中医药大学	南京中医药大学
85	中药制药分离工程	朱卫丰		江西中医药大学	
86	中药制药设备与车间设计	李 正		天津中医药大学	
87	药用植物栽培学	张永清		山东中医药大学	
88	中药资源学	马云桐		成都中医药大学	
89	中药产品与开发	孟宪生		辽宁中医药大学	
90	中药加工与炮制学	王秋红		广东药科大学	
91	人体形态学	武煜明	游言文	云南中医药大学	河南中医药大学
92	生理学基础	于远望		陕西中医药大学	
93	病理学基础	王 谦		北京中医药大学	

（五）护理学专业

序号	书 名	主 编		主编所在单位	
94	中医护理学基础	徐桂华	胡 慧	南京中医药大学	湖北中医药大学
95	护理学导论	穆 欣	马小琴	黑龙江中医药大学	浙江中医药大学
96	护理学基础	杨巧菊		河南中医药大学	
97	护理专业英语	刘红霞	刘 娅	北京中医药大学	湖北中医药大学
98	护理美学	余雨枫		成都中医药大学	
99	健康评估	阚丽君	张玉芳	黑龙江中医药大学	山东中医药大学

序号	书名	主编		主编所在单位	
100	护理心理学	郝玉芳		北京中医药大学	
101	护理伦理学	崔瑞兰		山东中医药大学	
102	内科护理学	陈 燕	孙志岭	湖南中医药大学	南京中医药大学
103	外科护理学	陆静波	蔡恩丽	上海中医药大学	云南中医药大学
104	妇产科护理学	冯 进	王丽芹	湖南中医药大学	黑龙江中医药大学
105	儿科护理学	肖洪玲	陈偶英	安徽中医药大学	湖南中医药大学
106	五官科护理学	喻京生		湖南中医药大学	
107	老年护理学	王 燕	高 静	天津中医药大学	成都中医药大学
108	急救护理学	吕 静	卢根娣	长春中医药大学	上海中医药大学
109	康复护理学	陈锦秀	汤继芹	福建中医药大学	山东中医药大学
110	社区护理学	沈翠珍	王诗源	浙江中医药大学	山东中医药大学
111	中医临床护理学	裘秀月	刘建军	浙江中医药大学	江西中医药大学
112	护理管理学	全小明	柏亚妹	广州中医药大学	南京中医药大学
113	医学营养学	聂 宏	李艳玲	黑龙江中医药大学	天津中医药大学

（六）公共课

序号	书名	主编		主编所在单位	
114	中医学概论	储全根	胡志希	安徽中医药大学	湖南中医药大学
115	传统体育	吴志坤	邵玉萍	上海中医药大学	湖北中医药大学
116	科研思路与方法	刘 涛	商洪才	南京中医药大学	北京中医药大学

（七）中医骨伤科学专业

序号	书名	主编		主编所在单位	
117	中医骨伤科学基础	李 楠	李 刚	福建中医药大学	山东中医药大学
118	骨伤解剖学	侯德才	姜国华	辽宁中医药大学	黑龙江中医药大学
119	骨伤影像学	栾金红	郭会利	黑龙江中医药大学	河南中医药大学洛阳平乐正骨学院
120	中医正骨学	冷向阳	马 勇	长春中医药大学	南京中医药大学
121	中医筋伤学	周红海	于 栋	广西中医药大学	北京中医药大学
122	中医骨病学	徐展望	郑福增	山东中医药大学	河南中医药大学
123	创伤急救学	毕荣修	李无阴	山东中医药大学	河南中医药大学洛阳平乐正骨学院
124	骨伤手术学	童培建	曾意荣	浙江中医药大学	广州中医药大学

（八）中医养生学专业

序号	书名	主编		主编所在单位	
125	中医养生文献学	蒋力生	王 平	江西中医药大学	湖北中医药大学
126	中医治未病学概论	陈涤平		南京中医药大学